中医脾胃病临证精要

主编 许二平

全国百佳图书出版单位
中国中医药出版社
·北 京·

图书在版编目（CIP）数据

中医脾胃病临证精要 / 许二平主编 . —北京：
中国中医药出版社，2022.12
ISBN 978-7-5132-7996-3

Ⅰ . ①中… Ⅱ . ①许… Ⅲ . ①脾胃病—中医治疗法
Ⅳ . ① R256.3

中国版本图书馆 CIP 数据核字（2022）第 248360 号

中国中医药出版社出版
北京经济技术开发区科创十三街 31 号院二区 8 号楼
邮政编码 100176
传真 010-64405721
三河市同力彩印有限公司印刷
各地新华书店经销

开本 710 × 1000 1/16 印张 19 字数 281 千字
2022 年 12 月第 1 版 2022 年 12 月第 1 次印刷
书号 ISBN 978-7-5132-7996-3

定价 78.00 元
网址 www.cptcm.com

服务热线 010-64405510
购书热线 010-89535836
维权打假 010-64405753

微信服务号 zgzyycbs
微商城网址 https://kdt.im/LIdUGr
官方微博 http://e.weibo.com/cptcm
天猫旗舰店网址 https://zgzyycbs.tmall.com

如有印装质量问题请与本社出版部联系（010-64405510）

《中医脾胃病临证精要》编委会

主　编　许二平

副主编　李亚南　张　楠　关庆亚

编　委（按姓氏笔画排序）

丁娜娜　马　征　王晓田

王晓鸽　王晨琳　龙天键

齐聪聪　许晓娜　张明远

序

脾胃者，中土也，土生万物而法天则地，故脾胃为百病之始，脾居中焦而灌四傍，善调脾胃者，方可治五脏六腑之疾。脾胃为后天之本，有一分胃气，便存一份生气。因此，脾胃病的辨治从古至今均被历代医家所重视。

中医脾胃学说源远流长，其奠基于《黄帝内经》，发展于医圣仲景，独树于易水东垣，更发扬于后世诸家。许二平教授精研医理，博采众长，深谙岐黄之道，从事中医教学、科研及临床30余年，系第七批“全国老中医药专家学术经验继承工作指导老师”，临床涉及内、外、妇、儿各科，而精于脾胃；二平教授不仅熟识经典，还深研东垣之论，其承古拓新，立临证之妙法，又广树桃李，育业界之英才。其与门下弟子将其治疗脾胃病的临床经验总结整理成册，纵观全书，以法为纲，以病为目，精析医理，而细释方药，融贯古今，而深入浅出，实乃临证之良书也，故乐为之序，并赋诗一首，以作结语。

阴阳二气贵和平，承古拓新集大成，
善理中焦分五法，融通上道汇群菁。
从医从教复从政，利国利家还利生，
造福人民传不息，奇书售罄起纷争。

国医大师 張磊

2022年11月于郑州

前 言

随着现代社会的发展，生活节奏的加快，快餐文化的流行及人们精神压力的增大，脾胃病的发病率呈现逐年上升的趋势。脾胃病是中医临床常见病，其相关症状不仅出现在单纯的消化系统疾病中，也是诸多内科杂病的伴随表现。中医学认为，脾胃为后天之本、气血生化之源，脾胃内伤，则百病由生。因此，脾胃病的辨治对于临床各科均具有重要意义。中医脾胃病主要包括痞满、胃痛、呃逆、呕吐、噎膈、腹痛、泄泻、便秘等，西医学的急慢性胃炎、功能性消化不良、反流性食管炎、消化性溃疡、肠易激综合征、溃疡性结肠炎等消化系统疾病或其他系统疾病所引发的消化系统症状，均可从中医脾胃病入手论治。

脾胃病的治法多种多样，十分丰富。本书上篇根据脾胃的生理病理特点总结了临床治疗最基本的五大法则，即以和为本、以通为用、祛湿为要、寒热并用和调理气机。其中，“以和为本”作为治疗总则，“以通为用”依据胃腑以通为顺的生理特点而设，“祛湿为要”针对脾易酿湿生痰的病理规律而立，“寒热并用”和“调理气机”则是和法理论中各成体系的两个关键治法，故单独罗列。临证五法是中医辨治脾胃病的思想精华，可为脾胃病的临床诊治提供思路和参考。本书下篇以疾病为纲，分别论述了痞满、胃痛、便秘、泄泻等脾胃常见病证的辨治要点，为了增加临床实用性，每个病证又设病机特点、辨证精要、分型论治、常用药对、医案选录五个部分。其中，分型论治详细阐述了各个证型的遣方用药及用量等，可谓每方必明其法，每法必晓其理，所录医案均为临床真实有效的案例。全书从多层次、多角度探讨了脾胃病的治则治法和用药规律。

本书将理论阐述与经验总结相结合，集理、法、方、药于一体，在论述前人经验的基础上，着重总结个人的用药特色和临床心得体会。因此，本书不仅适合初学者，更能为中医临床工作者提供借鉴和指导。

由于编者水平所限，书中难免存在错漏或不妥之处，诚挚希望广大读者和各位同道不吝指出，以便进一步完善和提高。

《中医脾胃病临证精要》编委会

2022 年 11 月

目 录

上篇 脾胃病辨治要法

下篇　脾胃病各论

上篇

脾胃病辨治要法

以和为本

一、和法溯源

“和”,《说文解字》云“和，相应也”,《广雅》云“和，谐也”,《词源》云“和，顺也，谐也，平也，不刚不柔也”。“和”思想为中华文化的重要哲学特征。早在殷商时期，先民即有“和”的思想意识;《尚书》有“百姓昭明，协和万邦”“律和声”等记载。道家将“和”视为“大德”，提出“知和曰常，知常曰明”(《道德经·五十五章》)，认为“知和”即是“得道”。老子提出了“万物负阴而抱阳，冲气以为和”的著名观点，认为和谐乃事物存在之最佳状态。《淮南子·汜论训》云“天地之气，莫大于和，和者，阴阳调”，亦强调了和谐的重要性。“和”是儒家的重要思想。《论语·子路》云“君子和而不同，小人同而不和”，朱熹释曰:“和者，无乖戾之心，同者，有阿比之意。”《孟子》提出“天时不如地利，地利不如人和”的思想,《荀子》则明确指出“万物各得其和而生，各得其养而成”，“和则一,一则多力，多力则强，强则胜物”。《礼记·中庸》云:“喜怒哀乐之未发谓之中，发而皆中节谓之和。”董仲舒《春秋繁露·循天之道》云:“中者，天地之所始终也；而和者，天地之所生成也。夫德莫大于和，而道莫大于中。”凡此，皆体现出中华文化之“和”思想。

中医学是在中国传统文化背景下形成的，中国古代哲学思想对中医学的思维方式和诊疗理念具有重要影响。在先秦哲学“和”思想和儒家“执中致和”思想影响下,《黄帝内经》《伤寒论》等经典著作充分彰显了“和”的医学理念。《黄帝内经》虽然未提“和法”二字，但其有诸多以“和”为指导思想的论述。如《素问·生气通天论》云：“凡阴阳之要，阳密乃固，两者不和，若春无秋，若冬无夏，因而和之，是谓圣度”；《素问·至真要大论》云：“谨守病机，各司其属……疏其血气，令其调达，而致和平，此之谓也”；《素问·上古天真论》云：“和于阴阳，调于四时”；《素问·五常政大论》云：“养之和之，静以待时，谨守其气，无使顷移，其形乃彰，生气以长”。凡此，皆反映了《黄帝内经》“和”的学术思想。《伤寒论》继承弘扬了《黄帝内经》“和”思想，并将治疗方法中的“和法”应用于临床实践中。《伤寒论》第58条云：“凡病，若发汗，若下，若亡津液，阴阳自和者，必自愈。”《伤寒论》387条云：“吐利止，而身痛不休者，当消息和解其外，宜桂枝汤小和之。”《伤寒论》第70条云：“发汗后，恶寒者，虚故也；不恶寒，但热者，实也，当和之，与调胃承气汤。”以上条文皆体现出仲景“和”的治疗理念。而《伤寒论》中“和解少阳”的小柴胡汤，更被后世医家视为“和法”的代表方剂，如成无己《伤寒明理论》云：“伤寒邪气在表者，必渍形以为汗；邪气在里者，必荡涤以为利；其于不内不外，半表半里，既非发汗之所宜，又非吐下之所对，是当和解则可矣，小柴胡为和解表里之剂也。”

中医学治疗方法中的“和法”，乃由清代医家程钟龄首先提出，其在《医学心悟·医门八法》中云：“论病之源，以内伤、外感四字括之……而论治病之方，则又以汗、和、下、消、吐、清、温、补八法尽之”，并指出由于临证存在“寒热之多寡，禀质之虚实，脏腑之寒湿，邪气之兼并”的不同情况，在以小柴胡汤和解少阳之时，要根据具体病情，灵活地与清、温、消、补、汗、吐、下等法联合运用以契合病机，其云：“由是推之，有清而和者，有温而和者，有消而和者，有补而和者，有燥而和者，有润而和者，有兼表而和者，有兼攻而和者。和之义则一，而和之法变化无穷焉。”可以看出，程氏提出的和法单指六经辨证之少阳病而言，其主方为小柴胡汤，此与成无己《伤寒明理论》所论一脉相承。清代医家戴天章在其著作《广瘟疫论》中提出了汗法、下法、清法、和法、补法之“治疫五法”，将相互对立的治法同用视为“和法”，即“寒热并用之谓和，补泻合剂之谓和，表里双解之谓和，平其亢厉之谓和”，认为类似黄芩与半夏之寒热并用、黄芪与枳实之补泻合用、麻黄与大黄之表里同用，均属于“和法”，并将作用和缓、祛除余邪的方剂也列为“和法”之和解剂范畴。

“和法”虽源于《伤寒论》小柴胡汤之“和解少阳”，但其内涵与外延不拘于此，凡是通过和解与调和作用，使半表半里之邪得以解除，或脏腑功能失调、气血阴阳失和得以协调平衡的治疗方法，均属“和法”范畴，如调和营卫、和解少阳、透达膜原、调和脾胃、调和肝脾、调胆和胃等治法，均属“和法”之临床具体运用。“和法”既能祛除病邪，又能调节脏腑功能，施法和平，作用缓和，调理全面，应用广泛，无大寒大热之偏，避峻攻峻补之弊。许二平教授辨治脾胃病以“和”为法，以“调”为主，以“中”为务，以“衡”为求，临证中秉承“执中致和”“不偏不倚”的治疗理念，寒热补泻兼施而集于一法，使脏腑气血阴阳之偏盛偏衰归于平复，脏腑生克制化关系趋于平衡。“和法”着眼于整体观念，而对机体功能实行整体调节，以恢复人体正常生理功能，故有较好的近期和远期治疗效果。

二、以和为本契合脾胃病证机特点

脾胃主受纳、腐熟、运化水谷精微，而水谷精微是气血生化之物质基础，故脾胃为“后天之本”“气血生化之源”。脾胃生理功能失常，不仅引起脾胃自病，还能引发其他脏腑功能异常和气血阴阳失调，故李东垣云：“内伤脾胃，百病由生。”再者，《灵枢·五癃津液别》曰“五脏六腑……脾为之卫”，《脾胃论》亦指出，“若胃气之本弱，饮食自倍，则脾胃之气既伤，而元气也不能充，而诸病之所由生也”，说明脾胃在人体抗御致病因素方面亦发挥着重要作用。因此，以平衡协调之“和法”，恢复脾胃生理功能，使之由反常的“失和”状态趋于正常的“和谐”状态，不仅有利于脾胃病的治疗，而且有利于其他脏腑功能的恢复。

脾胃位居中焦，为气机升降枢纽。脾土左升，则肝气与肾水随之而升，胃土右降，则肺气与心火随之而降。若脾胃气机失常，升降失和，则全身气机必将紊乱而致脏腑功能失调。脾胃属土，肝胆属木，木能疏土又能克土，肝胆疏泄有度，对脾胃功能的正常发挥具有重要影响。因此，无论脾与胃关系的“失和”，还是脾胃与肝胆关系的“失和”，均易导致脾胃病的发生。

三、和法在脾胃病中的应用

尽管脾胃病病情复杂，但其自身功能的“失和”及与肝胆关系的“失和”，为其病机核心。临证中当持守以和为本的法则，和其不和，谐其不谐，调其不调，平其不平，注重纠正脾胃及其与肝胆之失和状态。例如，可用调胆和胃法治疗胆胃失和证，以温脾清胃法治疗脾寒胃热证，以疏肝健脾法治疗肝郁脾虚证。其中，温脾清胃法和疏肝健脾法分别属于和法中的调和寒热法和疏调气机法，其另有专篇论述，故在此重点讨论调胆和胃法。

胆胃同居中焦，“中焦如沤”，两者协同，腐熟水谷，共同参与消化吸收。《素问·宝命全形论》云：“土得木则达。”胆为甲木，胃为戊土，胆腑对胃腑功能具有促进作用。然从五行生克制化而言，胆木又克胃土，即胆腑对胃腑功能有制约调节作用。胆之功能正常，则胃腑功能强弱适宜，平和有度。《四圣心源》云：“木生于水，长于土，土气冲和，则肝随脾升，胆随胃降。”胆主升发，胃主和降，胆中清气可引胃气上升，而不使胃和降太过，胃中浊气可引胆气下降，而不使胆升发太过，两者相辅相成，升降有序而处于“平和”状态。胆胃生理上相互联系，病理上相互影响。若胆气不升，胆汁失于疏利，则影响胃之受纳腐熟和脾之运化功能，从而出现纳差、呕吐、腹胀、腹泻等症状，故《脾胃论》有“胆气不升，则飧泄、肠澼不一而起矣”之论。若胆气不降，则可影响胃之和降功能，从而出现口苦、呕吐、泛酸、嗳气、食少、善饥、便干等症状，故《素问·至真要大论》有“少阳之盛，热客于胃……呕酸善饥”之论。反之，若胃腑有热，亦可逆传胆腑，致使热客胆腑，胆汁疏泄不畅，影响消化吸收，出现口苦、胁肋不舒或疼痛、善太息，甚或目黄、身黄、尿黄等症状，故《素问·气厥论》有“胃移热于胆，亦曰食亦”的记载。凡此，无论胆病及胃、胃病及胆，抑或胆胃同时受邪发病，均可导致胆胃失和之胆胃同病。

少阳病多为邪犯少阳，枢机不利，胆火内郁，故和解少阳、清泄胆热为常治之法；阳明病以“胃家实”为辨证提纲，主以清、下二法。然病在胆胃，就六经辨证而言，证属少阳阳明合病或并病，故单从胆腑论治或单从胃腑论治，皆有失偏颇。且病涉胆胃二腑，重在关系失调，法当调和为治，而非大寒大热、大补大泻之所宜。况少阳之病，亦非仅涉胆腑，临证之际，当共窥少阳阳明之变，同察胆胃二腑之异，兼顾两者顺逆，调谐双方失和，使之升降归常，木土制化，恢复各自生理功能和两者和谐关系，方属正治。小柴胡汤为和解少阳之祖方，方中既有柴胡、黄芩透泄胆热，又有生姜、半夏和胃降逆止呕，尚有人参、大枣、炙甘草健旺中土，其虽为少阳病主方，但已寓有谐和木土、胆胃同调之意。且本方所用七药，均乃平和之品，无峻猛之味，攻补得当，进退有度，颇为契合“和法”用药特点。临床可以本方随证加减治疗胆汁反流性胃炎、反流性食管炎、消化性溃疡、功能性消化不良等脾胃病，常常应手取效。对于少阳郁热兼有阳明里实之证，则依据具体病情，施以大柴胡汤或柴胡加芒硝汤化裁。若证属胆热胃寒，则以柴胡桂枝干姜汤加减治之。在用“和法”治疗脾胃病的实践中，还可将小柴胡汤与时方联合运用，不但扩大了经方的临床运用，亦使调胆和胃之法更加丰富。例如，对于胆胃气滞、湿阻胃肠之证，用小柴胡汤与平胃散联用化裁；对于胆胃湿热内蕴证，用小柴胡汤与温胆汤或茵陈蒿汤联用化裁；对于少阳胆郁、胃气结滞证，可用小柴胡汤与越鞠丸联用化裁；对于胆气郁滞、胃阴不足之证，以小柴胡汤与益胃汤联用化裁等。在具体用药中，强调中正和平，不偏不倚，重视整体，胆胃同调，以中和之法纠失和之病，使胆胃功能各复其常，木土制化臻于和平。

在以“和法”治疗脾胃病过程中，还应贯彻“柔而不刚”“活而不滞”“温而不寒”的治疗理念。所谓“柔而不刚”，是指用药要柔和轻灵、不刚不坚，不事峻攻峻补、大寒大热，立足于纠正脏腑、阴阳、气血之“失和”，力戒矫枉过正而引起新的“失和”，以求无为之中臻于有为，柔调之中而致和平。所谓“活而不滞”，即保持气血的和顺而不郁滞，《丹溪心法》云：“气血冲和，万病不生，一有怫郁，诸病生矣。”脾胃病多为慢性病，病情迁延反复，经久不愈，则多有气血郁滞，易使脾胃生机处于“不活”“不动”状态，而“不活”“不动”又有碍于脾胃气机升降，从而加重脾胃的“失和”病态。有鉴于此，可在辨证论治的基础上，酌加当归、丹参、木香、陈皮等，以畅达气血。所谓“温而不寒”，“温”即温煦、温运之意，是指“和法”处方之整体药性宜保持适当的“稍温”状态，以激发脾胃生机，温运气血，避免过用寒凉而使脾胃呆滞，气血不行。阳主动，阴主静，阳主兴奋，阴主抑制，“温而不寒”使脾胃生机灵动，气血和畅，亦有利于“和法”作用之充分发挥。

以通为用

《说文解字》曰“通，达也”，即疏通、通顺之意。疏通六腑，畅达气机，升清降浊，则五脏元真通畅，人即安和，反之不通则痛，不通则病，故人体脏腑经络、气、血、津液需时刻保持畅通。通法有狭义与广义之分。狭义通法仅指通下利便。广义通法可涵盖八法，如邪犯肌表，腠理闭塞，汗而通之；痰涎宿食，壅滞咽喉、胃脘，吐而通之；燥屎内结，腑气不通，下而通之；气血不和，经脉不通，和而通之；阳虚里寒，温而通之；邪热郁蒸，清而通之；食积痰阻，气滞血瘀，消而通之；阴阳不足，气血虚衰，补而通之。

一、通法溯源

通法最早可追溯至《黄帝内经》时代，并作为重要治疗思想贯穿其始终。首先，从阴阳而论，阴阳以通顺为常，“阴平阳秘，精神乃治”，反之则疾病丛生，即《素问·阴阳应象大论》中所述“阴胜则阳病，阳胜则阴病”，阴阳不通则会导致“阴盛格阳”或“阳盛格阴”的病理状态。其次，从脏腑而论，若脏腑之气不通，亦可导致全身气机失常，甚至产生厥逆之变，如《素问·热论》云：“三阴、三阳、五脏、六腑皆受病。荣卫不行，五脏不通，则死矣。”再者，从经络而论，经络通行气血，濡养脏腑组织，绵延贯通全身，若经络气血不通，则会导致机体气滞血瘀，甚或产生痿软、疼痛、瘫痪等症，如《素问·举痛论》曰：“经脉流行不止，环周不休，寒气入经而稽迟，泣而不行，客于脉外则血少，客于脉中则气不通，故卒然而痛。”由此可知，内至五脏六腑，外达四肢百骸，若有不通，均可罹患疾病，故“通法”在疾病的治疗中占有举足轻重的地位。《灵枢·邪客》曰：“补其不足，泻其有余，调其虚实，以通其道，而去其邪……决渎壅塞，经络大通，阴阳和得者也。”亦强调了“通法”对于人体阴阳调顺的重要性。此外，《素问·至真要大论》也记载了通法作为具体治法的应用，曰：“寒因寒用，热因热用，塞因塞用，通因通用，必伏其所主，而先其所因。”这里的通法属于反治法之一，即用通利药治疗具有实性通泄症状的疾病。

张仲景继承了《黄帝内经》的“通法”思想，于《伤寒杂病论》中运用精当。《金匮要略·脏腑经络先后病脉证》中言：“若五脏元真通畅，人即安和。”即保持五脏六腑气血充实，营卫通畅，则邪气无处稽留，疾病无从而生，才能维持人体健康安和。在疾病治疗方面，张仲景云：“欲疗诸病，当先以汤荡涤五脏六腑，开通诸脉，治道阴阳，破散邪气，润泽枯朽，悦人皮肤，益人气血。水能净万物，故用汤也。”他认为汤药是液体，能像水一样荡涤五脏六腑，开通经脉壅阻，冲洗病邪，润泽肌肤，营养气血，平衡沟通阴阳之气。同时，张仲景着眼于阳气在伤寒发生、发展、传变中的重要作用，针对人体湿、热、痰、瘀、郁、滞的不同病理表现，创立了一套“通”法体系。例如，从表里而言，若邪气在表，郁闭不通，可解表发汗，宣通腠理，鼓邪外出，畅达气机，如“脉浮者，病在表，可发汗，宜麻黄汤”；若邪气在里，可运用活血化瘀、行气化痰等方法，如“发汗后，腹胀满者，厚朴生姜半夏甘草人参汤主之”“太阳病六七日……以热在下焦，少腹当硬满，小便自利者，下血乃愈。所以然者，以太阳随经，瘀热在里故也。抵当汤主之”。从上下来讲，若病位在上，应立即涌吐祛除积滞，如“病如桂枝证，头不痛，项不强，寸脉微浮，胸中痞硬，气上冲喉咽不得息者，此为胸有寒也，当吐之，宜瓜蒂散”；若病位在下，如阳明腑实证，肠中燥结，大便不通，频转矢气或热结旁流，下利清谷，可用承气汤类方剂以通下里邪。正如《通俗伤寒论》所云：“凡伤寒病，均以开郁为先。如表郁而汗，里郁而下，寒湿而温……皆所以通其气之郁也。病变不同，一气之通塞耳。塞则病，通则安，无所谓补益也。”该段话是对仲景通法的最好诠释。

通法在后世亦得到了继承和发展。北齐名医徐之才明确提出“宣、通、补、泻、轻、重、滑、涩、燥、湿”十剂，谓“通可去滞，通草、防己之属也”，可宣通体内郁滞壅阻。隋代巢元方撰写的《诸病源候论》，在风诸病（上、下）、虚劳诸病（上、下）、腰背诸病、解散诸病、热诸病、黄诸病、气诸病、咳嗽诸病、淋诸病、心痛诸病、腹痛诸病等门中均融入“通法”思想。金元四大家之张从正，善用汗、吐、下法治疗疾病，乃“攻下派”之代表医家。张氏认为凡麻、痹、郁、满，经隧不流，通利法均可治愈，常以木通、海金沙、琥珀、大黄之属通之，并提出“陈莝去而肠胃洁，癥瘕尽而荣卫昌”“上下无碍，气血宣通，并无壅滞”的观点，强调攻邪即为扶正，攻邪可以疏通气血，调畅气机，从而使人体安康。朱丹溪倡导滋阴学说，注重滋阴养血，但“通法”思想亦蕴含其中。他认为“气血冲和，则万病不生，一有怫郁，则诸病生焉”，在治疗痰湿壅结于上的疾病时，提倡用“探吐”法，涌吐通滞。刘完素《素问病机气宜保命集·本草论》中也有“留而不行为滞，必通剂以行之”的言论。刘氏认为水病、痰癖之类，宜用木通、防己之品攻其里以助其通。

“温补派”的代表人物张景岳，在《景岳全书·标本论》中道：“诸病皆当治本，而惟中满和小大不利两证当治标耳。盖中满，则上焦不通；小大不利，则下焦不通，此不得不为治标，以开通道路，而为升降之所由。”上下焦不通，则气机升降失调，需先用通法疏通道路以治其标，再以益气、温阳之法以调其本。急则治标，缓则治本，标本兼治，效果极佳。其癃闭篇亦提倡用通法治之，使腑气通畅，小便得解。至于非风诸证，更是灵活运用通经之法，或热，或凉，或宣散，或利湿，或活血，或行气，或化痰，或温补，提出不可妄用通药，当各从其类。

清代温病学家叶天士主张“凡病宜通”，临证善用通络法、通阳法、通补法，可见通法在其学术思想中占据重要地位。《临证指南医案》指出：“夫痛则不通，通字须究气、血、阴、阳，便是看诊要旨矣。”叶天士认为气、血、虚、实之治，古人总以一“通”立法。然此“通”字，不可误以为“攻下通利”，实为通其气血也。若通其气，散其血，气血和畅，则疾病可愈。络脉是气血津液运行的通道，叶氏开创了中医络病之先河，并将通络法灵活运用到了临床实践中，他提出“络以通为用”

的治疗原则，总结出辛润通络、虫蚁通络、络虚通补三法，对络病的治疗具有重大意义。对于脾胃病的治疗，叶氏亦有独到见解，认为可用通补胃阳法治疗胃脘痛，常以附子、干姜、桂枝、陈皮、半夏等入药，正如其所述："理中焦，健运二阳，通补为宜，守补则谬"。在论治便秘时，叶氏多从气血阴阳入手，非必要不用峻下，常用紫菀、杏仁、枇杷叶等理肺之品，通过宣肺气以通二便，提壶揭盖，宣通壅滞。后人对叶案评曰："先生但开降上焦肺气，上窍开泄，下窍自通矣。"温病学家吴鞠通在继承张仲景通法的基础上，针对温邪兼症的不同，提出了开窍通下、宣肺通下、化痰通下、清热通下、滋阴通下、扶正通下等一系列治法，丰富了通法的内涵。吴氏创立的牛黄承气汤、宣白承气汤、导赤承气汤、护胃承气汤、增液承气汤、新加黄龙汤、桃仁承气汤 7 个承气类方，其应用也从温病扩展到了临床各科。

二、以通为用契合脾胃病证机特点

脾胃居中央以灌四傍，为人体气血阴阳、气机升降的枢纽，洒陈六腑而气至，和调五脏而血生。若脾气不健，枢纽不转，则上下不通，疾病莫不由此而生。脾主升清，以升为健；胃主通降，以降为和。脾胃升降相因，纳运相得，若由于外感六淫、饮食不节、痰饮内停、情志失调等致病因素，脾气升清不利，运化失常，可影响胃的受纳与通降，则会出现食欲不振，甚或脘腹胀满疼痛、口臭及大便秘结等症；若胃中气机不降反升，胃气上逆，则又可见恶心、呕吐、嗳气、反酸等症。若胃气不利，通降不顺，又可影响脾之升清与运化，则会出现畏寒肢冷、精神萎靡、腹胀泄泻、倦怠少气等症。如《素问·阴阳应象大论》云："清气在下，则生飧泄；浊气在上，则生䐜胀。"脾胃为气机升降之枢纽，疏通全身气机，且胃属六腑之一，六腑以通为用，尤其胃腑以通为顺，不通则病。因此，通法在脾胃病中的应用非常广泛。

三、通法在脾胃病中的应用

通法列于八法之外，却又融入八法之中，有广义和狭义之分。狭义的通法仅指通利二便；广义的通法包括疏通脏腑经络，消除体内壅滞，通畅气血津液。正如《医学真传》所说："但通之之法，各有不同。调气以和血，调血以和气，通也。上逆者使之下行，中结者使之旁达，亦通也。虚者助之使通，寒者温之使通，无非通之之法也，若必以泻下为通则谬矣。"

（一）升阳通表

《素问·举痛论》曰："炅则腠理开，荣卫通，汗大泄，故气收矣。"《素问·阴阳应象大论》又云："其有邪者，渍形以为汗，其在皮者，汗而发之。"由此可知，出汗的基本原理为阳气蒸发，腠理开泄，则营卫通利，津液外散。而人体营卫二气由后天水谷所生，如《素问·痹论》所云"营者，水谷之精气也"；后天水谷又仰赖于脾胃化生，如《素问·灵兰秘典论》所述"脾胃者，仓廪之官，五味出焉"。可见，腠理开阖与脾胃功能关系密切。若脾胃失健，则水谷精微不化，气、血、津液输布不利，进而皮毛闭塞，汗孔不畅。恰如尤在泾所言："中者，脾胃也，营卫生成于水谷，而水谷转输于脾胃，故中气立，则营卫流行而不失其和。"又如《素问·至真要大论》云："开发腠理，致津液，通气也。"反之，对于中气不足的脾胃病，亦可通过升阳通表的方法以激发阳气，最终达到阴阳调和、阴阳通顺的目的。

（二）通下里邪

《素问·阴阳应象大论》云："其下者，引而竭之；中满者，泻之于内……其实者，散而泻之。"根据这一治病原则，凡是胃肠实热积滞，燥屎内结，以及体内蓄水、冷积、血瘀等邪实证均可用通下法治之。具体又因寒结、热结、燥结、水结的不同，分为温下、寒下、润下、逐水四类。在脾胃病的治疗中，若脾阳不足，阴寒冷积，大便不通，可温通里邪，代表方为温脾汤、大黄附子汤等；若邪热犯胃，阳明腑实，高热便秘，热结旁流，应寒下通滞，代表方为大承气汤、小承气汤、调胃承气汤等；若素体阴虚，热邪灼津，燥结肠间，大便秘结，可润下通泻，代表方为润肠丸、麻子仁丸等；若气机阻滞，水饮内停，须通下逐水，使水饮从大便而解，代表方为十枣汤等。

（三）通经活血

《难经·四十二难》言：“（脾）主裹血，温五脏。”脾属中焦，化生营血，营行脉中，血由气摄，若脾气虚弱，则营气化生不足，不能摄血，血不循经，容易引起各种出血疾患。《明医杂著》云：“惟饮食不节、起居不时，损伤脾胃。胃损则不能纳，脾损则不能化。脾胃俱损，纳化皆难，元气斯弱，百邪易侵，而饱闷、痞积、关格、吐逆、腹痛、泄痢等症作矣。”即饮食不节，过食生冷或肥甘油腻，可损伤脾胃，化生痰浊瘀阻；而脾气虚衰，日久伤阳，阳气不足，寒从中生，阻塞脉道，亦可导致血瘀。经脉遍布周身，通行气血以达脏腑，只有经络通畅，人体四肢百骸、五官九窍、皮肉筋脉才能正常联络沟通。故《灵枢·经水》云：“经脉者，所以决死生，处百病，调虚实，不可不通。”经络通行气血，以通为常，不通则病。因此，通经活血法在脾胃病的治疗中的应用十分广泛。例如，根据《黄帝内经》“坚者削之，客者除之”“结者散之，留者攻之”的治疗原则，当经脉不通，气滞血瘀，导致胃痛、腹痛时，应以失笑散、丹参饮、血府逐瘀汤等通经活血。若血瘀日久，形成积聚癥块，久疟疟母，则可用鳖甲煎丸软坚散结。

（四）通和气机

“百病皆生于气”，故中医之“滞”不仅包括“痰饮、瘀血、水湿、虫阻”等有形之邪，更包含无形之“气滞”。张景岳提出“血必由气，气行则血行。故凡欲治血，或攻、或补，皆当以调气为先”。由此可知，行气之法对于脾胃病的辨治尤为重要。脾气主升，胃气主降，气以流通为顺。若脾胃升降失常，则中焦气机失调，壅塞胃脘，从而产生痞满、噎膈之疾，可以泻心汤、五磨饮子、厚朴温中汤等行气导滞，疏通气机。《黄帝内经》非常重视胃气之“和”，《素问·逆调论》云：“胃不和，则卧不安”，又《灵枢·五味论》云：“胃中和温，则下注膀胱。”脾胃乃人体气机升降之枢纽，若胃气不和，则气行失常，而百病由生。张仲景把“阴阳和”作为疾病向愈的标准，认为调和营卫、调和寒热、调和气机的最终目的都是使阴阳自和。如调和气机之代表方小柴胡汤可使“上焦得通，津液得下，胃气因和，身濈然汗出而解”，即小柴胡汤通过疏通上焦气机，使肺气得以速降，津液得以下行，胃气得以和解。阴阳自和，亦为阴阳顺通，上述之“和”实为“通法”思想的体现。

（五）温里通阳

《素问·生气通天论》认为：“阳气者，若天与日，失其所则折寿而不彰。”又《四圣心源》云：“脾主运化，水谷入胃，消于脾阳。”阳气为生命之本，脾的运化离不开阳气的作用。若脾阳亏虚，太阴虚寒，可见畏寒肢冷、神疲乏力、腹胀泄泻等症，甚或阳气虚衰，不能达于四末，则见四肢厥逆等。针对此证，张仲景在《伤寒论·辨太阴病脉证并治》提出“当温之，宜服四逆辈”，常用方为理中汤、四逆汤等，通过温里通阳，以化水谷、散津液、祛水湿，从而恢复脾之运化。盖水之制在脾，水之主在肾，若脾肾阳虚，不能化水，形成阳虚水泛之证，则以真武汤温阳利水，温以通之，小便得利，则水邪自去。而《临证指南医案》亦指出肿胀呕恶、大便不爽，属胃阳衰微，升降失司，法当温通阳气。此外，灸法是最初的通阳手段，《中藏经》云：“灸，起阳通阳。”艾灸特定穴位可温通人体阳气，对于素体阳虚，脾阳不振者，建议督灸法治疗。督灸是一种在人体脊柱上施以隔物艾灸的特色外治疗法，可以平衡阴阳，协调诸经，调整人体虚实，安全可靠，可广泛应用于临床。

在以“通法”为指导辨治脾胃病时，针对脾胃虚寒的胃脘痛患者，许二平教授常用自拟方煴中合剂（理中丸合小建中汤化裁）治疗，以温中通阳，益气止痛；针对脾胃升降失调，气机不利出现的胃脘胀满证，常用经验方行中合剂（半夏泻心汤合枳术丸化裁）治疗，以调和气机，通畅郁结；针对三焦火郁，气机不畅的重证，还可用疏中合剂（升降散合半夏泻心汤化裁）治疗，以通行气血，恢复脾胃升清降浊功能。对于老年便秘，可用通补之代表方济川煎，全方虽未用通下药物，却通过补肾填精以达到润肠通便的目的，实谓“寓通于补之中，寄降于升之内”。在脾胃病的临床用药方面，也充分体现这一学术思想。如羌活、防风升阳解表以通毛窍，汗以通之；大黄、芒硝荡涤泻下以通肠腑，下以通之；桃仁、红花活血祛瘀以通经脉，化以通之；柴胡、黄芩和解表里以通郁结，和以通之；干姜、附子辛温散寒以通里阳，温以通之。对于脾胃系癌症的治疗，亦多用通法治之。比如大肠癌，可用攻通之法，常用大黄牡丹汤合抵当汤化裁。对于肺癌，肺与大肠相表里，可采用宣通法，常用升降散加减，以清上通下，解毒散结。

综上所述，人以通为安，胃气贵在流通，不通生百病，一通病不生，治疾宜以通。通法是脾胃病的常用治法，临证须究气血阴阳、寒热虚实之不同，活用通法，随证治之。是故祛其邪，通其道，则病可愈。

祛湿为要

一、祛湿法溯源

考“湿”之意，《易·乾》曰：“水流湿。”《说文解字》曰：“幽湿也，从水，一所以覆也，覆而有土故也。”说明湿与水有关。中医理论认为，湿属六气之一，是万物生长化收藏和人类赖以生存的必要条件，《素问·五运行大论》记载了“湿”作为六气之一的特性，以及其与人体合和的规律：“中央生湿，湿生土，土生甘，甘生脾，脾生肉，肉生肺。其在天为湿，在地为土，在体为肉，在气为充，在脏为脾。其性静兼，其德为濡，其用为化，其色为黄，其化为盈……”若六气反常，超出人体适应能力，或人体正气不足，不能够适应外界变化时，可出现湿邪致病。湿邪有内外之分，既是致病六淫之一，也是内生五邪之一。湿性重浊、黏滞，易阻滞气机，损伤阳气，且致病广泛，缠绵难愈。外湿与外界气候、居住环境潮湿等因素有关；内湿的形成主要由外感六淫、七情内伤、饮食不节等原因，导致人体水液的运化传输功能障碍，而水湿内生。

祛湿法是中医重要的治疗方法之一，通过药物的温燥、渗利和芳化等作用，达到调节水液代谢、祛除湿邪的目的。祛湿法的形成历史悠久，应用广泛，为众多医家所重视。在秦汉时期，祛湿法初见雏形，《黄帝内经》记载了湿病的成因、症状以及治法，如《素问·至真要大论》云：“湿淫所胜，平以苦热，佐以酸辛，以苦燥之，以淡泄之。湿上甚而热，治宜苦温，佐以甘辛，以汗为故而止。”东汉张仲景对湿邪有了较为详尽的治法，《金匮要略》有湿病、痰饮病以及水气病等专篇论述。隋唐时期，祛湿法得以快速发展，孙思邈《备急千金要方》记载了治水气病方 49 首。王焘《外台秘要》中关于痰饮病的治疗有温化法、宣散法、通利法、攻逐法、涌吐法五法。宋金元时期，祛湿法的内涵更加丰富，李东垣极其重视祛湿法在脾胃病中的应用，主张健脾祛湿、升阳除湿；朱丹溪在《丹溪心法》中提到“外湿宜表散，内湿宜渗淡”，在治疗上倡导三焦分治。明清时期，祛湿法趋于成熟，张景岳在《景岳全书》中指出：“治疗阳虚者，只宜补阳，阳升则燥，阴湿自退；治阴虚，只宜壮水，水行则湿自除。”叶天士则强调祛湿的同时，注重调理气机，叶氏云：“先论上焦，莫如治肺，以肺主一身之气化也”，气行则湿化，气机畅达，则水湿可除，并注重脾、肾、膀胱等脏腑的气化功能在湿邪中的作用。吴鞠通在三焦辨证的基础上，对祛湿法有颇多发挥，《温病条辨》中记载有治疗湿温初期的三仁汤、藿朴夏苓汤，暑湿内蕴复感外邪的新加香薷饮，以及五加减正气散等诸多祛湿方剂。

二、祛湿为要契合脾胃病证机特点

吴鞠通《温病条辨》指出：“脾主湿土之质，为受湿之区，故中焦湿证最多。”因此，湿邪与中焦脾胃的关系紧密。脾胃为后天之本，气血生化之源，人体的五脏六腑、四肢百骸皆赖以所养。脾主运化，一则运化水谷，化生人体所需的气血津液；二则运化水液，滋润营养脏腑，并将多余的水液转化为汗、尿排出体外。“内伤脾胃，百病由生”。若脾失健运，不仅会影响食物的消化和水谷精微的吸收，从而出现腹胀、便溏、食欲不振以及倦怠、消瘦等精、气、血化生不足的表现，也会出现脾气运化水液功能的失常，导致水液在体内停聚，进而产生水湿、痰饮等病理产物，甚至出现水肿喘满之证，正如《素问·至真要大论》所言：“诸湿肿满，皆属于脾。”同时，脾喜燥恶湿，无论是内湿还是外湿，皆易困遏脾胃，致使脾气不升，而影响脾胃功能的正常发挥，故脾欲求干燥清爽。因此，在治疗脾胃病时，尤其要注重祛湿法的运用，即所谓“治湿不理脾，非其治也”。

三、祛湿法在脾胃病中的应用

（一）健脾化湿

健脾化湿法是运用燥湿健脾或益气健脾的药物，助脾胃运化以祛除体内湿邪的治法。脾胃为运湿之所，胜湿之本，脾气健运，脾阳充足，则可以促使水湿运化，津液输布复归于常，并杜绝生湿之源。健脾化湿法常用于治疗湿阻中焦证，较多用于久湿不除之证。健脾化湿当以“治中焦如衡，非平不安”为指导思想，治疗上较多采用缓和适中的方法补脾健脾以祛湿。患者临床多表现为头身困重、倦怠乏力、腹胀纳差、面色萎黄、体形消瘦、肠鸣泄泻等，常用参苓白术散加减治之，《医方考》言此方可“通天气于地道矣”。此证多兼脾气虚弱，因此方中白术、山药、薏苡仁等宜炒用，药物清炒后，可产生焦香之气，以焦香悦脾，三药为祛脾湿之要药，可用至30g以上，如汪昂所云：“脾恶湿，湿胜则气不得施化，津何由生……用白术以祛其湿，则气得周流而津液生矣。”《本草经疏》言薏苡仁“性燥能除湿，味甘能入脾补脾，兼淡能渗泄”。《医学衷中参西录》言山药“能滋阴又能利湿，能滑润又能收敛，性较平和”。在治疗此类病证时，若脾虚较重，应注重益气健脾药的应用，如党参、黄芪等甘温之品，两药合用，可达益气补脾、健运除湿之功。若遇便溏较甚者，则将炒白术与苍术同用，《本草衍义补遗》言：“苍术治湿，上、中、下皆可用，又能总解诸郁。”

（二）淡渗利湿

淡渗利湿法是运用甘淡渗利的药物渗利湿邪，使湿邪从小便而解。《黄帝内经》称此法为“洁净府”。脾气散精，津液首先上输于肺，肺主通调水道，然后下输膀胱，经由肾气的蒸化，升清降浊，清者散布于全身，浊者转化为尿液排出体外。湿非人体所素有，乃水液代谢异常所产生的病理产物。湿邪阻滞于局部，导致清阳不升，浊阴不降，治宜淡渗利湿，给邪气以出路，使水湿复行于水道，从而驱邪外出。《素问·阴阳应象大论》曰:“其下者,引而竭之。”湿性趋下,正可因势利导,淡渗利湿,使湿邪从小便排出。淡渗利湿法常用于治疗水湿壅盛之证,临床表现为水肿、泄泻、脘腹胀满、四肢困沉等症,常用五苓散加减治之,《古今名医方论》言:“此方为逐内外水饮之首剂。”常用药物有茯苓、泽泻、滑石、通草等。其中,茯苓为除湿之圣药,且“茯苓位于中土,灵气上荟,主内外旋转、上下交通”;泽泻,《景岳全书》言其功长于渗入祛湿,为除湿止渴圣药,通淋利水仙丹;滑石,《汤液本草》曰:“滑石,滑能利窍,以通水道,为至燥之剂”;通草一般用 6 ～ 10g,取其“行水专利小肠”之用。湿为阴邪,易困遏脾阳,损伤阳气。章虚谷云:“湿邪为患,必通其阳气,调其营卫,和其经络,使阴阳表里之气周流。”因此,在运用淡渗利湿的同时,当加入少量温阳药,如附子、桂枝、生姜等辛温行散之品,辛以散之,温以行之,所谓“治痰饮者,当以温药和之”。

(三)通腑泄浊

通腑泄浊法是通过通因通用的方法,通导肠腑,使湿邪从下而解的治法。皇甫中在《明医指掌》中说:“湿郁盛则化为水,上达于头,下流于足,中满于身之前后……论治法……虽加利水之剂,苦无一线之通,病何由去?必开其大便,以逐其水。”临床常见体态臃肿、大腹便便之人,西医检查往往尿酸、血脂、血压偏高,或伴反酸烧心、便溏泄泻等症,均可归属于此种类型。叶天士曰:“酒客里湿素盛”,《素问·痹论》曰:“饮食自倍,肠胃乃伤。”若平素嗜食肥甘厚味无度,以及过度饮酒等,均可导致湿浊内生,困阻脾胃,脾胃失其升清降浊之职,则中焦气机壅滞不畅,形成浊阻中焦之痞证,可用半夏泻心汤治之,以辛开苦降、交通上下而泄其浊,正如《伤寒明理论》言:“欲通上下,交阴阳,必和其中……以补脾而和中,中气得和,上下得通,阴阳得位,水升火降”,则诸症自消。使用此方时,可加大黄芩、黄连的用量,对于体态偏胖、平素便溏的患者来说,服药后会有些许腹泻,取其通因通用、涤浊泄满之意。清半夏、陈皮为常用药对,《本草备要》言陈皮“辛能散,苦能燥能泻,温能补能和,同补药能补,同泻药能泻,同升药能升,同降药能降……可导滞消痰，利水破癥，宣通五脏”。此外，针对此证，还佐用枳实、厚朴、砂仁、木香等理气化滞之品，以调畅气机，促脾之运，补中蕴通，有“通补”之意。

（四）清热祛湿

清热祛湿法是运用泻火解毒、清热燥湿的药物，祛除中焦湿热浊邪的治法。薛生白谓：“太阴内伤，湿饮停聚，客邪再至，内外相引，故病湿热。”湿热病邪致病以脾胃为病变中心，素体“阳旺之躯”，胃火较盛，湿邪易从热化，而见热重于湿之候，即“胃湿恒多”；素体“阴盛之体”，脾气多亏，水湿不化，而见湿重于热之候，即“脾湿亦不少”，然二者病机发展的共同趋势为“化热则一”。清热祛湿法适用于湿热壅滞证，常见胸闷腹胀、口苦纳差、身热不扬、汗出如油、脱发等症状。湿为阴邪，其性重浊黏滞，且湿与热合，湿热裹结，胶着难解，如油入面，侵入人体后多滞着难化，可用清中汤、行中汤、二陈平胃散治之。其中行中汤为自拟方，以半夏泻心汤合枳术丸为主方加减，主治脘腹胀满、痰湿蕴脾证，功用为行气导滞、消痞除满，行中汤共9味药物，属于阳数奇制，阳动而行。半夏、干姜辛温扶脾运升清；黄连、黄芩、枳实苦寒敛君相火热，燥湿坚阴；党参、白术、炙甘草、大枣甘平以入中宫培土。诸药合用，阴阳相求，行中捭阖，可建其功。

（五）疏肝化湿

疏肝化湿法是运用疏肝健脾的药物，肝脾同调，助肝疏泄，调畅气机以祛除湿邪的治法。湿为重浊有质之邪，易阻滞气机。湿阻可导致气滞，气滞又进一步加重湿阻，二者交互作用，为害甚重。治湿勿忘治气，《医原·湿气论》云：“气化则湿化，即有兼邪，亦与之俱化。”肝主疏泄，可疏通、畅达全身气机，进而促进精、血、津液的运行输布、脾胃之气的升降以及情志的畅达。新安医家王乐匋老先生认为，水液代谢需要肝气的调达，否则气郁则水停痰聚，所以治水盛痰停需理气化湿。临床表现为气郁食少、两胁胀痛、周身困倦等，疏肝化湿法适用于肝郁气滞、水湿内停之证，方用逍遥散治之，肝脾同调，以疏肝为主；气血兼顾，以理气为先，使木郁达之，则脾弱得复，津液畅达。运用逍遥散治疗此类病证，可随证加减，灵活变通，常用药物为川芎、香附、郁金、枳壳、藿香、佩兰等。孙思邈认为“湿邪日久，必兼血瘀”，“血不利则为水”，许二平教授在祛除湿邪的同时注重活血化瘀药的运用，以活血利水，祛湿兼以活血，湿去更助化瘀，使血行则气行，气行则湿化。此外，更加注重理气药的使用，柴胡、白芍伍以枳壳、香附等气分药，疏肝理气以助其升发之性，气道畅则水液自行；亦可佐用藿香、佩兰等芳香化湿药，以化湿醒脾，以补中气。

祛湿法为中医学常见重要治法之一，应用广泛。在应用此法治疗脾胃病时，应详察正邪关系，初期以祛邪为主，“大凡客邪贵乎早逐，乘人气血未乱、肌肉未消、津液未耗，病人不至危殆，投剂不至掣肘，愈后亦易平复，欲为万全之策”。在祛邪的同时注重湿邪的性质，因势利导，给邪气以出路。在治病后期注重顾护正气，扶正祛邪，使脾运得健，湿邪得除。

寒热并用

寒热并用法是指在中医理论指导下，针对寒热错杂的疾病特点，寒凉与温热两种对立药性通过合理配伍组方，从而发挥相反相成、综合治疗效用的治疗方法。清代何梦瑶在《医碥·卷之一》言："寒热并用者，因其人寒热之邪夹杂于内，不得不用寒热夹杂之剂。"寒热并用法是对《黄帝内经》"治寒以热""治热以寒"治法思想的综合运用和升华，通过寒热药物的合理配伍，既利用了药物固有性味及功用的优势，又通过组合搭配，抑制了各自在治疗中的弊端。

一、寒热并用法溯源

寒热并用法可追溯至《黄帝内经》，系统运用秉承于张仲景，又被后世医家继承和发展。《素问·至真要大论》明确了单纯寒证或热证的治疗方法，即"寒者热之，热者寒之"。然而，临床错综复杂的病证并非单一治法所能涵盖，如《素问·标本病传论》曰："谨察间甚，以意调之，间者并行，甚者独行。"高士宗认为所谓"并行"，即"补泻兼施、寒热互用也"。《伤寒杂病论》是应用寒热并用法的代表性著作。张仲景常将在同一方剂中配伍寒热属性相反的药物，以治疗伤寒失治、误治等形成的寒热错杂证，从而开寒热并用法之先河。例如治疗表寒里热的大青龙汤，清上温下的栀子干姜汤，寒热平调的半夏泻心汤以及治疗寒热格拒的四逆加猪胆汁汤、白通加猪胆汁汤等。自此，寒热并用法在后世的应用越来越广泛。例如南北朝时期的《小品方》记载了诸多寒热并用法组方的方剂，以治疗外感热病，对后世外感病的辨治产生了深远的影响。如宋代庞安时亦提出温病初期须在发表剂中酌情配伍苦寒解毒药，并创制暑病代桂枝并葛根证、暑病代麻黄证、暑病代青龙证、暑病代葛根麻黄证四方，为后世刘完素表里双解等奠定了基础。刘完素提出："夫辛甘热药，皆能发散者，以力强开冲也。然发之不开者，病热转加也……是故善用之者，须加寒药。"尤其强调温热开发而不开者，弊端在于以热增热，而须用寒凉，则阴阳和解而得开发。在治疗表证未解里热已成的表里俱病时，单纯的辛温发散或者清泄里热行不通时，必须要"表里双解"以解表泄热，如防风通圣散、双解散等。朱丹溪在治疗湿热痰痞诸郁开结时，常合用苦寒与苦温，如二妙散、左金丸等。李东垣在治疗脾胃内伤病时，擅长应用黄芪、人参、甘草等"甘温阳药"的同时，佐用黄连、黄芩、黄柏等"苦寒阴药"以"泻阴火"，为后世内伤病的证治奠定了理论基础。近代张锡纯主张寒热相济、"性归和平"，其常用的寒热药对有黄芪－知母、桂枝－龙胆草、肉桂－大黄等。张氏认为黄芪温补升气、知母寒润滋阴，黄芪与知母相伍补气益阴、寒温并用，有"阳升阴应、云升雨施之妙"。桂枝和龙胆草在治疗胁下胃口疼痛时，"桂枝之妙用，不但为升肝要药，实又为降胃要药"，"惟其性偏于温，与肝血虚损有热者不宜，故特加龙胆草以调剂之，俾其性归和平而后用之，有益无损也"。在运用肉桂、大黄佐以代赭石，治疗胃郁气逆、肝郁易怒所致的血证时，张氏指出"平肝之药，以桂为最要……而单用之则失于热；降胃止血之药，以大黄为最要……而单用之又失于寒。若二药并用，则寒热相济，性归平和，降胃平肝，兼顾无遗。"

二、寒热并用契合脾胃病证机特点

脾胃因其生理特点，容易形成寒热错杂的证候。早在《黄帝内经》中就有寒热错杂类证候的记载，如《灵枢·师传》中说："胃中寒，肠中热，则胀而且泄；胃中热，肠中寒，则疾饥，小腹痛胀。"《素问·太阴阳明论》中说："阳道实，阴道虚"，就脾胃而言，胃为阳明燥土，邪入阳明多化燥成实，故以热证、实证多见。脾为太阴湿土，其气易虚，寒湿困阻脾阳，故以寒证、虚证多见。且脾胃纳化相依，燥湿相济，升降相因，脾与胃关系密切，在生理上相互联系，在病理上亦相互影响，常脾与胃同病而形成寒热错杂之证。

胃热脾寒、胃实脾虚是很多慢性脾胃疾病的病机特点，也是慢性脾胃病久病不愈的一个重要转归。对于缠绵不愈、反复发作者，单用常规的理气、健脾、化湿、温中、清热、养阴等治法难以取得理想的疗效，根据脾胃的生理特性和病机特点，在辨清病证寒热的部位、主次后，运用寒热并用思路指导组方用药，往往能获得较好的疗效。

三、寒热并用法在脾胃病中的应用

（一）平调寒热

平调寒热法适用于寒热错杂，升降失常，寒热互结于中焦所形成的痞证，《伤寒论》谓之“心下痞”，症见心下痞满、恶心呕吐、嗳气不除、肠鸣下利等。临床治疗以半夏泻心汤为代表方，若脾胃虚弱者，可合用枳术丸，或改用甘草泻心汤；肠鸣为主者，可改用生姜泻心汤；嗳气较重者，可予旋覆代赭汤加减。

（二）清上温下

清上温下法适用于上热下寒证，常见于久泻久利之胃热肠寒证，多见于西医溃疡性结肠炎的慢性迁延期，症见下利脓血、赤白相间、里急后重、腹痛喜暖等，临床治疗可以乌梅丸加减；热重寒轻者，可予葛根芩连汤合四君子汤加减。

（三）清肝暖脾

清肝暖脾法适用于肝热脾寒或肝热脾湿证。肝为五脏之贼，而肝木最易乘脾土，故脾胃病中多见肝强脾弱之证。肝木易强易旺，而脾土易寒易湿，寒性收引，不通则痛，故肝热脾寒证多见于胃痛、腹痛等疾病，临床可用丹栀逍遥散合四君子汤加减；湿邪易阻滞气机，故肝热脾湿证多见于痞满、泄泻等疾病，临床可用丹栀逍遥散合二陈平胃散加减。

（四）治寒佐寒

治寒佐寒是指在治疗脾胃虚寒证时，可于大队温热药中，少佐寒凉药。脾胃虚弱，运化失司，易形成湿邪宿食积滞，久则酿热，而成本虚标实之证，此证常见于痞满、便秘等疾病。例如，在运用理中丸治疗脾胃阳虚证时，可用少量黄连，一般为 3 ～ 6g；若胆火较旺时，可改用黄芩 3 ～ 6g；若兼有饮食积滞化热者，可稍加连翘 6 ～ 10g，以清散积热。

（五）治热佐热

治热佐热是指在治疗脾胃热证时，可于大队清热药的基础上，少佐芳香温化之品。脾胃热证多表现为脾胃湿热证，湿热相合，如油入面，难解难分，因湿为阴邪，故单用清湿热之品不利于湿邪的消散，此时可加入少量芳香化湿药，例如苍术、白豆蔻、砂仁、佩兰等，以醒脾运脾，脾运则湿易消，湿去则热孤，从而更有利于清除湿热。对于脾胃实热之证，亦不宜过用寒凉，前期可纯用清热之品，后期善后宜佐用陈皮、茯苓等理气健脾药。

此外，脾胃病治疗不当出现寒热不平时易导致虚不受补的现象。这种“虚不受补”是因为湿困脾阳，脾主运化的功能不能很好地发挥，一旦纯补则会脾胃不受，反而滋腻助邪，需要在治病时加以考虑，往往需要在调其寒热的同时，佐以消导通利之品，则元真通畅，人即安和。

调理气机

调理气机是中医治疗疾病的基本原则之一，是在中医理论的指导下，针对气机失调的病证，以疏通脾胃、升降气机为核心，应用适当的药物和手段方法，调整气机的升降出入，使得体内气机恢复调畅的一种治疗方法，正如《素问·举痛论》云："百病生于气也。"辨治脾胃病，应重视调理气机，因脾胃位居中焦，为一身气机之枢，脾运主升，胃纳主降，纳运相济，上下交通，斡旋阴阳，维持着气机升降出入的动态平衡。吴鞠通《温病条辨》中指出"治中焦如衡，非平不安"，通过调理气机使中焦气机升降恢复平衡，在脾胃病及其他内科疑难杂症的治疗中具有重要意义。

一、调理气机法溯源

调理气机法是由今人提出的，主要指调理气机的升降出入功能。关于气的运行的描述最早见于《素问·六微旨大论》，"气之升降，天地之更用也"，"故非出入，则无以生长壮老已；非升降，则无以生长化收藏。是以升降出入，无器不有"。说明气机的升降出入是宇宙万物的普遍现象与规律，人体脏腑的生理变化，都是气机升降出入的结果。如果气机升降出入失调，会导致相应脏腑及经络出现气血失调的病理变化，如《素问·六微旨大论》说："无不出入，无不升降……四者之有，而贵常守，反常则灾害至矣。"关于调理气机的治则与治法，《黄帝内经》中有丰富的记载。如《素问·阴阳应象大论》曰："其高者，因而越之；其下者，引而竭之；中满者，泻之于内""气虚宜掣引之。"《素问·至真要大论》曰："惊者平之，结者散之，散者收之，上者下之。"《素问·离合真邪论》曰："以上调下，以左调右。"《素问·气交变大论》谓："高者抑之，下者举之。"《灵枢·经脉》云："陷下则灸之。"这些都是调理气机的具体治法。

《伤寒论》中关于气机升降失调的病机贯穿于整个六经辨证体系中，张仲景针对人体气机升降出入理论，研究出大量行之有效的方剂。例如，阳明胃（大肠）喜润恶燥，以下行为顺；太阴脾喜燥恶湿，以上升为顺；脾胃燥湿相济、升降相因，若寒热不和、脾胃失调，则气机逆乱。张仲景采用辛开苦降之法以恢复其升降秩序，如泻心汤类方，以平调寒热，调整气机。此外，还有治疗上热下寒的黄连汤、栀子干姜汤等，亦属寒温并用以调节脾胃气机升降的治法，以及疏利少阳表里出入的小柴胡类方，调畅少阴枢机的四逆散，调节厥阴阴阳交接的乌梅丸、干姜黄芩黄连人参汤、吴茱萸汤等，皆为调理气机的代表方。

后世医家在《黄帝内经》《伤寒论》论气机升降出入的基础上，反复进行探索和实践，逐步丰富调理气机法的内涵，形成了完整的理论体系，为临床运用打下了坚实的理论基础。如明代张景岳说："夫百病皆生于气，正以气之为用，无所不至，一有不调，则无所不病，故其在外则有六气之侵，在内则有九气之耗。而凡病之为虚为实，为寒为热，至其变态，莫可名状，欲求其本，则止一气字，足以尽之。"他认为气机条畅是保障人体生命活动正常进行的至关重要的环节，一处气机不畅则会影响周身的气机升降，牵一发而动全身。清代黄元御在《素灵微蕴·齁喘解》中道："脾升则肝气亦升，故乙木不陷，胃降则肺气亦降，故辛金不逆。胃气不降，肺无下行之路，是以逆也。"他在《素灵微蕴·火逆解》中又指出："足少阳以甲木而化相火，自头走足，下行而温癸水。癸水蛰藏，相火不泄，则肾脏温暖而上下清和。"黄氏认为肺气、胃气、肾气、肝气等诸脏腑之气的运行关系密切，相互制约又相辅相成。肺气随胃气下行，胆火和心火亦随胃气下行，而温暖肾水，肾气和肝气则随脾气上升化为心火，成为一气周流的圆运动。近代张锡纯在《医学衷中参西录·奇效验方》中提出："人之大气，原能斡旋全身，为诸气之纲领。故大气常充满于胸中，自能运转胃气使之下降，镇摄冲气使不上冲。大气一陷，纲领不振，诸气之条贯多紊乱，此乃自然之理也。是治冲气、胃气之逆，非必由于大气下陷，而大气下陷者，实可致冲胃气逆也。”其中“大气藏于胸中”指的是胸中之气，即心肺之气，肺气虚陷亦可以导致胃气上逆，而临床上胃气上逆的治疗，应当考虑到调理肺气。

二、调理气机契合脾胃病证机特点

脾胃同居中焦，互为表里。脾主化，胃主纳。脾主升清，胃主降浊。脾为阴土，喜燥恶湿，胃为阳土，喜润恶燥。二者一纳一化，一升一降，共同承担人体气血的生化。正如《素问·经脉别论》云:“饮入于胃，游溢精气，上输于脾。脾气散精，上归于肺，通调水道，下输膀胱，水精四布，五经并行。”故脾胃乃气机升降之枢纽。《素问·五脏别论》又曰:“水谷入口，则胃实而肠虚；食下，则肠实而胃虚。”水谷经胃的受纳和腐熟功能下注于小肠，借助脾的升清作用将精微物质吸收和上输于心肺，胃主降浊，将糟粕部分由大肠传导而出，水液部分经由膀胱排出体外。脾胃气机的升降平衡是人体脾胃功能协调的前提和条件，反之，如脾胃气机升降失调，则会导致疾病的发生。如《金匮要略·呕吐哕下利病脉证治》第24条:“五脏气绝于内者，利不禁……”《伤寒论》第163条:“太阳病，外证未除，而数下之，遂协热而利，利下不止……”指的是因脾气本虚而下陷，或太阳病，数下之，损伤太阴脾土，脾气下陷，清阳不升，而见下利不止，此乃脾气主升清功能失调，脾气下陷所导致的泄泻的病理表现。又如金代医家李东垣在《脾胃论·大肠小肠五脏皆属于胃 胃虚则俱病论》中说:“胃虚则五脏、六腑、十二经、十五络、四肢皆不得营运之气，而百病生焉，岂一端能尽之乎。”说明胃气主降功能失调，可导致全身疾病的发生，正如清代叶天士在《临证指南医案·脾胃》中所云:“脾宜升则健，胃宜降则和。”脾胃气机升降作为一身气机升降的枢纽，可决定一身之气的正常运行。因此，调理气机法符合脾胃病证机特点，是治疗脾胃病的重要法则之一。

三、调理气机法在脾胃病中的应用

气是构成和维持人体生命活动的基本物质，气的升降出入运动贯穿于整个生命过程。因此，气机的失调，或脏腑生理功能的升降失调是疾病产生的重要原因。气的运动形式是多种多样的，所以气机失调也有多种表现。例如：气的运行受阻而不畅通时，称作“气机不畅”；受阻较甚而致阻滞不通时，称作“气滞”；气的上升太过或下降不及时，称作“气逆”；气的上升不及或下降太过时，称作“气陷”；气的外出太过而不能内守时，称作“气脱”；气不能外达而郁结闭塞于内时，称作“气闭”。掌握气的运动失常的状态和机理，将有利于确立气机失调的治疗法则。

对于气机失调的治法，也就是所谓的“调气”，即气虚者使之强，气滞者使之行，下陷者举之，上逆者降之、平之，外脱者固之，内闭者开之。简单地说，可以补气、行气、宣气、降气、敛气五大法，辨证施治于常见的脾胃气机失调证。

（一）补气法

气虚是脾胃病重要的病机，如《金匮要略·血痹虚劳病脉证并治》第11条：“脉沉小迟，名脱气……腹满，甚则溏泄，食不消化也。”可见脾胃气虚，脾失健运，则腹满便溏。《伤寒论》第67条云：“伤寒若吐、若下后，心下逆满……”伤寒误用吐下，损伤脾阳，脾失健运，水饮内生，阻碍气机，则心下胀满。又如《丹溪心法·内伤》云：“元气者，乃生发诸阳上升之气，饮食入胃，脾胃有伤，则中气不足，中气不足，则六腑阳皆绝于外，是六腑之元气病也，气伤脏乃病，脏病形乃应，是五脏六腑真气皆不足”，故补气法是调补脾胃气虚诸证的大法，在疏调气机法中有重要地位。在立法处方时，应注意以下三个方面。

1. 调节升降

脾主升而胃主降，脾虚中气下陷会导致腹泻、脱肛等，胃气虚失于和降会导致呕吐、咳逆等，如《丹溪心法·呕吐》云：“久病呕者，胃虚不纳谷也，用人参、生姜、黄芪、白术、香附之类。”因此，治疗中气虚所导致的脾胃升降功能失调，可用人参、白术、黄芪、甘草、升麻以补益中气，同时配合半夏降逆和胃。方可用补中益气汤、四君子汤、参苓白术散等。

2. 通补兼施

脾胃主腐熟和运化水谷，脾胃虚弱，水谷停滞，可发生水湿内停、痰气阻滞、气虚血虚等因虚致实之变。若纯补则容易助邪伤正，单攻又复损其气，所以对于此类虚中夹实之证，治疗时应注意通补兼施。在组方用药上，除了应用人参、白术等健脾补气之外，若兼水湿内停者，可加用茯苓、苍术等健脾祛湿，并配合厚朴、陈皮等行气燥湿。若兼痰气内结，则可加天南星以息风化痰，海浮石、半夏、瓜蒌以化痰散结。

3. 合用清温

程国彭在《医学心悟》中提出：“人知补火可以益气，而不知清火亦可以益气，补则同，而寒热不同也。”温补之法乃补气之常用法，殊不知清火之法亦可以泻壮火以保气。因此，对于一些气虚证合并虚火上炎表现者，当在甘温益气的同时，配合清热泻火法，如《丹溪心法》中在用理中丸治疗“因中焦土虚，且不能食，相火冲上无制”所致的口疮时，可根据其虚火的症状表现，佐用黄连、黄柏等清解郁热。

（二）行气法

行气法主要适用于气郁证。《素问·举痛论》曰：“思则心有所存，神有所归，正气流而不行，故气结也。”金元时期朱震亨认为“人身诸病多生于郁”。叶天士在《叶选医衡》中云：“夫郁者，闭结凝滞瘀蓄抑遏之总名。”其治疗郁证时将“宣通”放在首位，可见气郁是疾病发生的重要原因，若气机郁滞，则百病由生。尤其是脾胃病，气郁是影响病证发生发展的关键因素，行气解郁则是其关键治法，行气法主要包涵以下几个要点。

1. 疏肝为要

肝主疏调一身之气，肝失疏泄，木郁则土壅，进而影响脾胃气机的升降功能，正如《素问·玉机真脏论》所言：“五脏受气于其所生，传之于其所胜……肝受气于心，传之于脾……”肝木在正常情况下，可调达脾土，使脾胃之气不壅滞，有利于脾胃气机的条畅。因此，脾胃运化功能失调与肝气郁结密切相关。治疗上，当疏理肝气，肝胃同治，肝脾同调。如肝木犯胃之胃脘痛，可采用四逆散或柴胡疏肝散加减，兼见胁肋部疼痛者，提示肝气郁结较重，可加用川楝子、乌药、延胡索以疏理肝气；若见反酸、口苦、舌苔黄腻等肝胃郁热表现者，可用左金丸、丹栀逍遥散、大柴胡汤等方加减；若见胃痞、便溏等肝郁脾虚者，可用逍遥散加减。总之，在疏调肝气的同时，兼脾胃虚者则补之、胃热炽盛者则泻之、胃气上逆者则降之，俾肝气调达，肝和而胃安。

2. 明辨寒热

气滞之证，以热证为多，然寒证亦有之。明辨寒热是遣方用药的前提，若寒气凝滞所致的胃痛或胃痞，可用高良姜、吴茱萸等以温中行气降逆，如湿热中阻所致的脾胃疾病，可用郁金、枳实、青皮、川楝子、栀子、黄芩等行气清热祛湿。

3. 适度为纲

行气药大多为辛香燥烈之品，多用易耗气伤阴，应用时应当中病即止，以适度为纲，疏导过度则反耗元气，致下虚中满之候。临床应根据患者气滞程度，调整行气药的剂量，取效后宜减量。对于过用行气药不能耐受而致的腹泻、乏力等，可加用白术、党参、黄芪以益气，亦可酌加养阴之品以制约行气药的燥烈之性。

（三）降气法

脾气主升，胃气主降，故降气法主要指的是降胃气。根据“脾气不可一日无升，胃气不可一日无降”的脾胃特性，“降胃气”在脾胃病的治疗中占有重要地位。胃失通降或胃气上逆主要表现为腹胀、腹痛、嗳气、反酸、恶心呕吐等。《素问·阴阳应象大论》曰：“清气在下，则生飧泄；浊气在上，则生䐜胀。”因此，通降乃治胃之大法。胃的生理特点集中在一个“降”字，降则和，不降则滞，反升则逆；胃的病机突出在一个“滞”字，一旦气机壅滞，水反为湿，谷反为滞，便形成气滞、血瘀、湿阻、食积、火郁等实证；胃病的治疗着眼于一个“通”字，即调畅气血，疏其壅滞，消其郁滞，并承胃腑下降之性，推陈出新，导引食浊瘀滞下降，给邪以出路。因此，对于胃气失降所致的一系列病证，应当采用降气法来通降胃气。如张仲景的三个承气汤、诸泻心汤等均可通降胃气。然降气法亦应当灵活应用，不单是大黄、枳实、厚朴、大腹皮等行气破气之品可以通降胃气，对于积食者，可以采用健脾消积法来通降胃气；对于寒热错杂者，可辛开苦降以降胃气；对于脾阳不升而致胃气上逆者，可以通过温补脾阳来降胃气，临证当谨守病机，灵活变通。

（四）宣气法

宣气法指的是通过宣发肺气以调脾胃的方法。肺为华盖，主宣发与肃降，肺主一身之气，而脾胃为一身之气升降的枢纽。因此，肺气对于脾胃功能的正常发挥有重要的影响。肺与脾胃在生理功能上关系密切。《灵枢·经脉》云：“肺手太阴之脉，起于中焦，下络大肠，还循胃口，上膈属肺。”《素问·平人气象论》说：“胃之大络，名曰虚里，贯膈络肺。”脾与肺之间按五行生克属于土生金的母子关系，母病及子，子病亦可犯母。清代叶天士在《临证指南医案》中云：“上焦不行，则下脘不通，古称痞闷，都属气分之郁也”，“脘膈痞闷，不饥食减，大便不爽，乃气滞于上”，认为肺之宣降失职，会影响胃之和降，从而加重胃气的郁滞。所以，在治疗脾胃病时，不仅要注意调理脾胃的气机，还要注意调补肺气。肺失宣降常会导致便秘、呃逆、嗳气等疾病，临床可在脾胃方中配伍紫苏、紫菀、苏梗、杏仁等宣降肺气之品，以助调理脾胃气机。正如陈士铎在《辨证玉函·中满》中说：“不知中满，中宫似满也，非肺气之虚以成满，即肾气之虚以成满也……惟其肺气之衰，清肃之令不行于中州，于是肝木寡畏，来克脾胃之土……法当用健土制肝之味，尤宜用补肺扶金之药，始为得之。”

（五）敛气法

敛气法指的是通过收敛固涩的方法来收敛气机，适用于气机升散太过，潜降内敛不及的病证。如气虚失摄之久泻久利，可选用真人养脏汤以收敛止泻；如脾胃气虚不能固摄所致的自汗，可用玉屏风散加减等。对于胃气失摄之证，可在辨证论治的基础上，配伍诃子、五味子、肉豆蔻、乌梅、五倍子、石榴皮等收敛固涩之品。需要注意的是，敛气法适用于纯虚无邪之证，如邪气未尽，擅用敛气法则易闭门留寇。

中医学的特色之一是整体观念，脾胃气机升降失调可以导致全身的各种疾病，其他脏腑的气机失常也可以影响脾升胃降。因此，调理脾胃当兼顾全身脏腑气机，依证加减药物，以提高临床疗效。

下篇

脾胃病各论

痞　满

痞满是指以自觉胸膈满闷不适，按压柔软无抵抗，不痛不肿胀，压之无痛为主要症状的病证，可分为胸痞、心下痞等。心下痞主要病位在上腹部，因此心下痞也可称为痞满。

《黄帝内经》中有关该病的记载为痞、满、痞满、痞塞等，《素问·五常政大论》相关论述为“备化之纪……其病痞”，“卑监之纪……其病留满痞塞”等。同时，《黄帝内经》对痞满的病因病机已有初步的认识，《素问·异法方宜论》指出该病的病机为“脏寒生满病”。《伤寒论》记载了有关痞满的方证条文，提出其病位在“心下”胃脘，痞满的核心症状是“但满而不痛”，指出痞的基本概念是满闷不适；其疾病特性可概括为“心下痞，按之濡”，满而未结；痞的病机是“病发于阴而反下之，因作痞也”，提示正虚邪陷，升降失调；治则治法为寒热并举，辛开苦降；基础方为半夏泻心汤，被后世医家借鉴。《诸病源候论·痞噎病诸候》记载了“八痞候”“诸痞候”，认为“痞者，塞也。言腑脏痞塞不宣通也”。病因的相关论述包括风邪外入、忧恚气积、坠堕内损，病机有营卫不和、阴阳格拒、血气壅塞。金元医家对痞满的证治特有发挥。李东垣尤为重视脾胃内伤，《兰室秘藏·卷二》之消痞丸、枳实消痞丸具有辛开苦降、消补兼施的组方特点，为治痞要方，而沿用至今。《丹溪心法·痞》对痞满与胀满加以区分：“胀满，内胀而外亦有形，痞则内觉痞闷，而外无胀急之形。”在治疗痞满时，朱丹溪反对滥用泄利攻下之品，认为滥施攻利，重伤中气，反增痞满。张介宾的《景岳全书·痞满》对本病的辨证进行了深层辨析：“痞者，痞塞不开之谓；满者，胀满不行之谓。盖满则近胀，而痞则不必胀也。所以痞满一证，大有疑辨，则在虚实二字。凡有邪有滞而痞者，实痞也；无物无滞而痞者，虚痞也。有胀有痛而满者，实满也；无胀无痛而满者，虚满也。实痞实满者，可散可消；虚痞虚满者，非大加温补不可，此而错用，多致误人。”在剖析痞和满的同时，又指出痞满证治分型有虚实之别。《素问·灵兰秘典论》曰：“脾胃者，仓廪之官，五味出焉。”脾胃居于中焦，脾升清，胃降浊，脾主运化，胃主受纳，共司水谷的纳运和吸收。纳运如常，则中气调畅，升降有序，人即安康。邪实表现在表邪内陷入里，或饮食不节，痰湿阻滞，或情志失调，气机壅塞；正虚主要是上述各种原因引发脾胃功能损伤，升降失司，则可发生痞满。除此之外，林珮琴的《类证治裁·痞满》依据伤寒之痞和杂病之痞进行分类，认为其总体治法不同。伤寒之痞宜从外至内，方用苦泄，分型为热痞、阴阳不和痞和阴盛阳虚痞；杂病之痞宜从内至外，药用辛散，分型为胃口寒滞停痰、饮食寒凉伤胃等。在虚实认识的基础上，又分寒热辨证，为痞满的临床辨治提供了借鉴。

【病机特点】

1. 外邪误治，邪陷中土

外邪侵袭，失治误治入里为痞。《伤寒论》认为“病发于阴而反下之，因作痞也”。邪气侵袭经表时失治误治，损伤脾胃之气，导致表邪内陷入里，结于心下胃脘，遂成痞满。如《伤寒论》云：“脉浮而紧，而复下之，紧反入里，则作痞，按之自濡，但气痞耳。”

2. 饮食失节，损伤脾胃

饮食偏颇损伤脾胃功能为痞。长期暴饮暴食或饮食停滞，恣食生冷粗硬，或偏嗜肥甘厚味，嗜浓茶烈酒、辛辣过烫饮食，或过食生冷，过亢则害，损伤脾胃运化功能，食谷不化则积滞于中，导致脾胃升降失司。《类证治裁·痞满》云：“饮食寒凉，伤胃致痞者，温中化滞。”

3. 痰湿留滞，满闷痞塞

素体脾胃失健，水湿不化，则痰湿内生，痰浊留于胃脘阻塞中焦气机，中气壅塞而成痞满。《素问·至真要大论》云“诸湿肿满，皆属于脾”，其核心病机特点是湿郁脾气不能宣畅，如《兰室秘藏·中满腹胀》曰：“脾湿有余，腹满食不化。”

4. 七情所伤，肝郁乘土

七情所伤，贼木乘于中土，发为痞。“思则气结，怒则气上，恐则气下，惊则气乱”，气机的紊乱影响中气的运行，遂生痞满。其核心病机是肝木乘脾，胃气郁滞，如《景岳全书·痞满》载：“怒气暴伤，肝气未平而痞。”

5. 脾胃虚弱，病邪侵袭

素体脾胃虚弱是痞满形成的内因。脾胃虚弱，中气不足，或上述外邪误治内陷、饮食偏颇损伤、痰湿留滞脾胃、情志郁结相干等损及脾胃纳运和升降功能，病程日久，而形成虚实并见、寒热错杂的痞满。

【辨证精要】

1. 首辨虚实寒热，注意其邪

痞满的病机特点为寒热虚实错杂。柯韵伯《伤寒来苏集》明晰了“痞因寒热之气互结而成”。脾喜燥恶湿，胃喜润恶燥。由于上述因素所致脾胃气机乖张，中焦遂生痰湿郁滞。太阴从本化湿，湿蕴于脾而阳气受遏，或虚或郁，虚则中寒，郁则生热。脾湿不能为胃输布津液，则阳明热燥于内。脾胃升降失调，终成寒热错杂。《兰室秘藏·卷上》云“或痞满……当分寒热轻重而治之，轻则内消，重则除下”，李东垣明确提出了痞满病辨清寒热轻重的重要性。

《素问·通评虚实论》曰：“邪气盛则实，精气夺则虚。”实即实邪郁滞，包括外邪入里、饮食停滞、痰湿留滞、肝郁乘脾等，因有形邪气阻碍脾胃气机运行，实邪为患又会进一步损伤脾胃，终致虚实夹杂则发为痞；虚即中焦脾胃虚弱，易招致实邪侵扰，脾胃运化失司，既可停湿生饮，又可食滞内停。另外，各种病邪之间可互相影响、互相转化，形成虚实并见的疾病特征。

在痞满病的临床辨治中，应首辨寒热虚实。若见腹满如故，减不足言，或减复如故，喜揉喜按，纳差或纳呆，大便溏薄，身体孱弱者，多属虚；持续性胃脘痞满，触之满甚，饮食可，便秘，新病邪滞者，多属实；病史缠绵，遇寒加重，口淡不渴，舌苔白，脉沉者，多辨为寒；而起病势急，心下灼烧，遇凉缓解，口苦口黏，渴喜冰冷，便秘或黏腻不爽，舌红苔黄，脉数大者，多辨为热。

痞满的治疗原则是调理脾胃，理气消痞。治疗虚证时，重在补益脾胃，应注意理气兼顾津液，特别是辛燥药容易耗血伤津，尤当慎重；治疗实证时，通过辨证论治进行泄热消痞、理气和中等；若虚实夹杂，治疗时应采用攻补兼施、补消并用，尤应重视疾病标本，根据情况分为泻实兼以补虚、泻实补虚并重、补虚兼以泻实等。治疗寒热时，遵守《黄帝内经》治疗原则，疗热以寒或疗寒以热，寒热错杂性痞满要注意寒热并举，调和阴阳。

2. 审气血阴阳虚损，以明病本

痞满临床症状复杂多变，气血阴阳之虚损是其内因。言阳气虚者，临床以脘腹胀满为主，并伴有动则短气、汗出、乏力、便溏、不欲饮食、舌淡红、苔薄白、脉濡弱；若阴血虚者，常见痞满为主，并见面色少华、头晕眼花、舌淡苔薄、脉芤或浮虚；凡见痞满时发时止，昼轻夜重，精神萎靡，病势缠绵，时发时止，舌淡体小，脉象细微，辨为阴；若见精神亢奋，病因明确，痞满胁痛，胀满不舒，舌红苔腻，脉象弦滑，辨为阳。

3. 注重肝脾关系，脉证合参

痞满的病位在脾胃，然与肝密切相关。这多与情志失调，郁怒伤肝有关，肝木横逆，首犯中土，形成肝气犯胃或肝胃失和之证，临床表现以胃脘痞闷，连及两胁胀满，情绪异常加重为主要鉴别点。临床辨证本病时，尤当注重脉象特点，肝脉表现为弦脉，然需分浮沉，若为浮弦，多用轻清疏散肝气之品，若为沉弦，则多加破气导滞的药物，若脉沉弦而滞涩不通之象，则酌情加入少许活血破血药。

【分型论治】

1. 寒热错杂证

以心下胃脘痞塞，胸膈满闷不舒，按之柔软，舌质淡红，苔白或浮黄为辨证要点。治以平调寒热，散结消痞。方用半夏泻心汤合枳术丸加减，辛开苦降，方药组成：清半夏 12g，黄连 3g，黄芩 10g，干姜 10g，党参 15g，枳实 15g，白术 20g，厚朴 20g，炙甘草 10g，大枣 3 枚。此方以半夏泻心汤平调寒热，合用枳术丸以健脾行气消痞，加厚朴更增强下气除满之功。

若中虚痞塞较甚，完谷不化，则重用炙甘草，并加砂仁、肉豆蔻等以增强补中行气之功，有甘草泻心汤组方用意；若水痞郁滞，心下痞满，干噫食臭，胁肋不舒，肠鸣下利者，则加生姜、吴茱萸、石菖蒲以化饮涩肠，则有生姜泻心汤之意。

2. 痰湿内阻证

以脘腹痞满，胸膈不舒，头昏沉，身重体倦，恶心呕吐，纳呆或纳谷不香，口淡不渴，小便不利，舌体胖大，边有齿痕，苔白厚腻，脉沉滑为辨证要点。治以燥湿化痰，理气宽中。方用二陈汤合平胃散加减，方药组成：清半夏15g，茯苓15g，陈皮20g，甘草10g，苍术20g，厚朴20g，炒白术30g，枳实20g。

若痰湿重者，可加前胡、桔梗、青礞石、枳壳以助化痰理气。若气逆不降，噫气不除者，可加旋覆花、代赭石以增强化痰降逆之力。若胸膈满闷较甚者，可加薤白、菖蒲、枳实、瓜蒌以行气宽中，豁痰解郁。若咳痰黄稠，心烦口干者，可加浙贝母、天花粉、竹茹以清热化痰。若瘀血阻络，加当归、川芎以活血补血，理气化瘀。

3. 饮食停滞证

以心下胃脘痞满，嗳腐吞酸，苔厚腻，脉弦滑为辨证要点。治以寒热平调，消痞散结。方用枳实导滞丸加减，方药组成：炒枳实20g，炒白术20g，黄连10g，黄芩15g，甘草10g，党参10g，清半夏15g，干姜10g，乌药15g，槟榔15g，沉香3g，木香15g，陈皮20g，厚朴20g，大黄6g，麦芽15g。

若脘腹胀满者，加神曲、麦芽、鸡内金等以助大黄破积消痞。若食积化热，大便秘结或黏腻不爽者，可加薏苡仁、黄柏以清热导滞。若食积而致脾虚，大便溏薄者，可加砂仁、高良姜以益气消痞，和中化湿。

4. 湿热中阻证

以心下胃脘痞满，心下灼热，咽干口黏，身热汗出，大便黏滞不畅，舌红苔黄腻，脉滑数为辨证要点。治以清热祛湿，和胃消痞。方用温胆汤合大黄黄连泻心汤加减。方药组成：大黄10g（后下），黄连6g，黄芩6g，炒神曲15g，炒麦芽15g，炒山楂15g。此方用温胆汤清热除湿，大黄黄连泻心汤以清泄邪热，加焦三仙（炒神曲、炒麦芽、炒山楂）以消食和胃，以防大量寒凉药损伤胃气。

若气分热盛者，加金银花、蒲公英佐助大黄、黄连清泄邪热。若大便不通，腹胀较重者，则加枳实、厚朴、木香等以助大黄破积消痞。若心胸烦热者，可加全瓜蒌、栀子以宽中开结，助黄连清心除烦。口渴欲饮，湿热并重者，亦可改用清中汤加减治之。

5. 肝气犯胃证

以胸胁胀满不舒，脘腹痞塞沉闷，心烦易怒，喜太息，嗳气频繁，常因情志因素而加重，脉弦为辨证要点。治以疏肝解郁，理气消痞。方用逍遥散合二陈汤加减，方药组成：当归15g，茯苓15g，炒白芍15g，炒白术20g，柴胡12g，薄荷10g（后下），清半夏15g，陈皮20g，黄芩10g，党参15g，枳实10g，厚朴15g，黄柏30g，炙甘草10g。

若气郁甚、胀满明显者，可加柴胡、郁金、枳壳，或合用四逆散、柴胡疏肝散等，以增强疏肝理气之功。若气郁化火，口苦咽干者，可加黄芩、龙胆草、川楝子，或合用左金丸，以清肝泻火，苦寒折热。若气虚甚、神疲乏力者，可加白术等以增强健脾益气之功。

6. 脾胃虚弱证

以脘腹胀满，时重时减，喜温喜按，纳呆食少，体倦乏力，大便溏薄，舌质淡，苔薄白，脉沉弱或虚大无力为辨证要点。治以健脾益气，升清降浊。方用补中益气汤合桂枝汤加减，方药组成：黄芪30g，党参15g，炒白术20g，炙甘草15g，柴胡15g，升麻6g，当归20g，陈皮15g，桂枝10g，炒白芍15g，干姜10g。

若痞满重者，可加木香、砂仁、枳实，以增强理气消痞之力，或合用香砂六君子汤，以增强消补兼施之功。若脾虚湿盛，大便溏薄，苔白腻者，可改用参苓白术散加减，以加强健脾祛湿之力。若脾胃虚寒，畏寒怕冷者，可加附子、干姜、肉桂等增强温阳散寒之功，或改用理中丸合补中益气汤加减等。

【常用药对】

1. 半夏、生姜

半夏燥湿化痰、降逆止呕；生姜温中止呕、散寒化饮，并解半夏之毒。二者属于相须为伍。痞满病机为脾胃功能失调，升降失司，胃气壅塞。脾为太阴之脏，易从本湿化。湿性黏滞，脾气受约，升降失调则痞塞不通，水气俱病则脘腹中满。半夏－生姜直中水湿病机，遵守仲景“病痰饮者，当以温药和之”的治疗大法，是治疗一切中焦水饮疾病的基础方。

2. 木香、砂仁

木香行气止痛、和胃健脾；砂仁温脾开胃、理气化湿。二者相须为伍。痞满的疾病特点是中焦痞塞，满闷不舒，“满者，胀满不行之谓”，中焦必有气机郁滞。《素问·血气形志》曰“太阴常多气少血”，脾主运化水湿，以行运化之功，木香、砂仁能理气畅中，以复脾胃气机，而开中焦痞塞郁结。

3. 干姜、黄芩

干姜温中回阳、散寒化饮；黄芩清热燥湿、消湿热痞。二者虽药性相反，然功效主治相须。痞满多为本虚标实、本寒标热，单纯泻实则损正气，一味补虚则易助邪，因此需要补泻兼施，平调寒热。干姜助脾阳恢复，黄芩清肠胃湿热，则脾能升清，而胃能降浊；脾胃中轴复运，四维分清别浊，则中痞可消，满闷可除。

4. 吴茱萸、黄连

吴茱萸温中散寒、降逆止呕；黄连清热燥湿、消湿热痞。吴茱萸善消经脉寒凝，有助阳止痛、疏肝下气的作用。《伤寒论》中吴茱萸用方规律表明该药善治水瘀寒凝，具有通彻经脉之力。黄连除清热燥湿、泻火解毒外，小剂量黄连能厚肠胃气。吴茱萸－黄连配伍，临床可根据痞满寒热病性，以调和寒热，从而达到调和阴阳的目的。

5. 苍术、黄柏

黄柏清热燥湿、坚阴除蒸；苍术健脾燥湿、祛风化浊。二者配伍即二妙散的药物组成。黄柏可去热中之湿，苍术可去湿中之热。苍术得黄柏可增健脾燥湿之效，明·吴昆认为："苍术以燥湿，黄柏以去热，又黄柏有从治之妙，苍术有健脾之功，一正一从，奇正之道也。"清·徐大椿云："苍术燥湿升阳，阳运则枢机自利；黄柏清热燥湿，湿化则真气得行。"清·王晋三云："苍术生入阳明经，能发二阳之汗；黄柏炒黑入太阴经，能除至阴之湿，一生一熟，相为表里，治阴分之湿热。"可见，苍术与黄柏配伍，能增强除湿的功用，善治中下二焦之湿热痞塞。

【医案选录】

1. 寒热错杂案

案一

患者，女，30岁，2020年9月6日初诊。

主诉：间断性胃脘痞满半年余，再发加重1周。

现病史：半年前无明显诱因出现胃脘部痞满不适，1周前因食火锅痞满加重。

刻诊：现饭后胃脘部胀闷不舒，胃痛时发，伴呃逆，食少，小便正常，大便偏溏，每日2～3次，眠浅，平素畏寒怕冷，体倦乏力，月经后期，舌质红，体大有齿痕，苔薄黄，脉沉细。

诊断：痞满（寒热错杂证）。

治则：平调寒热，消痞散结。

方用半夏泻心汤合枳术丸加减。

处方：炒枳实20g，炒白术20g，黄连10g，黄芩15g，甘草10g，党参10g，清半夏15g，干姜10g，乌药15g，槟榔15g，沉香3g，木香15g，陈皮20g，厚朴20g，大黄6g，麦芽15g。

2020年9月12日二诊：患者服上方7剂，胃脘胀满疼痛减轻，仍有纳呆，然服药后出现泄泻，完谷不化，舌质淡，体大有齿痕，苔白腻，脉沉。处方：木香10g，砂仁6g，清半夏15g，陈皮20g，党参15g，茯苓20g，炒白术20g，甘草10g，藿香15g，神曲10g，麦芽15g，厚朴15g，炒薏苡仁30g，山药20g，鸡内金15g。

2020年10月4日三诊：患者服二诊方14剂，饮食增多，偶有胃脘痛，于劳累后加重，便次减少，每日1次，舌质淡，体大有齿痕，苔薄白，脉沉。按二诊方加桂枝 10g，炒枳实 15g。

2020 年 10 月 11 日四诊：患者服三诊方 7 剂，无明显不适，现大便正常，1 次 / 日，舌质淡，苔薄黄，体大有齿痕，脉沉。按三诊方改炒白术 30g，山药 20g，枳实 20g。巩固半月余，症状基本消失，后随访半年未复发。

按语：患者为女性，根据其平素畏寒怕冷，月经后期，大便稀溏，舌体大有齿痕，苔白腻，可知其素体寒湿。湿邪困脾，脾运失健，则纳呆食少，胃脘胀闷，呃逆乃脾虚失于运化，胃气上逆所致。又因食火锅火热之品，导致中焦寒热错杂而胀痛加重，方用半夏泻心汤合枳术丸加减。全方辛开苦降、寒热平调，加枳实行气，炒白术、陈皮健脾燥湿，巩固中州之虚，配伍沉香、木香、乌药，共奏行气止痛之功，佐用厚朴、大黄荡涤肠热而助其行气消痞，麦芽健脾开胃以消食。二诊症轻，仍饮食不佳，并出现泄泻、完谷不化，考虑患者本体素虚，遂去黄连、黄芩等寒凉伤胃之品，加砂仁化湿开胃、温脾止泻，藿香和薏苡仁利水渗湿、健脾止泻，神曲、麦芽、鸡内金以健胃消食，山药平补中焦以止泻。三诊饮食明显增多，胃脘痛于劳累后加重，按上方加桂枝以温阳化气、温通经脉，加枳实助全方行气之力。四诊症几除，无明显不适，考虑其素体中焦虚弱，故加重炒白术、山药、枳实用量，使全方健脾之力尤盛，而在补益脾胃的同时又兼顾行气。

案二

患者，男，33 岁，2020 年 10 月 24 日初诊。

主诉：胃脘胀满半月。

现病史：患者半月前无明显诱因出现胃胀，自行服用吗丁啉、莫沙比利治疗，未见改善，遂来求诊。

刻诊：心下胃脘处痞满、沉闷，纳呆食少，口干，眠差，大便 2 天 1 次，量少，舌质红，苔薄黄腻，脉弦数。

诊断：痞满（寒热错杂证）。

治则：平调寒热，疏畅气机。

方用半夏泻心汤合升降散加减。

处方：半夏 15g，黄芩 15g，黄连 10g，干姜 10g，党参 10g，茯苓

15g，僵蚕 10g，蝉蜕 10g，姜黄 15g，大黄 6g，枳壳 15g，木香 6g，槟榔 10g，苏梗 15g，甘草 10g。

2020 年 8 月 8 日二诊：患者服上方 10 剂，胃脘胀满减轻，纳一般，大便基本正常，舌质红，苔薄黄，脉弦。按上方去大黄，加神曲 10g，麦芽 10g。

2020 年 8 月 26 日三诊：患者服二诊方 15 剂，胃满基本消失，睡眠改善，舌质淡，苔薄黄，脉弦。按上方去槟榔、神曲、麦芽，加柴胡 10g，炒白芍 10g，继服 1 周，随访半年未复发。

按语：《黄帝内经》曰："清气在下，则生飧泄；浊气在上，则生䐜胀。"此证乃中焦气机升降失常，而见心下痞满、沉闷，治应斡旋气机，调和阴阳，升清降浊。方用半夏泻心汤合升降散加减，方中半夏苦辛温燥，散结除痞，和胃降逆；黄连、黄芩苦寒降泄，清泄里热，干姜辛热，温中散寒，助半夏温胃消痞以和阴；加茯苓以健脾渗湿，又可助党参补脾胃之虚；加枳壳、苏梗、木香、槟榔、乌药增行气之力；僵蚕味辛苦气薄，得天地清化之气，轻浮而升阳中之阳；蝉蜕为清虚之品，能祛风而胜湿；姜黄、大黄荡积行瘀、清邪热、解温毒。二诊症状减轻，大便基本正常，故去大黄，加消食和胃之神曲、麦芽。三诊诸症皆好转，仍有脉弦，遂加柴胡、炒白芍疏肝柔肝，以防他变。

案三

患者，女，50 岁，2020 年 11 月 1 日初诊。

主诉：间断胃胀半年余，加重半月。

现病史：半年前患者无明显诱因出现胃胀，时轻时重，半个月前因饮食不规律而加剧。

刻诊：胸脘痞塞，满闷不舒，按之柔软，压之不痛，时有肩背、右小腹疼痛，矢气多，无反酸烧心及恶心呕吐，大便正常，日 1 次，每晚起夜 2 ～ 3 次，舌质暗，苔薄滑，脉弦。

诊断：痞满（寒热错杂证）。

治则：行气活血，散结消痞。

方用半夏泻心汤合小建中汤加减。

方药：清半夏 15g，黄连 10g，黄芩 15g，干姜 10g，党参 10g，甘草 10g，瓜蒌 10g，炒白术 30g，桂枝 10g，炒白芍 15g，陈皮 20g，姜厚朴 15g，炒枳实 20g，红花 3g，川芎 30g，丹参 30g，大枣 5 枚。

2021 年 1 月 10 日二诊：患者服上方 14 剂，胃胀轻，大便正常，舌质淡，体大有齿痕，苔薄滑，脉沉。继以前方加柴胡 10g，服用半个月。随访半年，未再发作。

按语：《伤寒论》曰："但满而不痛者，此为痞，柴胡不中与也，宜半夏泻心汤。"脾胃居中焦，为气机升降之枢纽，中气虚弱，寒热互结于心下，故为痞证。半夏泻心汤具有调和肝脾、平调寒热、散结消痞之功。方中黄芩、黄连苦寒降泄除热，干姜、清半夏辛温开结散寒，党参、炙甘草、大枣甘温益气补虚，扶正气以复气机升降之序。气滞者，多为阵发，胀甚于痛则矢气多，故加入瓜蒌、陈皮、厚朴、枳实，以宽胸散结、行气导滞；脾胃运化的功能有赖于肾阳的温煦，才能运转中焦，发挥其升降枢纽的职能，肾阳虚则夜尿频，故加入桂枝助阳化气，炒白术健脾益气；痞满日久不愈，气血运行不畅，脉络瘀阻，可见舌质暗，故加入红花、川芎、丹参等活血化瘀药。二诊胃胀消失，但考虑到患者年龄属于更年期，遂加入柴胡以增强疏肝解郁之功，以防肝木克脾土，体现了"未病先防"的思想。

案四

患者，女，38 岁，2020 年 6 月 7 日初诊。

主诉：痞满 3 周。

现病史：3 周前无明显诱因出现脘腹痞满胀闷，饭后尤甚，自服健胃消食片可缓解，但症状反复发作，遂来求诊。

刻诊：胃脘胀满，手足心发热，神疲乏力，大便偏干，呕恶，纳差，眠差，舌质淡，有瘀斑，体大有齿痕，苔黄腻，脉沉。

诊断：痞满（寒热错杂证）。

治则：调中消痞，升清降浊。

方用半夏泻心汤合升降散加减。

处方：清半夏 20g，黄连 10g，黄芩 15g，干姜 15g，炙甘草 10g，党参 10g，姜黄 15g，大黄 6g，蝉蜕 10g，僵蚕 10g，当归 15g，栀子 10g，三七粉 6g，厚朴 20g，枳实 20g，竹茹 15g，牡丹皮 15g。

2020年6月21日二诊：患者服上方14剂，脘腹胀满明显减轻，食欲好转，食量有所增加，自觉夜间侧卧睡胸部憋闷，舌质淡，体大有齿痕，苔薄白稍腻，脉沉。按上方加川芎20g。

2020年7月19日三诊：患者服二诊方21剂，脘腹胀满基本消失，大便一日2次，舌质淡，体大有齿痕，苔薄白稍腻，脉弦。方药改用半夏泻心汤加减，处方：清半夏20g，黄连10g，黄芩15g，干姜10g，炙甘草10g，党参10g，炒苍术15g，姜厚朴20g，陈皮20g，炒薏苡仁30g，瓜蒌10g，炒枳壳15g，炒白术30g。服此方14剂，随访6个月未复发。

按语：患者脘腹痞满胀闷，提示病位在中焦，神疲乏力、舌质淡提示病性为虚证。大便偏干、舌有瘀斑、苔黄腻乃胃肠郁滞夹热之候。《类证治裁》云："伤寒之痞，从外之内，故宜苦泄；杂病之痞，从内之外，故宜辛散……痞虽虚邪，然表气入里，热郁于心胸之分，必用苦寒为泻，辛甘为散，诸泻心汤所以寒热互用也。杂病痞满，亦有寒热虚实之不同。"对于虚实夹杂之痞证，不可一补了之，故方选半夏泻心汤合升降散加减。方中清半夏、干姜辛温，通阳温阳助脾气升清，黄芩、黄连为苦泄之品，降逆气泄浊阴，四者合用，辛开苦降，使脾气可升，胃气而降，党参、炙甘草补益中焦，复中土斡旋之力，扶正而消痞。升降散之僵蚕、蝉蜕升阳中之清阳，姜黄、大黄降阴中之浊阴，一升一降，内外通和，更增升清降浊、通畅三焦、疏利气机之功。再加当归养血和营以助脾，栀子、牡丹皮泻火化郁，三七活血散瘀，厚朴、枳实理气消痞，竹茹清热止呕。诸药合用，融补、消、清、和诸法于一身，共奏调中消痞、升清降浊之功效。二诊症轻，患者自觉夜间侧卧睡胸腹憋闷，故加川芎以疏肝散结、行气活血。三诊诸症皆消，为巩固前期疗效，在半夏泻心汤的基础上加入炒白术、炒薏苡仁益气健脾，继续鼓动脾胃清阳之气，苍术、厚朴、陈皮、炒枳壳理气和中，瓜蒌宽胸散结、清除余邪。

2. 痰湿内阻案

案一

患者，男，47岁，2021年2月28日初诊。

主诉：胃脘部胀满5月余，再发加重1周。

现病史：患者5个月前无明显诱因出现胃脘部胀满，未予重视，1

周前饮酒后加重，为求系统治疗，遂来我院门诊。

刻诊：胃脘部胀满，胸闷，咽干，眩晕，恶心呕吐，纳呆，大便干，日1次，舌质淡，体大有齿痕，苔白腻，脉沉稍数。

诊断：痞满（痰湿内阻证）。

治则：燥湿运脾。

方用平胃散合瓜蒌薤白半夏汤加减。

处方：炒苍术20g，厚朴20g，陈皮15g，甘草10g，瓜蒌10g，薤白10g，清半夏15g，黄柏30g，炒白术20g，炒薏苡仁30g，柴胡10g，炒白芍15g，炒枳壳20g，浙贝母30g。

2021年3月7日二诊：患者服上方7剂，效可，恶心改善，腹胀缓解，大便不干，现仍稍胸闷，偶反酸，舌质淡，体大有齿痕，苔黄腻，脉沉。按上方减厚朴用量为15g，增炒白术用量为30g，去薤白，加茯苓15g，牡蛎30g，当归15g。

2021年3月21日三诊：患者服上方14剂，胸闷较前改善，精神好转。现左胁下隐痛，大便不成形，舌质暗，体大有齿痕，苔黄腻，脉沉。按二诊方加泽泻30g，再服15剂，随访半年，诸恙已瘥，未复发。

按语：《伤寒论》曰："心下但满而不痛者，此为痞。"脾乃后天之本，气血生化之源，脾失健运，水湿内停，聚而成痰，痰浊中阻，湿邪困脾，则见胃脘胀满、纳呆；痰湿上蒙清窍，清阳不升，故见眩晕；痰浊中阻，胃失和降，故见恶心、呕吐；湿为阴邪，日久生寒，郁阻心胸，故见胸闷。结合舌脉，可知患者为"痰湿内阻"之证，治疗当以"燥湿健脾"为治疗大法。方选平胃散合瓜蒌薤白半夏汤加减，以平胃散燥湿运脾，以瓜蒌薤白半夏汤行气解郁，祛痰宽胸。增黄柏、炒白术、炒薏苡仁以健脾燥湿，柴胡、白芍以疏肝解郁，浙贝母、炒枳壳以止呕止酸。二诊好转，仍有呕吐，故去薤白，减厚朴用量，增白术用量，以加强健脾祛湿之力，加牡蛎以止酸，当归、茯苓补气健脾养血。三诊后，恐湿气难除，又嘱其坚持服药半月，随访诸症痊愈。

案二

患者，男，33岁，2020年10月3日初诊。

主诉：脘腹胀一月余。

现病史：1个月前饮冷饮后出现脘腹胀，曾口服中西医药物治疗（具体不详），症状时轻时重，遂来求诊。

刻诊：腹部胀满，时有隐痛，恶心，反酸，纳差，大便尚可，日2次；双手掌脱皮；舌质淡，苔白腻，脉沉。

诊断：痞满（痰湿内阻证）。

治则：燥湿化痰。

方用二陈汤合平胃散合苓桂术甘汤加减。

处方：清半夏15g，陈皮20g，茯苓15g，甘草10g，炒苍术15g，厚朴20g，桂枝10g，枳实20g，白术15g，藿香15g，砂仁6g。

2020年10月10日复诊：服上方7剂，患者反酸减轻，双手掌脱皮减轻，偶反酸，睡眠差，舌质红，苔白腻，脉沉。按上方改清半夏20g，间断服用一月余，随访半年，诸症皆除。

按语：患者素体脾胃虚弱，饮食生冷而生脘腹胀，且伴有隐痛，舌脉也一派痰湿之象。痰湿阻滞中焦气机，胃气上逆，故伴恶心、反酸等。方用二陈汤合平胃散合苓桂术甘汤加减，二陈汤以健脾燥湿，平胃散以理气祛湿和胃，苓桂术甘汤以助阳化气散痰湿，使脾气得复，清阳得升，胃浊得降，气机得顺，虚痞自除。其痞满较甚，加砂仁、藿香以芳香化湿，佐用枳实以理气消痞，枳实与白术配伍，取枳术丸之意，功以健脾行气燥湿。二诊时症轻，但舌苔略黄，有寒郁化热而寒热错杂之象，故在原方的基础上增半夏用量，加黄芩、黄连，以取半夏泻心汤辛开苦降、寒热并用之意。

案三

患者，女，40岁，2020年11月22日初诊。

主诉：胃脘胀满两年余，再发加重1个月。

现病史：两年前无明显诱因出现胃脘胀满，症状逐渐加重。

刻诊：脘腹满闷不舒，午后加重，伴胸膈满闷，不思饮食，吞酸，睡时流涎，大便干，小便正常，舌质淡，体大有齿痕，苔薄白滑腻，脉沉。

诊断：痞满（痰湿内阻证）。

治则：燥湿化痰，理气宽中。

方用香砂六君子合二陈平胃散加减。

处方：木香 10g，砂仁 6g，党参 10g，炒白术 30g，茯苓 20g，炙甘草 10g，清半夏 15g，陈皮 20g，苍术 20g，姜厚朴 15g，桂枝 10g，炒白芍 15g，枳实 20g，当归 10g，大黄 6g。

2020 年 12 月 20 日二诊：患者服上方 7 剂，胃脘胀满较前减轻，食欲转好，仍有饭后腹胀，口中泛酸，大便偏干，舌暗，苔薄白，脉沉。按上方去苍术，改当归 15g，姜厚朴 20g，加生地黄 20g，桃仁 15g，川芎 30g，瓜蒌 10g。

2021 年 1 月 10 日三诊：患者服二诊方 7 剂，痞满基本消失，仍有口中泛酸，活动后胸闷气短，舌质红，苔薄白稍滑，脉沉。按上方加麦冬 15g，醋五味子 10g。患者服药 14 剂，随访半年，诸恙已瘥，未复发。

按语：此案患者为中年女性，根据胃脘满闷不舒的主症，诊断为痞满；因睡时流涎，可知患者素体脾气虚弱；又因脾虚运化失司，易生痰湿，致使胸膈满闷，不思饮食；湿阻中焦，气机升降失常，胃失和降，则上逆而泛酸；结合舌质淡、体大有齿痕、脉沉，可知此证乃脾气虚弱，饮食不化，水湿郁内，酿生痰浊，痰气交阻于胃脘，胃气壅塞，而成痞满。治当燥湿化痰，理气宽中。方选香砂六君子合二陈平胃散加减，香砂六君子汤益气健脾化痰；二陈汤燥湿化痰，理气和中；平胃散燥湿运脾，行气和胃；加枳实以化痰散痞，增桂枝、白芍通阳和中，并入当归、大黄活血通便。二诊胀满减轻，仍有胸闷，因其舌质暗，恐有瘀血，故加生地黄、桃仁、川芎以活血行气，瓜蒌以宽胸散结；瓜蒌与半夏配伍，祛痰宽胸之力较强。三诊痞满之症已不明显，仍有胸闷气短，配合舌脉，加入麦冬、五味子以益气宁心，养阴安神。

3. 饮食停滞案

案一

患者，女，6 岁，2021 年 6 月 19 日初诊。

主诉：胃脘胀满 3 天。

现病史：3 天前患者贪凉饮冷，加之过食水果、零食，出现胃胀。

刻诊：胃脘胀满，恶心，不欲饮食，口中有异味，大便两日未行，舌质红，苔厚腻。

诊断：痞满（饮食停滞证）。

治则：消食导滞，健脾和胃。

方选枳实导滞丸合香砂六君子汤加减。

处方：炒枳实20g，黄连10g，甘草10g，党参10g，黄芩15g，炒白术20g，乌药15g，干姜10g，沉香3g，槟榔15g，陈皮20g，木香15g，厚朴20g，砂仁6g，茯苓15g，清半夏15g，生姜3片，大枣5枚。

2021年6月25日二诊：患者服上方5剂，大便已通，量多臭秽，食欲恢复，仍有口中异味，舌质淡，苔薄黄。处方：木香15g，砂仁15g，陈皮15g，清半夏12g，党参15g，茯苓15g，炒白术15g，炙甘草10g，黄连6g。继服5剂，口中异味消失。随访半年，一切良好。

按语：《温病条辨·解儿难》中概括小儿体质为“稚阳未充，稚阴未长”，吴鞠通形容为“脏腑娇嫩，形气未充”，均说明小儿脏腑发育不成熟，功能不健全，易寒、易热、易积食。小儿脏腑功能弱，而自制力差，容易多食成积。治疗时一方面要消积，同时还要健脾，方选枳实导滞丸，既能消积导滞，又能清利湿热，使积滞从大便排出；合用香砂六君子汤以健脾化痰，标本兼治。二诊时，患儿大便已通，仍有口中异味，脾胃消化功能仍未完全恢复，遂继续选用香砂六君子汤以健脾消食，治病求本，佐用少量黄连以清解积热。

案二

患者，女，42岁，2020年9月14日初诊。

主诉：胃脘胀满半年，加重两周。

现病史：半年前患者因暴饮暴食出现胃脘胀满，两周前食火锅后胀满加重。胃镜检查示：①慢性萎缩性胃炎。②反流性胃炎。

刻诊：胃脘胀满，泛酸，恶心，嗳气，口干，口中有异味，时有腹痛，纳差，眠差多梦，小便黄，大便偏干，1～2天1次，便后不尽感，舌质红，苔黄腻，脉弦滑。

诊断：痞满（饮食停滞证）。

治则：消痞散结，清热利湿。

方用枳实导滞丸合二陈汤加减。

处方：枳实 15g，大黄 6g，黄芩 15g，黄连 10g，神曲 15g，炒白术 20g，茯苓 15g，泽泻 15g，清半夏 20g，陈皮 15g，厚朴 15g，牡丹皮 15g，栀子 10g，柴胡 15g，炒白芍 15g，甘草 10g。7 剂，每日 1 剂，水煎服。

2020 年 9 月 21 日二诊：患者服上方 7 剂，胃脘胀满较前减轻，腹痛消失，睡眠好转，仍有多梦，小便黄，大便偏溏，舌质红，苔薄黄，脉弦滑。按上方去泽泻、牡丹皮、栀子，增炒白术用量为 30g，加龙骨 30g，牡蛎 30g。

2020 年 9 月 28 日三诊：患者服二诊方 7 剂，胃脘胀满基本消失，口腔异味消失，纳增，眠可，大小便基本正常，舌质淡，苔薄黄，脉弦。按二诊方继续服用 15 剂，随访半年未复发。

按语：此案患者因饮食不节诱发痞满。胃以通降为顺，宿食积滞，壅滞胃气，则见胃脘胀满、腹痛、恶心泛酸、嗳气等，食滞湿阻，久而酿生湿热，故口腔有异味，其舌脉均为饮食停滞之证，故给予枳实导滞丸合二陈汤加减治疗。方中大黄攻积泄热，使湿热从大便而去；辅以枳实、厚朴行气消滞；佐以黄连、黄芩清热燥湿；牡丹皮、栀子清肝泄热；泽泻、茯苓淡渗利湿止泻；白术健脾燥湿，使祛邪不伤正；陈皮、半夏燥湿化痰，和胃止呕；柴胡、白芍柔肝止痛；神曲消食和中。诸药合用，共奏消食积、利湿热之功效。二诊因仍有胃脘胀满，梦多，小便黄，大便偏溏，故增炒白术用量，以加强健脾燥湿之力，加龙骨、牡蛎以重镇安神。三诊诸症基本消失，嘱咐患者继续服用半月，以防后患。

案三

患者，男，36 岁，2019 年 3 月 16 日初诊。

主诉：胃脘痞满一月余，加重一周。

现病史：患者 1 个月前无明显诱因出现胃脘痞闷胀满，饮食后加重，未予重视，近日饱食之后上症再发且加重，不能自行缓解，遂来求诊。

刻诊：食后脘腹胀满痞闷，头昏，嗳气酸腐，手心汗出，燥热，二便正常，舌质红，体大有齿痕，苔薄黄，脉滑。

诊断：胃脘痞满（饮食停滞证）。

治则：消食和胃，行气消痞。

方用保和丸加减。

处方：连翘10g，半夏15g，陈皮15g，神曲15g，炒山楂15g，莱菔子15g，茯苓15g，炒麦芽15g，炙甘草10g。

2019年3月23日二诊：患者服上方7剂，胃脘痞满好转，大便偏干，舌质红，体大有齿痕，苔薄滑。按上方加薏苡仁30g，当归20g，砂仁6g（后下）。

2019年4月13日三诊：患者服二诊方7剂，胃胀续轻，倦怠乏力，舌质暗，有瘀斑，体大有齿痕，苔黄腻，脉沉。按二诊改黄芩用量为20g，继服14剂，诸症平，随访半年未复发。

按语：《丹溪心法》曰："保和丸治一切食积。"此案患者为青年男性，根据饮食后腹胀，胃脘痞闷加重，结合其嗳气酸腐，可判断为饮食积滞，食滞化热所致，故用保和丸加减，以消食导滞，和胃降逆。药用山楂、神曲、莱菔子消食导滞，行气除胀；半夏、陈皮和胃化湿，行气消痞；茯苓健脾渗湿，和中止泻；连翘清热散结，加炒麦芽以增行气消食和胃之效。二诊胀满改善，舌体仍有齿痕，苔薄滑，其湿象仍在，故加炒薏苡仁、砂仁以健脾化湿，因患者大便稍干，故加当归以润肠通便，补益气血，兼顾活血。三诊诸症好转，舌苔略黄腻，故改黄芩20g，以加强清热燥湿、泄热消痞之功，继服14剂，调理半月而愈。

案四

患者，女，27岁，2021年10月25日初诊。

主诉：间断胃脘胀满1周。

现病史：1周前因饮食不慎出现胃脘胀满不适，症状逐渐加重。

刻诊：胃脘部胀满不适，腹胀，厌食油腻，平素便秘，大便2～3日一行，便干，舌质淡，体大有齿痕，苔白腻微黄，脉弦滑。患者体重70kg，身高155cm，欲调理减肥。

诊断：痞满（饮食停滞证）。

治则：消食导滞，行气消痞。

方用保和丸合平胃散加减。

处方：清半夏 15g，陈皮 20g，茯苓 15g，炒山楂 20g，炒神曲 20g，连翘 10g，炒枳实 15g，姜厚朴 15g，苍术 15g，木香 10g，大黄 10g。

2021 年 11 月 3 日二诊：患者服上方 7 剂，胃脘胀满减轻，大便好转，纳食少，口中黏腻，舌质淡，体大有齿痕，苔白腻，脉滑。上方去大黄，加砂仁 6g（后下），炒白术 20g，黄柏 10g，嘱患者清淡饮食，加强运动，继服半月而诸症平，随访半年，未再复发。

按语：此案患者体形偏胖，素体痰湿较盛，湿盛阻遏气机运行，加之饮食不节，致使食积内停，而发为痞满。其食滞为标，湿阻为本，胃腑以通降为顺，故急则治其标，以保和丸为主方，以消食化滞和胃，辅以平胃散燥湿运脾，兼顾其本，又加枳实、大黄清肠通便，畅达气机，配伍木香行气消胀。二诊症轻，其积滞已去大半，但仍纳食欠佳，乃脾运功能未复，故按上方去泻下之大黄，加二妙散（黄柏、苍术），以增强健脾燥湿之力；佐用少量砂仁醒脾和胃，芳香化湿；加炒白术以增益气健脾之功。

案五

患者，男，25 岁，2020 年 7 月 4 日初诊。

主诉：胃脘部痞闷不舒 2 周，加重 1 天。

现病史：2 周前暴饮暴食后出现胃脘部胀满痞塞，自行口服健胃消食药物，胀满稍减，后症状时轻时重，未予重视。1 天前饮酒后上腹部痞闷加重，为求系统治疗，遂来求诊。

刻诊：胃脘部痞塞不舒，触之满甚，伴嗳气吞酸，不欲饮食，恶闻油腻，稍进则呕逆，心烦不寐，大便溏垢，日 2 次，小便短赤，舌质红，苔黄腻，脉滑数。

诊断：痞满（饮食停滞证）。

治则：消积导滞，清热祛湿。

方用枳实导滞丸加减。

处方：大黄 3g（后下），枳实 20g，厚朴 12g，黄芩 15g，黄连 6g，白术 20g，泽泻 15g，炒神曲 15g，炒麦芽 15g，清半夏 15g，党参 12g，干姜 6g，陈皮 12g，槟榔 12g。

2020 年 7 月 11 日二诊：患者服上方 7 剂，患者胃脘部痞塞感减轻，时有嗳气吞酸，饮食稍进，心烦稍轻，大便质稀，日 3 ～ 4 次，小便尚可，舌质红，苔黄稍腻，脉滑略数。上方去大黄、厚朴。

2020 年 7 月 18 日三诊：患者服二诊方 7 剂，患者痞闷不舒大减，嗳气吞酸消退，食量渐增，大便质软，日 2 次，舌质红，苔薄黄，脉滑稍数。二诊方去泽泻、槟榔，更进 7 剂。三诊后未再就诊，随访诉诸症已平，未出现不适。

按语：本案患者病起于暴饮暴食，复加饮酒，致使脾胃运化不及，饮食内停，生湿蕴热。湿热积滞影响中焦升降之机，聚而成痞；食积内停，则嗳气吞酸，食欲不振，稍食则呕；湿热内蕴，则见心烦不寐、大便溏垢、小便短赤等，而舌红、苔黄腻、脉滑数均为湿热之象。故治以消积导滞、清热祛湿，方选枳实导滞丸加减。方中枳实、厚朴消痞除满；大黄泻下通腑，使积滞从下而去；黄芩、黄连苦寒清热燥湿；清半夏、干姜辛以开结，再合人参，取半夏泻心汤之意，寒温并用、补泻兼施；白术、泽泻健脾利湿；炒麦芽、炒神曲消积健胃；陈皮、槟榔增强行气燥湿之力。二诊胃痞减轻，时有嗳气吞酸，心烦稍轻，大便偏稀，结合舌脉，其湿热积滞已缓，故去大黄、厚朴。三诊痞闷大减，余症均缓，故去泽泻、槟榔，恐渗利太过而伤阴，继服一周而病瘳。

4. 湿热中阻案

案一

患者，男，26 岁，2019 年 7 月 28 日初诊。

主诉：胃脘胀满半月余。

现病史：半月前因饮食不慎出现胃脘胀满，症状逐渐加重。

刻诊：胃脘胀满，头昏蒙不清，倦怠乏力，眠差，口干口黏，饮不解渴，大便溏，舌质红，体大有齿痕，苔黄腻，脉沉。

诊断：痞满（湿热中阻证）。

治则：清热祛湿，和胃消痞。

方用温胆汤合泻心汤加减。

处方：清半夏 15g，陈皮 20g，茯苓 15g，生甘草 10g，竹茹 15g，枳实 20g，厚朴 15g，黄柏 30g，大黄 10g，黄芩 20g，黄连 10g，瓜蒌 20g，干姜 10g。

2019 年 8 月 12 日二诊：患者服上方 14 剂，胃脘胀满较前减轻，大便可，日 1 ～ 2 次，现仍有头昏蒙不清，倦怠乏力，舌质淡，体大有齿痕，苔白腻，脉沉。方用涤痰汤加减，处方：胆南星 15g，白术 20g，清半夏 15g，陈皮 20g，茯苓 15g，甘草 10g，竹茹 15g，枳实 20g，厚朴 15g，黄柏 30g，大黄 10g，黄芩 20g，黄连 10g，瓜蒌 20g，干姜 10g。

2019 年 8 月 20 日三诊：患者服二诊方 7 剂，胃脘胀满明显减轻，大便可，日 1～2 次，仍有头昏头沉，倦怠乏力，舌质淡，体大有齿痕，苔薄白，脉沉。方用枳实消痞丸加减，处方：清半夏 15g，黄连 10g，干姜 10g，党参 15g，炒白术 20g，枳实 20g，厚朴 15g，茯苓 15g，炒麦芽 15g，炙甘草 10g。后间断服用半年余，患者胃脘胀满基本消失，头昏、乏力明显减轻，随访 1 年未复发。

按语：此案患者为青年男性，根据其舌质红、苔黄腻，可知证以湿热为主，湿热阻滞中焦气机，故见胃脘胀满；湿热上蒙清窍，则头昏头沉；湿热下注，则便溏；其倦怠乏力，乃肌肉四肢为湿热所困引起；口干口黏等均为湿热中阻之象。遂给予温胆汤合泻心汤加减，以清热祛湿、和胃消痞。方中半夏辛温燥湿化痰、和胃止呕，竹茹清热化痰除烦，陈皮理气行滞、燥湿化痰，枳实降气导滞、消痰除痞，黄连、黄芩、黄柏与大黄同用，其清热燥湿之力倍增，瓜蒌、厚朴行气化痰，干姜温中暖胃。二诊胀满减轻，但痰湿之象仍在，故方用祛痰作用更强之涤痰汤，以荡涤痰湿。三诊胃脘胀满虽有减轻，但倦怠乏力等气虚之象显著，因祛痰属消法，消法用久则易气虚，故改用消补兼施的枳实消痞丸加减，间断服用半年余，其痞满除，而气力增。

案二

患者，男，37 岁，2019 年 12 月 29 日初诊。

主诉：脘腹胀满两个月。

现病史：两个月前患者因饮酒过量，出现脘腹胀满不舒，症状时轻时重。

刻诊：脘腹痞闷不舒，口干不欲饮，口苦，大便正常，舌质红，体大有齿痕，苔薄黄，脉弦。

诊断：痞满（湿热中阻证）。

治则：清热化湿，和胃消痞。

方用清中汤加减。

处方：清半夏 15g，黄连 10g，栀子 20g，陈皮 20g，茯苓 15g，草豆蔻 15g，厚朴 20g，黄柏 20g，当归 10g，炒白术 20g，黄芩 15g，炒薏苡仁 20g，炙甘草 10g。

2020 年 6 月 28 日二诊：患者服上方 7 剂，脘腹胀满基本消失，胃中灼热嘈杂感明显减轻，饮食增加，大便正常，近两日自觉咽干咳嗽，夜间较重，舌质红，苔薄黄，脉滑。上方去黄芩、草豆蔻，加桔梗 15g，玄参 10g。继服 14 剂，诸症皆消，随访半年，未再复发。

按语：此案之痞满乃过度饮酒所诱发，酒性燥烈，易生湿热。湿热中阻，则脾气不升，胃气不降，运化失职，发为痞满。正如《兰室秘藏·中满腹胀论》所云："脾湿有余，腹满食不化。""湿热郁于内而胀满。"故治以清热燥湿，和胃消痞，方用《医宗金鉴》之清中汤加减。方中清半夏除痞散结、止呕降逆，黄连化湿清热，二者合用，降逆和胃，散结开郁。栀子清热利湿、泻火除烦，茯苓祛湿健脾，陈皮和胃理气、醒脾燥湿，炒薏苡仁性寒而甘淡，利水渗湿，引湿热从小便而出，湿易阻滞气机，气行则湿化，故用草豆蔻化湿行气，使气畅湿行。加辛温之厚朴，以燥湿除满下气，再配以黄芩、黄柏，既增强苦降泄热和中之效，又防辛温药物助热，配伍炒白术、当归以益气养血、和营助脾，炙甘草益气健脾、调和诸药。二诊时诸症好转，独现咽干咳嗽之症，恐燥湿伤阴，故去黄芩、草豆蔻，加桔梗宣肺利咽，玄参滋阴解毒利咽。

5. 肝气犯胃案

案一

患者，女，46 岁，2017 年 10 月 9 日初诊。

主诉：胃脘痞满 3 天。

现病史：3 天前患者因家庭矛盾生气后出现胃脘痞满不适，症状逐渐加重。

刻诊：胃脘痞满，恶心，嗳气，两胁下胀痛，脾气急躁，善叹息，口苦，失眠，大便不爽，舌质淡，苔薄白，脉弦。

诊断：痞满（肝气犯胃证）。

治则：疏肝解郁，和胃消痞。

方用越鞠丸合枳术丸加减。

处方：醋香附 30g，川芎 20g，炒苍术 15g，神曲 10g，鸡内金 10g，焦栀子 10g，柴胡 15g，炒白芍 15g，炒枳实 15g，麸炒白术 20g，姜厚朴 15g，陈皮 10g，茯神 20g，郁金 30g，清半夏 15g，生姜 10g。

2017 年 10 月 16 日二诊：患者服上方 7 剂，胃脘痞满较前好转，胁疼减轻，睡眠改善，纳可，仍有口苦，现大便时干时稀，日 2 次，舌质红，苔薄黄，脉弦。按上方加黄连 10g，黄芩 20g，荷叶 10g，增炒白术用量为 30g。服前方 7 剂，痞满消，随访半年未复发。

按语：多思则气结，暴怒则气逆，悲忧则气郁，惊恐则气乱，情志失调易造成气机逆乱，中焦升降失职，而形成痞满。其中，尤以肝郁气滞，横逆犯胃，致胃气阻滞而成痞满为多见，正如《景岳全书·痞满》所云："怒气暴伤，肝气未平而痞。"此例患者系与人生气后出现胃脘痞满，伴两胁胀痛，口苦，善叹息，属于典型的肝胃不和证，故运用越鞠丸合枳术丸加减。方中香附、川芎、柴胡、白芍疏肝散结，苍术、神曲、鸡内金燥湿健脾消食，枳实、白术、陈皮、厚朴健脾化湿行气，栀子、茯神、郁金泻火安神解郁，清半夏、生姜降逆止呕。诸药合用，共奏疏肝解郁、和胃消痞之功。二诊时患者口苦明显，舌质红、苔薄黄乃肝郁化火之候，其火象明显，故加入黄连、黄芩泻火解郁，佐用荷叶以升清化浊，增加炒白术药量以增强燥湿健脾之功。

案二

患者，女，64 岁，2021 年 3 月 6 日初诊。

主诉：胃脘痞满 2 年余，再发加重 1 个月。

现病史：2 年前患者无明显诱因出现胃脘痞满，1 个月前因食油腻厚味而痞满加重。

刻诊：胃脘痞满，大便干结，1 ～ 2 日 1 次，全身痒，时有口苦，口中无味，纳差，夜间足心发热，耳朵发痒，舌质红，苔薄白，体大有齿痕，脉沉。

诊断：痞满（肝气犯胃证）。

治则：和解少阳，和胃消痞。

方用小柴胡汤合桂枝汤加减。

处方：柴胡 12g，党参 10g，清半夏 15g，黄芩 10g，甘草 10g，桂枝 10g，炒白芍 15g，瓜蒌 10g，川芎 20g，羌活 15g，陈皮 15g，厚朴 15g，炒枳实 20g，生姜 3 片，大枣 3 枚。

2021 年 3 月 20 日二诊：患者服上方 14 剂，胃脘痞满明显减轻，腹胀减轻，身痒好转，现睡眠差，小便频数，舌质红，苔薄白稍腻，脉沉，尺脉弱。按上方加茯苓 15g，炒白术 20g。

2021 年 3 月 27 日三诊：患者服二诊方 7 剂，胃脘痞满、腹胀基本消失，身痒好转，现时有入睡困难，按二诊方改茯苓为茯神 20g，间断服用半月余，症状基本消失，随访半年未复发。

按语：痞满是脾胃病的常见症状，多因外邪误治内陷、饮食偏颇损伤、痰湿留滞脾胃、情志郁结相干、脾胃运化虚弱等因素，引发脾胃功能障碍、升降失调、胃气郁滞等发病。该患者以胃脘痞满为主，并出现全身发痒、口苦、口中无味、不喜饮食等，其柴胡证具，病机为少阳枢机不利兼营卫失和，故方选小柴胡汤合桂枝汤加减，以和解少阳，畅达枢机。方中柴胡苦平，入肝胆经，透解邪热，疏达经气；黄芩清泄邪热；半夏和胃降逆；人参、炙甘草扶助正气；生姜、大枣调和胃气，使上焦得通，津液得下，胃气得和；再合桂枝汤温通经络，温阳化气；陈皮、厚朴、枳实行气宽中；瓜蒌、川芎、羌活宽胸散结，行气通经，和胃消痞。二诊患者症轻，睡眠差，小便频数，故加茯苓、白术利水渗湿，茯苓兼有宁心安神之效。三诊患者症续轻，仍睡眠欠佳，故改茯苓为茯神，增强宁心安神之功。患者间断服药半月余，诸症平。

案三

患者，女，46 岁，2021 年 5 月 16 日初诊。

主诉：间断脘腹胀满 2 月余。

现病史：患者 2 个月前无明显诱因出现脘腹胀满，自服健胃消食片稍缓解，但停药则复发。

刻诊：脘腹胀满，得嗳气、矢气则舒，情绪不稳定，急躁易怒，伴口苦、口中异味、反酸、恶心，时有耳鸣，颠顶疼痛，大便偏溏，日行 1 ～ 2 次。月经周期提前 7 天，经色发暗，舌质红，苔薄黄，脉弦。

诊断：痞满（肝气犯胃证）。

治则：疏肝和胃，解郁消痞。

方用丹栀逍遥散合半夏泻心汤加减。

处方：牡丹皮 15g，栀子 10g，当归 10g，炒白芍 15g，柴胡 15g，茯苓 15g，炒白术 20g，甘草 10g，薄荷 6g，清半夏 12g，黄芩 20g，黄连 15g，党参 10g，生地黄 20g，泽泻 30g，黄柏 30g，牡蛎 30g，淡竹叶 15g。

2016 年 5 月 23 日二诊：患者服上方 7 剂，脘腹胀满减轻，口中异味消失，饮食生冷易胃中不适，大便不成形，日行 1 次，舌质红，苔薄黄，脉沉少数。按上方加桂枝 10g。

2021 年 6 月 6 日三诊：患者二诊方 14 剂，脘腹胀满基本消失，情绪较前明显好转，恶心反酸消失，时乏力，大便可，日行 2 次。按二诊方增党参用量为 20g，14 剂，水煎服，日 2 次，随访 3 个月未复发。

按语：此案患者为中年女性，平素急躁易怒，郁怒伤肝，肝气郁滞，克乘脾土，胃气失和，发为痞满。肝郁化热，则见口苦、泛酸等，其恶心、耳鸣、颠顶疼痛等，皆属肝气郁结之象。故选用丹栀逍遥散合半夏泻心汤加减治疗，方中牡丹皮、栀子清热凉血解郁；当归、炒白芍益阴血以养肝；炙甘草、炒白术和中而补土；柴胡疏肝解郁、升阳散热，合炒白芍以平肝，使肝木条达；茯苓健脾宁心；薄荷轻清疏散，防肝郁化热，并合用半夏泻心汤以清热化湿、和胃散结消痞。二诊脘腹胀满减轻，口中异味基本消失，观其大便偏稀，不耐生冷食物，故在上方基础上加桂枝 10g，以温通阳气，防寒凝气机。三诊胀满基本消失，时有乏力，乃邪实已去，而正气偏弱，故按上方增党参用量，以健脾益气，而扶后天之本。

案四

患者，男，20 岁，2020 年 7 月 25 日初诊。

主诉：反复胃脘痞塞不舒 1 年余。

现病史：患者 1 年前无诱因出现胃脘部痞闷不舒，症状时轻时重。

刻诊：上腹部闷塞不舒，胸膈不畅，不欲饮食，大便干结，3 ～ 4 日 1 次，晨起小腹不适，时口苦、头痛，舌质红，苔薄黄稍腻，脉弦沉细。

诊断：痞满（肝气犯胃证）。

治则：疏肝健脾，理气消痞。

方用丹栀逍遥散合清中汤加减。

处方：当归 20g，茯苓 15g，白芍 15g，白术 20g，柴胡 12g，薄荷 6g，黄连 10g，栀子 15g，牡丹皮 10g，清半夏 15g，陈皮 20g，枳实 20g，厚朴 20g，草豆蔻 6g，黄柏 20g，紫苏梗 20g，桃仁 10g，甘草 10g。

2020 年 8 月 1 日二诊：患者服上方 15 剂，患者痞闷明显减轻，大便已不干，日 1 次，纳少，食后嗳气，舌质暗，苔白腻，脉弦。按上方去干姜、草豆蔻、桃仁，改白术为炒白术 30g，加香附 30g。继服一月余，症状基本消失，随访 6 个月未复发。

按语：此案患者为青年男性，其素体阳盛，脾湿内滞，而湿热内蕴，又肝气郁滞，气郁化火而犯胃，故见胃脘满闷不舒、便干、口苦口黏等，其舌脉等均为肝胃失和兼湿热之象。方用丹栀逍遥散合清中汤加减，丹栀逍遥散以疏肝健脾，清泻肝火，清中汤以清热燥湿，又加厚朴、枳实以燥湿行气除满，配伍黄连、黄柏以增强清热燥湿之力，并加桃仁活血祛瘀、润肠通便。二诊症轻，大便基本通畅，故去通便之桃仁，减温燥之草豆蔻，防辛燥伤阴；其纳少、嗳气乃脾气不足，脾失健运，故改白术为炒白术，并加大炒白术用量以健脾运湿，又加香附疏肝解郁、理气宽中。诸药合用，共奏疏肝燥湿、理气和胃之功。

案五

患者，男，39 岁，2020 年 8 月 19 日初诊。

主诉：间断胃脘胀满 1 年余，再发加重 1 周。

现病史：患者 1 年前无明显诱因出现胃脘胀满不适，自服香砂养胃丸可缓解，但时轻时重。

刻诊：胃脘部胀满不适，食后加重，平素体倦乏力，体胖，眠可，口苦，大便正常，日 1 次，舌质淡，体大有齿痕，苔薄滑，脉弦。

诊断：痞满（肝气犯胃证）。

治则：疏肝健脾，燥湿行气消胀。

方用逍遥散合平胃散加减。

处方：当归 10g，白芍 15g，柴胡 10g，茯苓 15g，白术 20g，甘草

10g，薄荷 10g，炒苍术 20g，姜厚朴 20g，陈皮 20g，黄柏 30g，薏苡仁 30g，砂仁 6g，藿香 15g，生姜 15g。

2020 年 8 月 16 日二诊：患者服上方 7 剂，效可，大便溏，日 2 次，仍食后腹胀，午饭、晚饭后明显，舌质红，苔薄黄稍滑，脉沉。方选半夏泻心汤合温胆汤加减。处方：清半夏 20g，黄芩 15g，黄连 10g，干姜 10g，党参 10g，甘草 10g，大枣 10g，枳实 20g，厚朴 20g，陈皮 20g，白术 20g，黄柏 30g，栀子 10g，藿香 15g，砂仁 6g。

2020 年 8 月 23 日三诊：患者服二诊方 7 剂，腹胀改善，午后仍有腹胀，便溏，日 1～2 次，眠可，舌质淡，体大有齿痕，苔薄黄，脉弦。按二诊方去大枣，加桂枝 10g，白扁豆 20g，生姜 15g，柴胡 10g，炒白芍 15g。

2020 年 9 月 6 日四诊：患者服三诊方 7 剂，仍腹胀，伴嗳气，大便不成形，日 2 次，舌质淡，苔薄白，脉沉。方以逍遥散加减：当归 10g，炒白芍 15g，柴胡 10g，茯苓 15g，白术 20g，甘草 10g，薄荷 10g，川芎 20g，枳实 20g，姜厚朴 20g，栀子 10g，黄柏 30g，炒薏苡仁 30g，生姜 15g，陈皮 20g。患者继续服用 14 剂后症状好转，又自行服用半月余后症消。随访半年，未再复发。

按语：患者胃脘痞满，伴口苦、脉弦，乃肝气犯胃之证，又观其体形肥胖，乏力倦怠，属脾虚湿阻之候，根据其症状体倦乏力，舌质淡、体大有齿痕，苔薄滑，脉弦，可推断患者属肝郁脾虚湿盛之证，痰湿阻碍气机运行，亦可加重胀满。其病机总属肝气犯胃，脾虚湿盛，方选逍遥散合平胃散加减。方中逍遥散以疏肝健脾，平胃散以燥湿健脾、行气消胀，加薏苡仁、砂仁、藿香共助平胃散化湿健脾、行气消胀，佐黄柏燥湿兼清郁热。二诊患者症稍轻，仍食后腹胀，苔薄黄稍滑，脉沉，考虑其痰湿化热，治以行气消胀、燥湿化痰为主，改用半夏泻心汤合温胆汤加减。其中，半夏泻心汤辛开苦降，平调寒热，以消中焦痞满之症，温胆汤可燥湿化痰，和胃利胆，配伍藿香、砂仁增加燥湿行气之力，加黄柏、栀子清热燥湿。三诊痰湿轻，而肝郁仍在，于上方加白扁豆健脾化湿，桂枝助阳化气以温化寒湿，柴胡、白芍疏肝解郁，畅达气机。四诊时痰湿已不明显，故以疏肝行气为主，方用逍遥散疏肝健脾和胃，加枳实、厚朴、陈皮、炒薏苡仁以燥湿行气健脾，佐栀子、黄柏清热燥湿，并防诸药温燥化热。

案六

患者，女，31 岁，2020 年 11 月 29 日初诊。

主诉：胃胀半年，再发加重 1 周。

现病史：患者半年前无明显诱因出现胃胀，查胃镜示慢性萎缩性胃炎，曾两次住院进行治疗。1 周前，患者为求系统治疗，遂来我院门诊。

刻诊：胃脘痞闷，伴便秘，大便偏干，2 ～ 3 日 1 次，口干口苦，手掌、面色萎黄，腰部酸痛，耳鸣，眠差，情绪不佳，舌质红，苔薄白，脉沉弦细。

诊断：痞满（肝气犯胃证）。

治则：疏肝泄热，和胃消痞。

方用丹栀逍遥散合温胆汤加减。

处方：牡丹皮 15g，栀子 10g，当归 20g，白芍 15g，柴胡 10g，茯苓 15g，炒白术 20g，甘草 10g，薄荷 10g，竹茹 15g，清半夏 15g，陈皮 20g，生地黄 30g，黄柏 30g，炒枳实 20g，大黄 6g，姜厚朴 15g，生姜 10g。

2020 年 12 月 6 二诊：患者服上方 7 剂，大便正常，日 1 ～ 2 次，现仍有腹胀，眠差，舌质淡，体大有齿痕，苔薄白，脉沉。方用补中益气汤合小建中汤加减，处方：黄芪 30g，炒白术 20g，陈皮 20g，升麻 6g，柴胡 10g，党参 10g，炙甘草 10g，当归 15g，桂枝 10g，白芍 15g，黄芩 20g，栀子 15g，生地黄 30g，牡丹皮 15g，黄柏 30g，桃仁 15g，炒枳实 20g，清半夏 15g，生姜 10g，大枣 10g。

按语：此案患者为青年女性，以胃脘痞闷为主症就诊，故诊断为痞满。因脾胃虚弱，见面色萎黄；情志不遂，肝气怫郁，疏泄失常，横逆犯胃，则胃脘痞满不适；肝气郁结不能升发，可致情绪不佳，症状常因情绪而加重；肝郁日久化热，故出现口干口苦、便秘的症状；又因肝肾同源，久病精血亏耗，日久则肝肾亏虚，见腰膝酸痛、耳鸣、眠差，脉沉弦细，兼合舌象，患者乃肝气犯胃、肝胃郁热。方选丹栀逍遥散合温胆汤加减。以丹栀逍遥散疏肝解郁，兼清郁热；以温胆汤和胃利胆；又因便秘，故加小承气汤以轻下热结，除满消痞。二诊便秘消失，其肝热已出，而本虚仍在，正如李用粹在《证治汇补·痞满》中指出，痞满为本虚标实之证，脾胃虚弱为本，痰、火、郁为标，故选用补中益气汤合小建中汤以益气健脾，以固其本。

案七

患者，男，32岁，2021年2月28日初诊。

主诉：间断胃脘胀满1年余，再发加重1周。

现病史：患者1年前无明显诱因出现胃脘胀满不适，症状时轻时重，1周前劳累，加之饮食不规律，症状加重。

刻诊：胃脘胀满不适，伴烧心、反酸，时有头痛，且于头痛发作时出现恶心、足胀、眠差，小便正常，大便黏腻，2日1次，舌质淡，体大有齿痕，苔白腻，脉弦滑。

诊断：痞满（肝气犯胃证）。

治则：疏肝理气，调和肝脾。

方用柴胡疏肝散加减。

处方：柴胡12g，炒白芍15g，川芎20g，炒枳壳20g，陈皮15g，香附30g，甘草10g，牡丹皮15g，栀子10g，木香15g，砂仁6g，清半夏15g，炒白术20g，茯苓15g，黄柏30g，当归10g，浙贝母30g。

2021年3月7日二诊：患者服上方7剂，胃脘胀满、烧心、反酸均明显减轻，大便成形，停药后反复，头胀痛多于下午出现，仍足胀，夜间汗出，眠差，平素易受凉且冬季时发腹泻，舌质淡，体大有齿痕，苔白腻，脉弦稍数。按上方去牡丹皮、栀子，加牡蛎30g，龙骨30g，浮小麦30g，羌活15g，桂枝10g。

2021年4月4日三诊：患者服二诊方14剂，效佳，反酸、灼热感进一步减轻，汗止，现停药1周后头懵，晨起舌头发麻，下肢酸沉，大便正常，日1次，舌质暗，体大有齿痕，有瘀斑，苔薄黄稍腻，脉弦。处方：柴胡15g，香附30g，炒白芍15g，炒枳壳15g，川芎30g，陈皮15g，乌药10g，炙甘草15g，当归10g，炒白术30g，浙贝母30g，红花3g，清半夏15g，牡蛎30g。患者继续服用半月余，症状消失，后随访未见复发。

按语：此案之胃脘胀满不适乃肝火犯胃、胃气失和所致。肝五行属木，其气升发，肝火旺盛，则气机逆乱，上冲头目则头痛不舒；肝火横逆犯胃，胃失和降则恶心、反酸；且胃中灼热，“胃不和则卧不安”，胃气失和影响人体阴阳二气之和畅，故见眠差；其大便黏腻，参合舌脉，可知乃脾胃虚弱，脾虚运化失职，化生湿邪，湿邪郁久化热所致。遂给予柴胡疏肝散疏肝理气、活血止痛，加牡丹皮、栀子、黄柏以增强其清火燥湿之力，配伍半夏、炒白术、茯苓健脾燥湿化痰；浙贝母清热化痰，可助安神；当归活血行血，又可润肠通便，砂仁调和脾胃；木香既可梳理气机，又可健脾和胃。二诊症轻，热象已不明显，故去牡丹皮、栀子，加浮小麦以除虚热而止汗，桂枝温通经脉，助阳化气；配羌活以祛风止痛；佐龙骨、牡蛎平肝潜阳以安神。三诊症续轻，方仍以柴胡疏肝散为主疏肝行气，调和肝脾，配伍当归、红花以活血和营；浙贝母清热化痰；半夏、炒白术健脾燥湿化痰，牡蛎平抑肝阳以镇静安神。

6. 脾胃虚弱案

案一

患者，女，55 岁，2021 年 9 月 19 日初诊。

主诉：胃脘胀满 1 年余。

现病史：患者 1 年前因饮食不慎出现胃脘胀，自服健胃消食片可缓解，然易反复发作。

刻诊：胃脘胀满，按之则痛，困倦乏力，心烦，右侧偏头痛，眠差，易醒，入睡难，脱发，大便偏干，2 ～ 3 天 1 次，小便黄，舌质淡，苔薄白稍腻，左脉弦，右脉沉。辅助检查：血压 110/73mmHg，心率 81 次 / 分。

诊断：痞满（脾胃虚弱证）。

治则：健脾益气，升清降浊。

方用补中益气汤合半夏泻心汤加减。

处方：升麻 10g，炒白术 20g，黄芪 30g，当归 15g，柴胡 20g，陈皮 15g，清半夏 15g，黄连 10g，黄芩 15g，党参 10g，浙贝母 20g，牡蛎 30g，姜竹茹 15g，炒白芍 15g，桂枝 15g，川芎 20g，炙甘草 10g。

2021 年 10 月 2 日二诊：患者服上方 7 剂，胃脘痞满减轻；稍有头晕，胸闷，舌质淡，体大有齿痕，苔薄白，左脉弦，右脉沉。守上方去桂枝，加炒枳壳 20g，醋郁金 30g。

2021 年 10 月 16 日三诊：患者服二诊方 14 剂，胃脘痞满好转，现时有胃痛，口干，多梦，小便黄，舌质淡，苔黄腻稍滑，脉弦。方用丹栀逍遥散合半夏泻心汤加减。处方：牡丹皮 15g，栀子 10g，当归 10g，炒白芍 15g，柴胡 10g，茯苓 15g，炒白术 20g，甘草 10g，清半夏 15g，黄连 10g，黄芩 15g，党参 15g，陈皮 20g，醋香附 20g，川芎 20g，红花 3g，瓜蒌 10g，桂枝 10g，醋郁金 30g。服药 14 剂，诸症平。随访半年，未见复发。

按语：此案患者为中年女性，素体脾气不足，脾虚失运，气机升降失常，中焦壅滞，故见胃脘胀满。脾主四肢，故见乏力困倦等，参合舌脉，可诊断为痞满之脾胃虚弱型。故选用补中益气汤合半夏泻心汤加减，以健脾益气、升清降浊，配伍牡蛎、浙贝母、竹茹清热安神，加桂枝、白芍调和营卫，以除眠差、多梦之症。二诊时症缓，但稍有头晕，胸闷，此乃气失调达，清阳不能上荣，遂按上方去桂枝，加枳壳、郁金以行气解郁、理气宽中。三诊痞满基本消失，时有胃痛，口干，多梦，小便黄，舌质淡，苔黄腻稍滑，脉弦，考虑肝气犯胃，给予丹栀逍遥散合半夏泻心汤加减，以疏肝解郁，平调寒热，散结消痞。

案二

患者，女，48 岁，2016 年 1 月 30 日初诊。

主诉：间断性胃脘部胀满不舒 2 年。

现病史：患者 2 年前无明显诱因出现胃脘部闷塞不舒，伴反酸、烧心等症状，自行口服西药治疗，症状时轻时重，未系统诊疗。

刻诊：胃脘痞闷，嘈杂烦乱，得嗳气、矢气则舒，伴反酸、烧心、呃逆，晨起口苦，手脚发凉，偶有胸闷，腰膝酸软，大便溏，日 1 ～ 2 次，舌质暗，体大有齿痕，苔白滑，脉沉。

诊断：痞满（脾胃虚弱证）。

治则：补气健脾，调中消痞。

方用补中益气汤合半夏泻心汤加减。

处方：黄芪 30g，党参 15g，炒白术 20g，升麻 6g，柴胡 15g，当归 20g，陈皮 15g，清半夏 12g，黄芩 10g，黄连 3g，干姜 10g，炙甘草 15g，桂枝 10g，炒山药 20g，瓜蒌 20g，炒白芍 20g，炒薏苡仁 20g，木香 10g。

2016 年 2 月 13 日二诊：患者服上方 14 剂，诸症均有缓解，仍有反酸，近期感冒气喘，咽喉肿痛，舌质暗，苔薄白，脉沉。守上方加桔梗 10g。

2016 年 2 月 20 日三诊：患者服二诊方 7 剂，胃脘胀满消失，大便日 2 次，质可，手脚仍感冰凉，舌质暗，苔薄白，脉沉。二诊方去炒薏苡仁、清半夏、瓜蒌、桔梗，加川芎 10g，更进 14 剂，药后余症已平，随访 6 个月未复发。

按语：此案之痞满病程较长，久病伤气，而正气已虚，表现为手足凉、腰膝酸软等。《杂病源流犀烛》云："痞满，脾病也，本由脾气虚，及气郁运化，心下痞塞满。"脾胃虚弱，升降运化失司，不能运化水谷，则清阳不升，浊阴不降，气机失常而生痞满。《脾胃论》亦云："脾胃虚弱，阳气不能生长……五脏之气不生……惟益脾胃之药为切。"故选用补中益气汤合半夏泻心汤加减，旨在补气健脾，调中消痞。综观全方，一则补气健脾，使后天生化有源，再则辛开苦降，恢复中焦升降之功能，气机升降有序则痞满自消；加之偶有胸闷，故加瓜蒌、桂枝通阳宽胸散结；配伍炒山药、炒白芍、炒薏苡仁、木香以理气渗湿止泻，使全方补而不滞。二诊诸症缓解，由于患者近期感冒气喘，咽喉肿痛较重，故按上方加桔梗 10g 以宣肺利咽。三诊余症基本消失，患者仍时觉手脚发凉，故去炒薏苡仁、清半夏、瓜蒌、桔梗，加川芎以增强行气活血之力。

案三

患者，女，45 岁，2016 年 1 月 2 日初诊。

主诉：间断胃脘胀满 1 年，再发加重 3 天。

现病史：患者 1 年前无明显诱因出现胃脘部胀满，未行诊疗，症状时轻时重，3 天前过食水果后，上症再发加重，不能自行缓解，遂来就诊。

刻诊：胃脘部胀满，伴口角、手足发麻，平素易倦怠乏力，气短懒言，大便不畅，日 1 次，舌质淡，体大有齿痕，苔薄白，脉沉。平素月期延后，色淡，量少。

诊断：痞满（脾胃虚弱证）。

治则：益气补血，健脾消痞。

方用归脾汤合二陈汤加减。

处方：炒白术 15g，党参 20g，黄芪 30g，当归 20g，炙甘草 10g，茯神 15g，远志 15g，酸枣仁 20g，木香 10g，龙眼肉 15g，陈皮 15g，清半夏 12g，香附 15g，黄芩 10g，牡丹皮 15g，桂枝 10g。

2016 年 1 月 9 日二诊：患者服上方 7 剂，胃脘胀满减轻，大便可，日 1 次，仍手脚麻木，舌质淡，苔薄白，脉沉。按上方减党参用量为 15g，去牡丹皮，加炒枳壳 15g，川芎 10g。

2016 年 1 月 23 日三诊：患者服二诊方 14 剂，诸症基本消失，偶手足发麻，舌质淡，苔薄白，脉沉。按二诊方将桂枝增至 15g。患者服药半月，症状基本消失。随访 1 年未见复发。

按语：此案患者素体脾虚，脾为气血生化之源，脾虚则气血生化乏源，气血不足，则伴口角、手足麻木。其倦怠乏力，气短懒言，月经量少、色淡等均为脾气虚弱、气血失荣之象。故选用归脾汤合二陈汤加减，旨在健脾益气补血，和胃祛湿消痞。正如《沈氏女科辑要笺正》所说："归脾汤方，确为补益血液专剂，其不曰补血而曰归脾者，原以脾胃受五味之精，中焦化赤，即是生血之源，但得精气归脾，斯血之得益，所不待言，制方之旨，所见诚高。药以参、术、归、芪为主，而佐之木香、远志，欲其流动活泼，且不多用滋腻导滞之品，尤其卓识。"因脾喜燥而恶湿，且患者大便黏腻不畅，舌脉亦为脾虚有湿之象，故合用二陈汤健脾燥湿、行气消痞。两方合用，共奏健脾益气补血、燥湿和胃消痞之功。因患者口角、手脚发麻，遂加桂枝以通其阳；佐用香附、牡丹皮活血调经，使全方补而不滞；更于大队温补药中佐以黄芩，防诸药过于温燥。二诊胃脘胀满较前减轻，故按上方减党参用量为 15g，加炒枳壳 15g 以增强其行气消痞之功；患者仍有手脚发麻，因牡丹皮性味辛苦微寒，故去牡丹皮，加川芎行气活血。三诊诸症基本消失，患者偶有手脚发麻，故将桂枝增至 15g，以增强温经通脉之力，服药半月而愈。

案四

患者，女，42岁，2020年7月25日初诊。

主诉：胃部胀满1月余，加重3天。

现病史：患者1个月前因饮食不当，出现胃脘部痞塞，满闷不舒，未行诊治，近3天症状逐渐加重，遂来求诊。

刻诊：胃脘痞塞，满闷不舒，按之柔软，压之不痛，视之无胀大之形，腹部不胀，伴头晕，胸膈满闷，饮食减少，倦怠乏力，偶有咳嗽少痰，便溏，日1次，月经后期，有瘀血块，舌质暗，体大有齿痕，苔薄稍黄，脉弦。

诊断：痞满（脾胃虚弱证）。

治则：健脾益气，升清降浊。

方用补中益气汤合平胃散加减。

处方：黄芪20g，炒白术20g，陈皮20g，党参15g，当归10g，茯苓15g，清半夏15g，苍术15g，厚朴20g，白芥子10g，葶苈子15g，川芎20g，鸡内金15g，黄芩10g，甘草10g。

2020年8月1日二诊：患者服上方7剂，咳嗽咳痰止，胃脘部痞闷减轻，倦怠乏力较前改善，腹胀稍减，按上方去葶苈子、白芥子，加木香10g。

按语：此案患者以“胃脘痞闷”为主症求诊，故诊断为痞满；伴见食少不饥、身倦乏力、少气懒言，结合舌脉等，辨为脾胃虚弱证。脾虚湿邪下注，故见便溏；脾为生痰之源，肺为贮痰之器，脾虚痰湿阻肺，故见咳嗽咳痰。方选补中益气汤合平胃散加减。方中党参、黄芪、白术、甘草等补益中气，当归、陈皮理气化滞，使脾气得复，清阳得升，胃浊得降，气机得顺，虚痞自除；加茯苓以淡渗利湿，佐鸡内金以化积消食；配伍当归、川芎以活血行气，清半夏、厚朴、白芥子、葶苈子以燥湿行气，祛湿化痰；佐用少量黄芩以清解郁热，防诸药化燥伤阴。二诊咳痰止，故去葶苈子、白芥子，加木香以增其理气消痞之力。继服14剂，随访病除。

7. 脾虚湿盛案

案一

患者，女，29 岁，2016 年 1 月 9 日初诊。

主诉：间断性胃脘胀满 3 月余，加重 1 周。

现病史：患者 3 个月前无明显诱因出现胃脘胀满，3 天前胀满加重，遂前来就诊。

刻诊：胃脘胀满，喜温喜按，手足四肢凉，小腿胀，运动后下肢水肿，大便溏，日 1 次，舌质淡，体大有齿痕，苔薄白稍滑，脉沉。

诊断：痞满（脾虚湿盛证）。

治则：健脾祛湿，和中消胀。

方用香砂六君子合五苓散加减。

处方：木香 15g，砂仁 6g，党参 10g，炒白术 30g，茯苓 15g，甘草 10g，桂枝 15g，泽泻 20g，猪苓 20g，苍术 15g，厚朴 20g，川芎 20g，当归 10g，黄芪 20g，清半夏 15g，陈皮 20g，黄芩 20g。

2016 年 1 月 23 日二诊：患者服上方 7 剂，胃脘胀满较前明显减轻，大便可，日行 1 次，下肢酸沉，下午明显，舌质淡，体大有齿痕，苔薄黄稍腻，脉沉。按上方易黄芪为 30g，当归 15g，加防风 20g。

2016 年 1 月 30 日三诊：患者服二诊方 7 剂，胃胀基本消失，仍时觉手脚发凉，舌质淡，苔薄白，脉沉。按二诊方加制附子 6g，服药半月，诸症平，随访 1 年未见复发。

按语：此案患者素体脾胃虚弱，脾气虚弱则运化不利，致使营卫气血化源匮乏，气机升降无力而发为痞满。《素问·至真要大论》曰：“诸湿肿满，皆属于脾。”脾为后天之本，居于中焦，为气机升降之枢纽，在水液代谢中起重要的调节作用，故该患者出现小腿胀，运动后下肢水肿，考虑与脾气不足，水湿停聚有关，故选用香砂六君子合五苓散加减治疗，旨在健脾祛湿，和中消胀。方中加甘草、清半夏、黄芩、党参有甘草泻心汤之意，甘草泻心汤主要用于中焦虚痞证，合用该方有助于增强健脾消痞之功；加川芎、当归、陈皮以增强活血行气之功。二诊胃脘胀满较前明显减轻，但患者自觉下肢酸沉，午后较甚，故加大黄芪用量，以益气健脾，利水消肿，同时加大当归用量，以增强活血补血之效，使补而不滞；配伍防风与黄芪、炒白术相伍，有“玉屏风散”之意，以固表止汗。三诊诸症基本消失，患者仍觉手足凉，故加制附子6g，增强温阳之力，服药半月而愈。

案二

患者，男，49岁，2019年12月21日初诊。

主诉：胃脘痞满半年余，加重1周。

现病史：患者半年前无明显诱因出现胃脘痞满不适，近1周因饮食稍油腻，胃脘堵塞感加重，遂来就诊。

刻诊：胃脘痞满，心下堵塞不通，胸闷不适，呃逆连连，纳差，腹胀，大便偏溏，1～2天1次，眠差，舌质淡，体大有齿痕，苔白腻，有瘀斑，脉沉。

诊断：痞满（脾虚湿盛证）。

治则：健脾益气，散结消痞。

方用香砂六君子合瓜蒌薤白半夏汤加减。

处方：木香15g，砂仁6g，陈皮20g，清半夏15g，党参10g，茯苓15g，炒白术20g，瓜蒌20g，薤白15g，厚朴15g，当归10g，川芎20g，泽泻30g，丹参20g，甘草10g。

2019年12月28日二诊：患者服上方7剂，胸闷脘痞减轻，胃脘通畅后食欲增加，腹胀减轻，睡眠好转，大便溏，每日一行，舌质淡，苔薄黄，脉沉。按上方去丹参，改炒白术为30g。

2020年1月4日三诊：患者服上方7剂，胸闷脘痞基本消失，纳眠尚可，大便基本成形，每天一行，舌质淡，苔薄白，脉沉。按上方去厚朴、泽泻，改瓜蒌为15g，服药1周，余症均缓，随访1年未复发。

按语：此案患者为中年男性，根据饮食不慎即发脘痞、大便溏、纳差等，可辨证为“脾虚”，而舌体大而有齿痕、苔白腻等可辨证为“湿盛”，湿邪阻滞胸中气机，兼见胸闷。湿阻中焦，脾虚不运，故中焦痞满不通。给予瓜蒌薤白半夏汤通阳散结、祛痰理气以治上焦胸闷，香砂六君子汤补益脾胃、理气化湿以治中焦痞满，又加厚朴行气燥湿、宽中下气，当归、川芎、丹参活血行气、养血安神，泽泻导痰饮、水湿自下焦而行。诸药合用，中、上焦痰湿去，气血流通，脾气胸阳恢复，则诸症可除。二诊胸闷、脘痞减轻，仍大便溏，去丹参，加炒白术以实土。三诊胸闷脘痞基本消失，故去厚朴、泽泻，减瓜蒌之量，以较为平和之剂调理1周而愈。

案三

患者，男，28岁，2019年11月30日初诊。

主诉：胃脘胀满2月余。

现病史：患者2个月前暴饮暴食后出现胃脘胀满，伴胸闷，纳呆，未予特殊处理，近来胃脘胀满不减，遂来就诊。

刻诊：脘腹痞满，闷塞不舒，时轻时重，伴胸膈满闷，肢倦乏力，少气懒言，不思饮食，大便溏薄，日1次，小便可，舌质淡，体大有齿痕，苔白腻，脉沉。

诊断：痞满（脾虚湿盛证）。

治则：化湿健脾，益气消痞。

方用参苓白术散加减。

处方：党参15g，茯苓15g，炒白术30g，白扁豆15g，莲子10g，甘草10g，山药20g，砂仁6g，炒薏苡仁30g，桔梗10g，陈皮20g，山楂15g，麦芽15g，神曲30g，清半夏15g，干姜20g。

2019年12月7日二诊：患者服上方7剂，胃脘胀满减轻，胸闷改善，食欲增加，仍肢体困乏，精神不振，大便溏，日1次，舌质淡，体大有齿痕，苔薄白，脉沉。按上方加黄芪20g。

2019年12月21日三诊：患者服二诊方14剂，胃脘胀满较前明显好转，食欲恢复，精神改善，大便基本成形，日1次，舌质淡，苔薄白，脉沉。按二诊方服药1周以巩固疗效，随访1年未复发。

按语：此案患者为青年男性，因饮食不节而损伤脾胃，脾虚失运，胃气失和，故胃脘胀满，其肢倦乏力、少气懒言、不思饮食等均为脾虚之象，气虚推动无力，则胸膈满闷，舌体大而有齿痕、苔白腻等乃湿邪阻滞，结合主诉可诊断为痞满之脾虚湿盛证。因脾虚不运，湿浊内生，阻于中脘，痞塞不通，故治疗以健脾和胃、祛湿助运为主。脾胃健运，则湿浊得以清除，中脘得通，则症状自会随之消失，给予参苓白术散健脾祛湿，又因食欲不振，加山楂、麦芽、神曲以消食健胃。二诊脘痞虽有减轻，但仍疲乏倦怠，精神不振，故加黄芪以增强补气健脾之力。三诊诸症好转，精神改善，食欲佳，予原方再服 1 周，以巩固疗效。

8. 脾胃虚寒案

案一

患者，男，32 岁，2020 年 5 月 31 日初诊。

主诉：胃胀 1 月余，加重 5 天。

现病史：患者 1 个月前自觉胃中胀满，误以为因饮食过量所致，遂自行减少饮食，胃胀无缓解，近 5 天来加重，遂来求诊。

刻诊：胃脘部胀闷，饭后尤甚，遇冷闷胀感加重，纳差，四肢稍凉，胃脘部喜温喜按，大便可，日 1 次，舌体胖大有齿痕，舌质淡，苔薄白，脉沉。

诊断：痞满（脾胃虚寒证）。

治则：益气健脾，温中除满。

方用吴茱萸汤合六君子汤加减。

处方：肉桂 6g，党参 10g，茯苓 15g，炒白术 20g，炙甘草 10g，吴茱萸 3g，炒薏苡仁 20g，炒山药 20g，炒白芍 15g，清半夏 15g，陈皮 20g，厚朴 15g。

2020 年 6 月 7 日二诊：患者服上方 7 剂，胃胀明显减轻，胃脘部偶有不适，大便次数增多，日 2 次，舌体胖大有齿痕，舌质淡，苔薄白，脉沉。证以脾虚湿盛为主，方用参苓白术散加减，处方：党参 10g，茯苓 15g，炒白术 20g，炒白扁豆 20g，陈皮 20g，炒山药 20g，炙甘草 10g，桔梗 10g，莲子 10g，砂仁 6g，炒薏苡仁 30g，清半夏 20g，黄连 3g，厚朴 20g，干姜 10g。患者服药半月余，症状基本消失，随访半年未复发。

按语：本病因脾胃虚弱，升降失司，胃气失和而致。脾虚日久，寒从中生，故痞满遇冷尤甚，伴喜温喜按、手足凉等，参合舌脉，诊断为脾胃虚寒型痞满，方用吴茱萸汤合六君子汤加减，以益气健脾、温中除满。方中肉桂、干姜、吴茱萸温中祛寒，党参、炒白术、茯苓、炙甘草健脾益气，陈皮、半夏行气祛湿除满，土虚之时，需防木旺侮之，遂加炒白芍柔肝，同时配伍炒薏苡仁、炒山药渗湿健脾，佐用厚朴以增强行气除满之功。二诊症轻，寒象已不明显，而湿邪仍在，故用参苓白术散加减，以健脾益气祛湿而治其本，加厚朴、清半夏燥湿行气除满以治其标，更佐用干姜散寒，少用黄连防郁热内生。

案二

患者，女，48 岁，2016 年 1 月 9 日初诊。

主诉：间断胃脘胀满 2 年，加重 1 周。

现病史：患者 2 年前无明显诱因出现胃脘胀满，未行诊疗，胀满时轻时重，1 周前饮食不规律，上症加重，不能自行缓解，遂前来就诊。

刻诊：胃脘胀满，喜温喜按，伴四肢手脚发凉，偶有头晕、心悸，大便偏溏，2 ～ 3 日一行，舌质淡，体大有齿痕，苔薄白，脉沉。

诊断：痞满（脾胃虚寒证）。

治则：温胃健脾，和中消胀。

方选理中丸合补中益气汤加减。

处方：干姜 10g，党参 10g，炒白术 20g，炙甘草 15g，黄芪 20g，陈皮 20g，升麻 6g，柴胡 12g，当归 20g，川芎 30g，生地黄 15g，黄芩 10g，桂枝 10g，炒白芍 15g，制附子 3g，炒山药 20g，木香 10g。

2016 年 1 月 23 日二诊：患者服上方 14 剂，诸症均有所改善，胃脘胀满较前明显减轻，口干，小便发黄，舌质淡，舌尖红，苔薄黄，脉沉。按上方将黄芩量增至 30g，加黄连 6g。

2016 年 1 月 30 日三诊：患者服二诊方 7 剂，诸症基本消失，仍觉手脚发凉，舌质淡，苔薄白，脉沉。按二诊方制附子增至 6g，服药半月，症状已不明显。随访 1 年未复发。

按语：此案患者为女性，间断胃脘胀满 2 年，根据胃脘喜温喜按，伴四肢手足凉，大便偏溏，舌质淡，体大有齿痕，苔薄白，脉沉，可辨为痞满之脾胃虚寒证。《普济方》云："胃中虚，客气上逆，心下满不痛，按之不坚，此为痞也。"进一步概括痞满多由脾胃气虚，寒凝胃络，营卫失和，中焦升降失常所致。中气虚弱则运化无权，致使营卫气血化源匮乏；气机升降失司，壅滞于中而发为痞满。故选用理中丸合补中益气汤加减治疗，旨在温胃健脾，和中消胀。方中加桂枝、炒白芍，取小建中汤之意，以增强温中补虚之力；加川芎、木香以增强其理气行血之功；考虑胃脘胀满已 2 年，久病入络，瘀血乃生，故配伍当归、生地黄、炒白芍、川芎，四药合用，取四物汤之意，以活血补血，同时将原方中熟地黄易为生地黄，防其滋腻碍胃；其四肢手足凉，乃脾胃虚寒，阳气不达于四末所致，故少佐制附子，制附子配干姜，两者相须为用，以增强其温阳之功；伍用黄芩清热泻火，以防过于温燥。二诊胃脘胀满较前明显减轻，但口干，小便发黄，舌尖红，为上火征象，故将黄芩量增至 30g，加黄连 6g，以清上焦之郁热。三诊诸症基本消失，患者仍时觉手足凉，故将制附子增至 6g，以增强温阳之力，服药半月而愈。

胃　痛

胃痛又称“胃脘痛”，是由于胃气阻滞，胃络瘀阻，胃失所养，不通则痛所导致的以上腹部近心窝处发生疼痛为主症的一种病证。

古典医籍中对本病的论述始见于《黄帝内经》，如《素问·六元正纪大论》云：“木郁之发……故民病胃脘当心而痛，上支两胁，膈咽不通，食饮不下。”后世医家对胃痛的病因病机做了全面的论述，如《济生方·腹痛门》指出：九种心痛“名虽不同，而其所致皆因外感，内沮七情，或饮啖生冷果实之类，使邪气搏于正气，邪正交击，气道闭塞，郁于中焦，遂成心痛。”其后《景岳全书·心腹痛》对胃痛的病因病机、辨证论治进行了较为系统的总结。《太平惠民和剂局方》《太平圣惠方》《圣济总录》等书则收集了大量治疗胃痛的方剂，多用辛燥理气之品，如白豆蔻、砂仁、广藿香、木香等，为后世胃痛的治疗奠定了基础。

在长期的临床实践中，人们发现肝失疏泄、肝气郁滞与胃痛的发生有密切的关系。其临床表现多属肝胃同病，“病起于肝”，“表现于胃”，遵循治肝可以安胃、治郁理气为先的原则，从疏肝和胃入手，往往能取得满意疗效。

【病机特点】

《素问·宝命全形论》指出“土得木而达”，是指脾胃的受纳运化、气机的升降有赖于肝之疏泄，所以病理上就会出现木旺克土或土虚木乘之变，发生胃痛。因此，《杂病源流犀烛·胃病源流》谓：“胃痛，邪干胃脘病也……唯肝气相乘为尤甚，以木性暴，且正克也。”肝郁日久，又可化火生热，邪热犯胃，导致肝胃郁热而痛。若肝失疏泄，气机不畅，血行瘀滞，又可形成血瘀，兼见瘀血胃痛。胆与肝相表里，皆属木。胆之通降有助于脾之运化及胃之和降，《灵枢·四时气》指出："邪在胆，逆在胃。"若胆病失于疏泄，胆腑通降失常，胆气不降，逆行犯胃，导致胃气失和，肝胆、胃腑气机阻滞，也可发生胃痛。

叶天士《临证指南医案》是阐述胃痛从肝论治的代表，其"胃痛"案共计49则，其中就有16案是从肝论治或者肝胃同治的病例。叶天士云所说"肝脏厥气，乘胃入膈"，以及"厥阴之气上干，阳明之气失降"等，都是指肝气不顺可犯胃侮土的病理机制。刘渡舟教授也指出："肝胃之气，本又相通，一脏不和，则两脏皆病。"说明肝胃之间密不可分的病理联系。胃主受纳，肝主疏泄，木抑则土滞，肝不能正常疏泄，胃即呆滞不化，因此胃痛的治疗不但要治胃，而且也应治肝胆，为胃痛从肝论治提供了重要的临床依据。

【辨证精要】

1. 温脾不应，求之厥阴肝木

寒邪是胃痛发病的重要病理因素。寒易损伤阳气，寒凝则不通，不通则痛，表现为胃脘疼痛喜按，得温则减，呕吐清冷涎沫，遇寒则痛甚，纳食量少，得食痛减，精神疲倦，舌质淡，苔白润或者水滑，脉细缓或虚弦。常规治以温中散寒，以温补脾阳为主。然临床中亦有少数患者，从温脾方面治疗效果不佳，或反复难愈，此时当考虑肝胃同治，从散肝寒入手，往往能取得较好的疗效。其症状表现多兼有呕吐涎沫等，此为肝寒上逆、浊阴上犯之象，当治以温脾暖肝，以散肝寒，而降浊逆。

2. 木旺乘土，须辨太过不及

肝木乘脾土是脾胃病发生的关键病机，根据脾土的虚实可分为两种情况：一者脾虚为主，肝木相对旺盛，其病性以寒为主，多表现为胃脘隐痛，痛势徐缓无定处，常伴有嗳气，精神抑郁，食纳减少，大便不畅，脉弦缓或细，阳虚者舌质淡，苔白，阴虚者舌红少苔或无苔。二者肝旺为主，脾虚不甚明显，其病性以热为主，临床多表现为胃痛兼胀，胀痛、刺痛，痛势急剧而拒按，痛有定处，食后痛甚，伴有急躁易怒、大便秘结、脉实等症。临证须分清土之太过不及，才能更好地调整木土关系。

3. 久病入络，宜审肝阴肝血

初病在气，久病在血。胃痛初期，多以胀痛为主，且痛无定处，其病在气分，常由情志不舒引起，伴胸脘痞满，喜叹息，得嗳气或矢气则痛减等。胃痛久延不愈，久病入络，其痛如刺如锥，持续不解，有定处，痛而拒按，伴食后痛增，舌质紫暗，舌下络脉紫暗迂曲者，此病属血分。病在血分者，须注意肝之瘀血，尤其是病由气分转来者，因气分涉及肝气犯胃的因素，故病传血分之胃痛，亦须肝胃同治，而散肝瘀、活肝血。肝体阴而用阳，在疏肝散肝的同时，需兼顾肝阴肝血的耗伤。

【分型论治】

1. 肝气犯胃证

以胃脘胀满疼痛，痛连两胁，嗳气频作，精神抑郁，脉弦为辨证要点。本证是由于肝气郁结，横逆犯胃，胃失和降，不通则痛而引起。治以疏肝理气，和胃止痛。方用柴胡疏肝散加减。方药组成：柴胡 15g，白芍 15g，川芎 30g，枳壳 20g，陈皮 20g，香附 30g，当归 10g，紫苏梗 20g，炙甘草 15g。方中柴胡、白芍、川芎、香附疏肝解郁，陈皮、枳壳、甘草理气和中，加紫苏梗以理气和胃，当归补血活血，当归配伍白芍补肝体以助肝用。

嗳气频者加半夏、刀豆子以降逆和胃；腹胀甚者加厚朴、大腹皮以下气除满；疼痛严重者加白芍、甘草、延胡索以缓急化瘀止痛；口苦甚、舌苔黄者加黄连、黄芩以清泄郁热；食欲差者加焦三仙、鸡内金消食助运。

2. 肝胃郁热证

以胃脘部灼痛，痛势急迫，心烦易怒，嘈杂反酸，口苦，舌红苔黄，脉弦数为辨证要点。本证是由于肝气郁结，横逆犯胃，肝火胃热上乘而致。方用丹栀逍遥散合清中汤加减。方药组成：牡丹皮 10g，栀子 10g，当归 15g，白芍 20g，柴胡 15g，茯苓 10g，白术 20g，陈皮 20g，半夏 12g，黄连 6g，栀子 10g，白豆蔻 6g（后下），炙甘草 10g。方中柴胡、当归、白芍、薄荷解郁柔肝止痛，牡丹皮、栀子、黄连清肝泄热，半夏、白豆蔻、白术、茯苓、甘草、生姜和中健胃，降逆止痛。

若为火邪已伤胃阴，可加麦冬、石斛滋阴润燥；如胃痛显著者，可酌加香橼、佛手、川楝子、郁金以疏肝行气止痛；若火热内盛，灼伤胃络，而见吐血，并出现脘腹灼痛痞满、心烦便秘、面赤舌红、脉弦数有力等症者，可合用泻心汤（黄连、黄芩、黄柏）。

3. 肝胃阴虚证

以胃脘隐隐灼痛，似饥而不欲食，口燥咽干，消瘦乏力，舌红少津，脉细数为辨证要点。治以养阴益胃，和中止痛，方用益胃汤合芍药甘草汤加减。方药组成：生地黄 20g，沙参 15g，玉竹 10g，石斛 10g，生白芍 15g，炒白扁豆 10g，炒麦芽 10g，生甘草 10g。方中沙参、麦冬、生地黄、玉竹养阴益胃，芍药、甘草和中缓急止痛，炒白扁豆和胃化湿，炒麦芽理气和胃，防大队滋阴药滋腻碍胃。

若气阴两虚者，可合用生脉饮益气养阴；若脘腹灼痛，嘈杂反酸，则合用左金丸；若日久肝肾阴虚，可加山茱萸、熟地黄等滋补肝肾；阴虚难复者，可加乌梅、木瓜等，配伍炙甘草以酸甘化阴。

4. 肝郁脾虚证

以胃脘隐痛，腹部拘急，喜暖喜按，精神抑郁，舌质淡，苔白润、边有齿痕，脉弦细为辨证要点。本证是由脾胃虚弱，肝木横急，脾阳不运所致。方用逍遥散合小建中汤加减。方药组成：柴胡 15g，当归 15g，白芍 20g，茯苓 10g，白术 20g，桂枝 10g，饴糖 30g，延胡索 15g，炙甘草 10g。此证以脾虚为主，故去逍遥散中薄荷，并合用小建中汤以和中缓急，加延胡索以增活血止痛之力。

若气虚重者，加黄芪、白术益气健脾；大便溏者，加白术、茯苓以健脾祛湿；泛吐清水痰涎者，加干姜、吴茱萸、半夏等温胃化饮；寒盛者，可用附子理中汤温脾散寒；若兼见腰膝酸软，头晕目眩，形寒肢冷等肾阳虚证者，可合用肾气丸、右归丸之类助肾阳以温脾和胃。

5. 肝胃虚寒证

以胃脘隐痛，恶心纳差，泛吐清涎，头痛，脉沉弦为辨证要点。方用吴茱萸汤合六君子汤加减。方药组成：制吴茱萸 6g，党参 15g，白术 20g，茯苓 30g，清半夏 12g，陈皮 20g，炙甘草 10g，生姜 15g，大枣 10g，白豆蔻 6g（后下）。方中吴茱萸汤温中降逆，六君子汤健脾益气化湿，加白豆蔻理气和胃。

若兼见腰膝酸软，头晕目眩，形寒肢冷等肾阳虚证者，可合用肾气丸、右归丸之类助肾阳以温脾和胃。

6. 肝胃血瘀证

以胃脘痛有定处，痛如针刺，食后或者夜间痛甚，大便色黑，甚则呕血，舌质紫暗，舌边瘀点，脉涩为辨证要点。本病由久病入络，胃络损伤，肝血瘀滞而成。方用失笑散合丹参饮加减。方药组成：五灵脂 10g，蒲黄 15g，丹参 30g，砂仁 3g（后下），檀香 3g（后下），延胡索 15g，川楝子 6g，炒麦芽 15g，炒谷芽 15g，炙甘草 6g。方中五灵脂、蒲黄、丹参活血化瘀止痛，檀香、砂仁行气和胃，川楝子、延胡索为金铃子散，可活血止痛，佐用炒麦芽、炒谷芽以理气和胃。

若久病兼血虚者，可加川芎、当归养血活血；若伴出血者，佐三七、白及、炮姜、侧柏炭等化瘀止血。

7. 肝胃湿热证

以胃脘部闷痛，连及两胁疼痛，口苦口黏，舌红，苔黄腻，脉弦滑为辨证要点。方用行中汤合四逆散加减。方药组成：清半夏 12g，黄连 10g，黄芩 10g，柴胡 10g，枳实 10g，白芍 10g，干姜 6g，党参 10g，炙甘草 10g，大枣 10g。行中汤乃经验用方，即半夏泻心汤合枳术汤加减而成，此处合用四逆散以疏肝解郁。

若舌苔黄厚腻，湿热之象明显，可加龙胆草、苦参以清利湿热；疼痛较重者，佐延胡索、川楝子以疏肝泄热止痛；若伴纳呆、无食欲者，可加八月札、佛手、炒山楂以行气和胃、消食导滞。

【常用药对】

1. 黄柏、桂枝

黄柏苦寒坚阴，功擅泻相火、退虚热。黄柏始载于《神农本草经》，列为上品，可引肝胃郁热下行，然苦寒泻火易伤胃土，故配伍小剂量桂枝可制约其寒凉之性，二者配伍既可泻相火，又不至于寒凉伤胃。

2. 半夏、陈皮

陈皮、半夏均可燥湿化痰，二者合用，共奏燥湿和胃之功，可用于湿痰内盛，胃气失和之胃痛者。半夏与陈皮同用能散滞气，气行则痰行。二药相合，陈皮可助半夏行气消痰，半夏可助陈皮和胃降逆，共用可健脾燥湿而和胃，理气化痰而和胃止痛。

3. 当归、川芎

当归甘辛性温，主入心、脾经，具有补血活血、调经止痛、润肠通便的功效，常用于血虚、血瘀、血寒所致的虚寒腹痛。川芎上行颠顶，下达血海，具有活血行气、祛风止痛的功效，常用于瘀阻腹痛。二者同被称为“血中之气药”，当归配伍川芎可增强行气活血、散瘀止痛之功。

4. 沙参、麦冬

沙参分为南北两种，二者均可养阴清热，生津润燥，南沙参重在祛痰止咳，北沙参甘凉柔润，主入肺、脾二经，益胃生津之力强。麦冬甘寒，主入心、脾、肺经，功擅清胃生津。二者配伍，可清肺凉胃，使养阴生津之力大大增强，主治热伤胃阴或久病阴虚津亏等。

5. 柴胡、栀子

肝为风木之脏，内寄相火，易动风化火。柴胡长于疏肝理气，因其性主升腾，能通行表里之气，其辛散之性可畅达三焦经络，故能带领胆、胃之轻清之气上行。栀子苦寒，能清热泻火并长于清心除烦，《本草衍义补遗》记载“（栀子）治热厥心痛，解热郁，行结气”。柴胡与栀子配伍，以柴胡辛散之性畅达三焦，行气郁，解热郁，栀子苦寒清降，直泻三焦之火。二者合用，既可使邪热从外而散，又可从下而泻，起到清泻三焦火热、除烦解郁之效，使三焦气机升降功能恢复，则胃痛自消。

【医案选录】

1. 肝气犯胃案

案一

患者，男，26 岁，2020 年 7 月 11 日初诊。

主诉：胃痛半月。

现病史：患者半个月前无明显诱因出现胃脘部胀痛，逐渐加重。

刻诊：胃脘部疼痛拒按，伴大便稀溏，痛即腹泻，泻后痛减，口苦，口中有异味，经常牙龈出血，眠差，梦多，舌质红，苔黄，脉弦。

诊断：胃痛（肝气犯胃证）。

治则：疏肝解郁，理气止痛。

方用柴胡疏肝散加减。

处方：柴胡 15g，白芍 15g，川芎 30g，枳壳 20g，陈皮 20g，甘草 15g，香附 30g，牡丹皮 15g，栀子 10g，当归 10g，紫苏梗 20g，炒白术 15g，防风 20g。

2020 年 7 月 18 日二诊：患者服上方 7 剂，胃痛减轻，大便微溏，现饭后胃脘隐痛，偶有右胁胀闷，舌质红，苔薄黄，脉弦。按上方改炒白术为 30g，加瓜蒌皮 10g，川楝子 10g。服药半个月后随访，病已瘥。

按语：此案患者为青年男性，证属肝气横逆，气滞于胃；胃气上逆，则表现为胃脘胀痛，呃逆嗳气；肝郁日久，气郁化火，则见心烦易怒，口干口苦，脉弦数。故诊断为肝气犯胃之胃痛，方用柴胡疏肝散加减。方中栀子、牡丹皮分清肝经气血分之热；柴胡疏肝理气，舒展少阳三焦气机；当归养血活血，补肝之体，行血之滞；炒白术健脾，补脾之虚，防肝之侮；川芎“上行头目，下行血海，中开郁结，旁达四肢”；枳壳、香附疏肝解郁，理气宽中；芍药、甘草柔肝缓急，借此舒缓经隧，协助柴胡调理肝之疏泄；加紫苏、防风增强疏风胜湿止泻之力。二诊症轻，偶右胁不适，考虑肝脾不和，故加川楝子疏肝泄热，佐瓜蒌皮宽胸理气，又加大炒白术用量，增其健脾燥湿止泻之效。

案二

患者，男，42 岁，2020 年 12 月 20 日初诊。

主诉：间断胃脘胀痛 1 年半，再发加重 1 周。

现病史：患者 1 周前无明显诱因出现胃脘胀痛，休息后缓解。既往有胃食管反流病史。

刻诊：胃脘胀痛不适，久坐后加重，伴两胁不舒，甚则牵引胸背肩臂，休息后缓解，时觉耳部瘙痒、心慌、气短，眠差，便溏，舌质红，苔薄黄，脉弦。

诊断：胃痛（肝气犯胃证）。

治则：疏肝行气，和胃止痛。

方用柴胡疏肝散加减。

处方：柴胡 12g，炒白芍 15g，川芎 20g，枳壳 20g，陈皮 20g，甘草 10g，醋香附 30g，牡丹皮 15g，栀子 10g，当归 10g，清半夏 15g，龙骨 30g，牡蛎 30g，浙贝母 30g，姜厚朴 20g，黄连 10g，桂枝 10g，炒白术 20g，生姜 3 片，大枣 4 枚。

2020 年 12 月 27 日二诊：患者服上方 7 剂，效可，胃脘痞满减轻，仍有心慌，伴耳鸣，大便带血，日 3 ～ 4 次，舌质红，苔薄黄，脉弦。按上方去龙骨，加竹茹 15g，皂角刺 30g，改炙甘草为 10g，厚朴 15g。

2021 年 1 月 17 日三诊：患者服二诊方 14 剂，胃痛减轻，但仍于夜间加重，腹痛泄泻，舌质红，苔薄黄，脉弦。调整方药以丹栀逍遥散合痛泻要方加减，处方：牡丹皮 15g，栀子 10g，当归 10g，炒白芍 15g，柴胡 10g，茯苓 15g，炒白术 20g，甘草 10g，薄荷 6g（后下），陈皮 15g，防风 20g，黄柏 20g，桂枝 10g，木香 15g，醋延胡索 30g，牡蛎 30g，龙胆草 15g，川芎 20g。患者服药半月，余症好转，自行续服半月后症状消失，随访半年未复发。

按语：此案胃痛由肝气郁滞，横逆脾土所致。胃气失和，故胃脘胀痛，甚则痛连肩臂胸背，肝经布两胁，故伴两胁不适；其耳部瘙痒，与足少阳胆经循行于耳部相关，其舌脉等均为木旺乘土之象。治以疏肝理脾为要，方用柴胡疏肝散为主加减，加香附增加疏肝理气之功，当归活血止痛；其舌质红、苔薄黄考虑气郁日久化火，故加黄连、牡丹皮、栀子清热；便溏乃土虚脾不升清所致，加炒白术以理气健脾，佐姜枣助其补益脾胃；清半夏燥湿化痰，合厚朴以消除胃脘胀满；配伍龙骨、牡蛎、浙贝母以安神定悸，桂枝温阳化气通脉。二诊症状改善，大便带血，仍有心慌，遂守上方加竹茹，以清心除烦安神，皂角刺活血祛瘀、行气理气。三诊胃痛减轻，于夜间加重，且腹痛泄泻，考虑患者病久体虚而体内肝郁之火仍盛，故以丹栀逍遥散疏肝解郁，清热健脾，加木香行气醒脾，延胡索、川芎行气活血止痛；合用痛泻要方以调和肝脾，祛湿止泻，伍用黄柏、龙胆草清热利湿，牡蛎收敛固涩。

案三

患者，男，27 岁，2020 年 7 月 25 日初诊。

主诉：胃脘胀痛 1 周。

现病史：患者 1 周前郁怒后出现胃脘部攻撑胀痛，伴头晕、头痛，休息后未见明显缓解。

刻诊：胃脘部胀痛，口苦，得嗳气或矢气后舒，肠鸣，大便稀溏，日 1 次，舌质淡，舌体胖大有齿痕，苔白腻，脉左弦右滑。查胃镜示糜烂性胃炎。

诊断：胃痛（肝气犯胃证）。

治则：疏肝补脾，兼以祛湿。

方用柴胡疏肝散合平胃散加减。

处方：柴胡 15g，白芍 15g，川芎 20g，枳壳 20g，陈皮 20g，甘草 10g，香附 30g，白术 30g，苍术 20g，厚朴 20g，白扁豆 20g，白附子 15g。

2020 年 8 月 1 日二诊：患者服上方 7 剂，腹胀减轻，仍有胃脘部疼痛，倦怠乏力，肌肉酸困，眠浅易醒，大便基本正常，日 1 次，舌质淡，苔白腻，脉沉。上方去香附，改白芍为 10g，加半夏 20g，干姜 15g，姜黄 15g，羌活 15g。随访 6 个月，未见复发。

按语：此案患者病起于郁怒伤肝，肝郁气结，克乘脾土，脾胃气机失常，故胃胀胃痛，得嗳气、矢气则舒；脾虚失运，湿浊内生，湿邪下注，则便溏，舌脉等均为肝气犯胃、湿浊内阻之象。故给予柴胡疏肝散合平胃散加减，以疏肝和胃，健脾燥湿。方中柴胡、陈皮、香附、枳壳疏肝理气，川芎活血行气，白芍、甘草柔肝养血，缓急止痛；加入白术、苍术两味，加强健脾燥湿之力，又配伍行气除胀之厚朴下气除满，三药共达斡旋中焦气机之能；因病发于夏季，故又加入白扁豆化湿和中，以达消暑之效；白附子归胃、肝经，可入肝经而疏解肝风。诸药配伍，共奏疏肝行气、健脾祛湿之效。二诊腹胀减轻，但仍有腹痛，故上方去香附，配伍姜黄入气分而行气止痛；其肌肉酸困、苔白腻、脉沉等提示湿困肌表，故少佐羌活以祛风胜湿止痛；更伍用半夏、干姜以燥湿化痰，温中散寒。全方疏肝与健脾同行，间断服用 2 周而病愈。

案四

患者，女，67 岁，2021 年 4 月 25 日初诊。

主诉：胃脘胀痛半个月。

现病史：患者半个月前与家人生气后出现胃脘胀痛，症状逐渐加重。

刻诊：形体消瘦，平素脾气急躁，胃痛，胃胀，肠鸣，伴失眠，耳鸣，腿抽筋，自汗、盗汗，大便正常，舌质红，苔薄白稍腻，脉弦。

诊断：胃痛（肝气犯胃证）。

治则：疏肝理气，和胃止痛。

方用柴胡疏肝散合半夏泻心汤加减。

处方：北柴胡 15g，炒白芍 15g，川芎 30g，炒枳壳 20g，陈皮 20g，醋香附 30g，炙甘草 10g，清半夏 15g，黄连 10g，黄芩 20g，党参 10g，牡丹皮 15g，栀子 10g，黄柏 30g，桂枝 10g，生姜 5 片为引。

2021 年 5 月 2 日二诊：患者服上方 7 剂，胃痛、胃胀减轻，肠鸣音减少，失眠较前好转，仍有自汗、盗汗，手心热，咽痛，时有心悸，大便时干时稀，舌质红，苔黄腻，脉细数。上方改桂枝为 15g，加麦冬 15g，玉竹 15g，地骨皮 20g，麦芽 15g，生姜 5 片为引。

2021 年 6 月 6 日三诊：患者服二诊方 14 剂，胃痛、胃胀消失，肠鸣音减少，盗汗、自汗次数减少，睡眠改善，脾气有所好转，大便正常，小便黄，舌质淡，苔薄黄稍腻，脉弦。二诊方改川芎为 20g，黄柏 20g，桂枝 10g，去麦冬、玉竹，加龙骨 30g，牡蛎 30g，淡竹叶 15g，生姜 5 片为引。患者服药 14 剂，诸症痊愈，随访 6 个月未复发。

按语：此案患者病起于生气后郁怒伤肝，肝失疏泄，横逆犯胃，胃气壅滞，不通则痛，故见胃脘胀痛。肝胃不和则失眠；肝血亏虚，筋脉失养，故腿抽筋，结合脉显弦象，诊断为肝气犯胃证。方用柴胡疏肝散合半夏泻心汤加减，方中柴胡、白芍、香附疏肝解郁，陈皮、枳壳、甘草理气和中，清半夏、黄连、黄芩平调寒热、辛开苦降，党参健脾益气，牡丹皮、栀子泻火除烦滋阴，黄柏清热泻火除蒸，桂枝助阳化气。诸药合用，使寒热得除，气机得畅，胀痛等症自除。二诊时仍有自汗盗汗，手心热，咽痛，时心悸，大便时干时稀，故加重桂枝用量至 15g，配伍麦冬、玉竹滋阴润肺、益胃生津，地骨皮凉血除蒸，麦芽行气消食、健脾开胃。三诊诸症缓解，故减川芎、黄柏、桂枝用量，去麦冬、玉竹滋阴之品，再加龙骨、牡蛎重镇安神，淡竹叶清热泻火、利尿通淋。继服 14 剂，巩固其效。

2. 肝胃郁热案

案一

患者，男，20 岁，2020 年 10 月 3 日初诊。

主诉：胃痛 2 个月，加重 1 周。

现病史：患者 2 个月前无明显诱因出现胃痛，未治疗，近 1 周疼痛加重，遂来就诊。

刻诊：胃脘部疼痛，睡前及晨起尤甚，伴口干，口中泛酸，口苦，嗳气，平素嗜睡，醒时心慌，神情抑郁，胆怯心虚，舌质红，苔黄略腻，脉弦数。

诊断：胃痛（肝胃郁热证）。

治则：疏肝泄热，和胃止痛。

方用丹栀逍遥散合黄连温胆汤加减。

处方：牡丹皮 15g，栀子 10g，当归 20g，炒白芍 15g，柴胡 10g，茯苓 15g，炒白术 30g，清半夏 15g，陈皮 20g，枳实 20g，竹茹 15g，黄连 10g，郁金 30g，浙贝母 30g，牡蛎 30g，甘草 10g。

2020 年 10 月 10 日二诊：患者服上方 7 剂，胃痛已除，嗳气、恶心已不明显，睡眠较前改善，现仍有反酸，便溏，日 1 次，舌质红，苔薄黄，脉弦稍数。上方去郁金，加黄柏 30g，海螵蛸 30g，更进 14 剂。随访，病已除。

按语：患者为青年男性，平素肝气不舒，日久化热，邪热犯胃，故胃脘灼痛，痛势急迫。肝胃郁热，逆而上冲，故泛酸、嘈杂；肝胆互为表里，肝热夹胆火上乘，故口苦、口干；舌红、苔黄略腻为里热夹湿之象，脉见弦数，乃肝胃郁热之征。遂给予丹栀逍遥散合黄连温胆汤加减，方中牡丹皮、山栀清肝泄热；伴见神情抑郁、胆怯心虚，故用陈皮、郁金理气解郁，柴胡疏肝理气，舒展少阳三焦气机；配当归、白芍养血活血，补肝之体，行血之滞，伍白术健脾，补脾之虚，防肝之侮；内热最易伤阴，此时投药慎用香燥，再佐以竹茹、浙贝母以化痰清热，牡蛎重镇安神兼以敛阴，以防辛燥药伤阴；半夏、陈皮、茯苓以理气燥湿，和胃化痰；黄连清解郁热，甘草和中益气，调和诸药。二诊症轻，但仍有反酸，故守上方去郁金，加黄柏清热燥湿、海螵蛸制酸和胃。

案二

患者，男，40岁，2020年9月6日初诊。

主诉：间断胃痛半年余，再发加重1周。

现病史：患者半年前无明显诱因出现胃痛，伴反酸、呃逆。既往幼年有肝炎病史。

刻诊：胃脘部隐隐作痛，时干呕、腹胀，食后加重，时有脾气急躁，眼睛干涩，大便溏，日1次，舌质红，苔黄腻，脉弦数。

诊断：胃痛（肝胃郁热证）。

治则：疏肝泄热，清热化湿，理气和胃。

方用丹栀逍遥散合清中汤加减。

处方：当归10g，炒白芍10g，柴胡10g，茯苓15g，炒白术20g，炙甘草10g，薄荷6g（后下），牡丹皮15g，栀子10g，黄连10g，黄芩15g，干姜10g，竹茹15g，陈皮20g，清半夏15g，炒枳实20g，姜厚朴20g，炒苍术20g。

2020年9月20日二诊：患者服上方14剂，症轻，偶有胃脘隐痛、腹胀，现喜热饮，手心汗出，大便溏，日2次，舌质红，苔白腻，脉弦数。方用逍遥散合温胆汤加减：清半夏15g，陈皮20g，茯苓15g，炙甘草10g，苍术15g，厚朴15g，柴胡10g，炒白芍15g，炒白术20g，栀子10g，桂枝10g，黄柏20g，川芎20g，枳实15g，姜黄15g，木香10g。

2020年10月4日三诊：患者服二诊方14剂，胃痛、腹胀减轻，仅饮食不慎后出现胃胀，矢气多，眠差，大便正常，日1次，舌质暗，苔白腻，体大有齿痕，脉弦稍数。按二诊方改炒白芍为30g，黄柏30g，川芎30g，加生姜15g。

2020年10月25日四诊：患者服三诊方21剂，胃痛进一步减轻，仍矢气频，现时有恶心、呃逆，手足不温，大便溏，舌质淡，苔白腻，体大有齿痕，脉沉。处方：清半夏15g，陈皮20g，茯苓15g，炙甘草10g，苍术20g，厚朴15g，柴胡10g，炒白芍15g，炒白术30g，栀子10g，桂枝10g，黄柏30g，川芎30g，枳实15g，姜黄10g，木香10g，生姜 15g，炒薏苡仁 30g。继续服用 3 周后，患者症状基本消失，后随访半年，未复发。

按语：患者幼年曾患肝炎，平素脾气急躁，眼睛干涩，脉弦数，乃木旺乘土，肝火犯胃，肝胃郁热，致脾胃升降失常，发为胃痛，伴呃逆、反酸、便溏等。《黄帝内经》曰："清气在下，则生飧泄，浊气在上，则生䐜胀。"根据舌质红、苔黄腻、脉弦数等，辨为肝郁化火、湿热郁结之证，方用丹栀逍遥散合清中汤加减治疗。其中，以丹栀逍遥散疏肝解郁，加黄芩助其清泄少阳郁热，以清中汤清热利湿，配伍苍术、陈皮燥湿健脾，理气化痰；枳实、厚朴行气以消除胀满。二诊症状改善，舌苔转白腻，其热象已不明显，治以燥湿行气止痛为主，方用逍遥散合温胆汤加减。以温胆汤和胃理气化痰，加苍术燥湿健脾，厚朴、木香行气消胀，姜黄、川芎活血行气止痛，桂枝温阳通脉；逍遥散去当归、薄荷等，用柴胡、炒白芍、白术疏肝健脾，又恐"炉烟虽熄，灰中有火"，遂加栀子、黄柏，进一步清解体内郁热。三诊中舌质偏暗，遂加重炒白芍、川芎用量以活血止痛，佐生姜温中散寒湿。四诊症续轻，根据便溏、手足不温，且仍有呃逆、矢气症状，考虑以脾虚湿盛为主，故增加苍术用量，加炒薏苡仁，以增强健脾利湿之力，继服 3 周而病除。

案三

患者，男，52 岁，2020 年 9 月 6 日初诊。

主诉：间断胃痛 2 年余，再发加重 1 周。

现病史：患者 2 年前无明显诱因出现胃痛，伴口苦。

刻诊：胃脘隐痛，口苦，便溏，日 2～3 次，眠差，平素脾气急躁，舌质红，苔薄黄，体大有齿痕，左脉弦，右脉沉。

诊断：胃痛（肝胃郁热证）。

治则：疏肝和胃，清热燥湿。

方用温胆汤合丹栀逍遥散加减。

处方：牡丹皮 15g，栀子 10g，当归 10g，柴胡 15g，炒白术 20g，炙甘草 10g，清半夏 20g，陈皮 20g，黄连 15g，炒枳实 20g，姜厚朴 20g，黄柏 30g，天麻 20g，钩藤 30g，夏枯草 15g，黄芩 20g，党参 10g。

2020 年 9 月 12 日二诊：患者服上方 6 剂，仍有反酸，胃脘隐痛，大便成形，日 2 次，舌质红，苔黄腻，左脉弦，右脉稍沉。方选清中汤加减，处方：清半夏 20g，陈皮 20g，茯苓 15g，炙甘草 10g，黄连 10g，栀子 10g，白豆蔻 15g，厚朴 20g，枳实 20g，瓜蒌 10g，黄柏 30g，当归 10g，柴胡 10g，炒白芍 15g，天麻 20g，钩藤 30g，夏枯草 15g。

2020 年 9 月 27 日三诊：患者服二诊方 14 剂，效可，胃痛减轻，口苦改善，偶右胁隐痛，大便可，日 1 次，小便黄，舌质淡，苔薄黄稍腻，左脉弦，右脉沉，有结代。按二诊方改天麻为 30g，夏枯草 20g，加三七 3g。

2020 年 10 月 18 日四诊：患者服三诊方 14 剂，胃脘偶有隐痛，大便正常，舌质淡，体大有齿痕，苔薄白稍滑，脉弦稍数。给予二陈汤合平胃散加减，处方：清半夏 15g，陈皮 20g，茯苓 15g，炙甘草 10g，苍术 20g，厚朴 15g，黄柏 20g，川芎 30g，延胡索 20g，生姜 3 片，大枣 4 枚。患者服用 14 剂，上述症状好转，继续服用 1 月余，症状消失，后随访 6 个月，未见复发。

按语：《黄帝内经》曰："清气在下，则生飧泄。"患者以胃痛为主症，其便溏乃肝胃郁热、湿热下注所致；加之平素脾气急躁，而成木旺乘土之象，故见胃痛、口苦；"胃不和则卧不安"，则睡眠欠佳；其舌脉等均为肝郁化火、肝胃郁热之征。遂给予丹栀逍遥散以调和肝脾，清肝郁之火，并以温胆汤清胆和胃，调节少阳枢机，加夏枯草、黄芩、钩藤、天麻助其清肝平肝。此外，天麻、钩藤还可镇静安神，而助其睡眠。二三诊反应尚可，在一诊方的基础上稍做加减，其舌苔黄腻，湿热象显，故二诊中加瓜蒌清热化痰、理气宽胸，白豆蔻行气温中化湿，增加全方行气化湿之力。三诊增天麻、夏枯草的用量，并加三七活血化瘀以止痛。四诊症状明显改善，舌质淡，体大有齿痕，苔薄白稍滑，脉弦稍数，考虑热象稍减而湿邪仍在，给予二陈汤合平胃散加减以善后，以温运健脾，燥湿行气，更配伍川芎、延胡索活血行气止痛，佐黄柏清热燥湿。

案四

患者，男，46 岁，2020 年 10 月 19 日初诊。

主诉：间断胃痛半年余，再发加重 1 周。

现病史：患者半年前无明显诱因出现胃痛，伴反酸，症状时轻时重，1 周前饮食不规律后胃痛加重，遂来求诊。

刻诊：胃部隐隐作痛，连及两胁，餐后加重，泛酸，呃逆，伴耳痒，眠差，大便溏，日 2 次，小便正常，舌质红，苔黄，脉弦稍数。

诊断：胃痛（肝胃郁热证）。

治则：理气和胃，清热止痛。

方用丹栀逍遥散合黄连温胆汤加减。

处方：当归 10g，炒白芍 15g，柴胡 10g，茯苓 20g，炒白术 20g，炙甘草 10g，薄荷 6g（后下），清半夏 15g，陈皮 20g，竹茹 15g，桂枝 10g，枳实 20g，牡丹皮 15g，栀子 10g，黄连 10g，知母 20g，炒白扁豆 30g，炒薏苡仁 30g，川芎 20g。

2020 年 11 月 1 日二诊：患者服上方 7 剂，泛酸明显减轻，时有胃痛，右上腹明显，大便次数增多，每日 7 ～ 8 次，晨起即泻，伴肠鸣，舌质淡红，苔白，脉弦。方用参苓白术散合四神丸加减。处方：党参 15g，茯苓 15g，炒白术 30g，炒白扁豆 20g，陈皮 20g，炒山药 20g，炙甘草 10g，莲子 10g，砂仁 6g，炒薏苡仁 30g，桔梗 10g，补骨脂 15g，吴茱萸 3g，肉豆蔻 15g，五味子 10g，柴胡 10g，防风 20g。

2021 年 1 月 10 日三诊：患者服二诊方 7 剂，泄泻好转，大便成形，仍有右胁下隐痛，舌质红，苔薄白，脉弦。二诊方防风改为 10g，加炒白芍 15g，黄芩 20g。服药 20 剂，诸症平，随访半年未复发。

按语：此案患者为中年男性，根据胃痛餐后加重，伴见泛酸，舌苔黄，知为实证。肝经过两胁，其胃痛连及两胁部，可知其病涉肝、胃，乃肝气犯胃之象；耳为胆经循行之处，故见耳痒；舌红、苔黄、脉弦数等均为肝郁化火之征，病机总属肝胃郁热。遂给予丹栀逍遥散合黄连温胆汤加减，方中柴胡、薄荷疏肝解郁，牡丹皮、栀子清肝泄热，当归、白芍养血柔肝止痛，白术、茯苓、甘草、生姜和中健胃。温胆汤中半夏辛温燥湿，辅以竹茹清热化痰，半夏与竹茹相伍，一温一凉，化痰燥湿和胃之功备；陈皮理气行滞，燥湿化痰；枳实降气导滞，消痰除痞。陈皮与枳实相合，理气之力增，佐以茯苓健脾渗湿，加之桂枝温补中焦，行脾胃之阳气，黄连清热燥湿，知母滋阴清热，防诸药伤阴；炒白扁豆和炒薏苡仁燥湿健脾，川芎理气止痛。诸药合用，旨在清解郁热、疏通气机，恢复胃腑和顺通降之性。二诊时患者泛酸、胃痛皆有缓解，泄泻成为主症，参合舌脉，考虑脾虚湿盛兼肾阳虚，故用参苓白术散合四神丸加减，加防风以胜湿止泻，柴胡兼以疏肝散邪，诸药合用，共奏暖肾健脾止泻之效。三诊时泄泻症状减轻，右胁隐痛，舌红，故在二诊方的基础上减少防风用量，加炒白芍柔肝止痛，黄芩清热燥湿。

案五

患者，男，20 岁，2020 年 9 月 3 日初诊。

主诉：胃脘疼痛 2 月余。

现病史：患者 2 个月前嗜食辛辣后出现胃脘部胀痛，晨起、睡前明显，未行特殊诊疗，症状时轻时重。

刻诊：胃脘及两胁胀痛，时感灼热，泛酸嘈杂，口干，嗜睡，睡时心慌，腹中肠鸣，大便溏垢，舌质红，苔薄白稍腻，脉弦。

诊断：胃痛（肝胃郁热证）。

治则：疏肝和中，清热燥湿。

方用丹栀逍遥散合二陈汤加减。

处方：牡丹皮 15g，栀子 10g，当归 10g，炒白芍 15g，柴胡 10g，茯苓 15g，炒白术 30g，生姜 10g，薄荷 6g，清半夏 15g，陈皮 20g，枳实 20g，竹茹 15g，郁金 30g，浙贝母 30g，牡蛎 30g，甘草 10g。

2020 年 9 月 10 日二诊：患者服上方 7 剂，胃痛已除，但仍反酸，便溏，日 1 次，睡眠较前改善，舌质红，苔薄黄，脉弦稍数。按上方去郁金，加黄柏 30g，海螵蛸 30g。更进 14 剂，症状基本消失。随访 6 个月未复发。

按语：此案患者为青年男性，以“胃脘部胀痛”为主症求诊，故诊断为胃痛。根据胃脘部灼热、肠鸣、口干、泛酸嘈杂、大便溏垢等，结合舌红、苔白稍腻、脉弦，可辨为肝胃郁热兼湿盛证。观其情绪状态，考虑有轻微抑郁倾向，肝主疏泄，此乃肝气疏泄不及，情志失调之象，遂予丹栀逍遥散合二陈汤加减。方中牡丹皮、栀子清泄肝胃郁热，柴胡、当归、白芍、薄荷解郁柔肝止痛，白术、茯苓、甘草、生姜和中健胃；肝体阴而用阳，阴常不足，阳常有余，郁久化热，易伤肝阴，故选用郁金、枳实理气而不温燥伤阴；其泛酸嘈杂，嗜睡，苔薄白稍腻，提示湿邪困脾，故用二陈汤燥湿化痰，理气健脾，以杜生痰之源；加竹茹、浙贝母以清热开郁消痰；患者睡时心慌，故配伍牡蛎以镇静安神。二诊睡眠明显改善，胃痛止，但仍反酸、便溏，故在原方的基础上去解郁止痛之郁金，又加清泻下焦湿热的黄柏和制酸止痛之海螵蛸。全方攻补兼施，间断服用两周而病愈。

3. 肝胃阴虚案

案一

患者，女，40 岁，2017 年 7 月 8 日初诊。

主诉：间断胃痛 4 年，再发加重 1 月余。

现病史：患者 4 年前无明显诱因出现胃脘隐痛，间断发作，1 个月前因工作压力大而加重。

刻诊：胃脘痞胀不舒，隐隐灼痛，手足心热，时有汗出，晨起口苦，口唇干燥，口渴，食欲差，饥而不欲食，大便日 1 次，偏干，小便黄，眼干涩，舌质红，苔少，脉弦细。

诊断：胃痛（肝胃阴虚证）。

治则：养阴益胃，和中止痛。

方用益胃汤合芍药甘草汤加减。

处方：沙参 15g，麦冬 15g，生地黄 15g，玉竹 15g，白芍 15g，炙甘草 10g，牡丹皮 15g，栀子 15g，知母 15g，柴胡 15g，延胡索 20g，地骨皮 20g，当归 15g。

2017 年 7 月 15 日二诊：患者服上方 7 剂，诸症好转，胃痛减轻，食欲好转，偶胃部灼热，时烧心、反酸，大便溏，日 1 次，舌质红，苔薄黄，脉弦。按上方增地骨皮用量至 30g，加炒麦芽 15g，炒谷芽 15g，煅瓦楞子 30g。患者服药 14 剂，诸症痊愈，随访 1 年未复发。

按语：此案患者胃痛达 4 年之久，因精神压力而诱发加重，病起于肝郁化火。郁火日久，则损伤肝胃之阴，胃喜润恶燥，胃阴不足，胃体失其濡养，故见胃脘隐痛，阴虚生热，故口渴，热性主动，故有饥饿感，其本为虚，故饥不欲食，参合舌脉，可辨为肝胃阴虚之证。方选益胃汤合芍药甘草汤加减，方中沙参、麦冬、生地黄、玉竹养阴益胃，芍药、甘草和中缓急止痛。阴虚日久，难免虚火亢盛，佐以栀子泻火除烦，清热利湿，牡丹皮清热凉血，清肝降火，活血消瘀。两药都能清热凉血，疏泄肝胆郁热，一走气分，一入血分，有气血两清之功。知母清热泻火、生津润燥，柴胡疏肝理气，延胡索理气止痛，当归补血活血、调经止痛，地骨皮清虚热。诸药合用，共奏养阴益胃、理气止痛之效。二诊时胃痛减轻，食欲好转，时烧心、反酸，其阴液渐复，虚火仍在，故按上方增地骨皮用量，以加强清解虚热之力，加煅瓦楞子以制酸止痛，更佐用炒麦芽、炒谷芽以行气和胃，消食导滞。

案二

患者，男，47 岁，2020 年 9 月 20 日初诊。

主诉：胃痛 1 月余，加重 3 天。

现病史：患者 1 个月前与朋友聚会，吃火锅后出现胃脘部疼痛，自行口服护胃药物，疼痛稍缓解，3 天前疼痛再发加重，遂来求诊。

刻诊：胃部疼痛，伴嘈杂、饱胀，偶有吐酸，少气懒言，急躁易怒，自诉咽干口燥，两目干涩，视物不清，午后潮热，纳差，二便正常，眠一般，舌质红，苔少，脉弦数。

诊断：胃痛（肝胃阴虚证）。

治法：益阴养胃，调和肝胃，缓急止痛。

方用益胃汤合芍药甘草汤加减。

处方：炒白芍 30g，北沙参 20g，生地黄 15g，麦冬 10g，玉竹 10g，炒白术 20g，麸炒枳实 10g，栀子 10g，牡丹皮 15g，陈皮 20g，黄连 10g，甘草 10g。

2020 年 9 月 27 日二诊：患者服上方 7 剂，胃痛、嘈杂减轻，无午后潮热，纳可，二便正常，舌质红，苔薄黄，脉弦。按上方去黄连，加熟地黄 10g。服此方 14 剂，诸症平，随访 1 年未复发。

按语：患者为中年男性，病起于嗜食辛辣，损伤阴液，加之情志失调，郁怒伤肝，耗伤肝阴，以致肝胃阴虚，胃腑失润，则胃痛、嘈杂，阴虚热扰，则见吐酸、咽干、目涩、潮热等。舌脉等均为肝胃阴虚之征。遂给予益胃汤合芍药甘草汤加减，以养阴益胃，缓急止痛。方中用生地黄、麦冬、玉竹、沙参养阴清热，更能甘凉清润，重在益胃。正如《成方便读》所说："以一派甘寒润泽之品，使之饮入胃中，以复其阴。"

《黄帝内经》曰："肝苦急，急食甘以缓之，以酸泻之。"故用芍药、甘草以酸甘化阴，缓急止痛；更配伍炒白术补气健脾，枳实、陈皮调理气机，佐牡丹皮、栀子、黄连以加强清热泻火之力。二诊症轻，内热已不明显，故去黄连，加熟地黄养血滋阴以善后。

案三

患者，女，33岁，2020年11月14日初诊。

主诉：胃脘隐痛2周，加重1天。

现病史：患者1周前无明显诱因出现胃部隐痛，伴失眠多梦，吞咽时咽部疼痛，未予重视，1天前郁怒后上症加重，遂来我院诊疗。

刻诊：胃部隐痛，失眠多梦，吞咽时自觉咽喉不适，食管区灼痛，口干，大便干，小便正常，舌质红，苔少，脉沉细数。

诊断：胃痛（肝胃阴虚证）。

治则：滋阴降火，疏肝和胃。

方用一贯煎合沙参麦冬汤加减。

处方：麦冬15g，生地黄20g，北沙参10g，当归6g，枸杞子10g，川楝子6g，生地黄10g，桑叶10g，天花粉10g，炒麦芽10g，炒谷芽10g。

2020年11月28日二诊：患者服上方7剂，胃痛减轻，睡眠改善，仍有咽喉不适，头懵，乏力，大便干，舌质红，苔薄，脉弦。按上方加党参10g，清半夏12g。

2020年12月12日三诊：患者服二诊方14剂，胃痛止，口干轻，身力增。按二诊方去生地黄、麦冬，加白术10g，更进10剂，水煎服，日1剂。随访病瘥，一年未复发。

按语：此案患者为青年女性，平素情志不畅，肝郁日久，化火伤阴，木胜乘土，致肝胃阴虚，故见胃脘隐痛、食管区灼痛、失眠多梦等，虚火上炎，则咽喉不适、口干，肠腑失润，则大便干结，参合舌脉，证属肝胃阴虚。方用一贯煎合沙参麦冬汤加减，方中沙参、麦冬、生地黄、天花粉滋阴增液清热，当归、枸杞子养血填精益肝，川楝子疏肝泻火，桑叶清热平肝，炒麦芽、炒谷芽理气运脾和胃。诸药合用，共奏滋阴养血、疏肝泻火之功。二诊症轻，仍有乏力，咽喉不适，故按上方增党参以益气健脾，伍清半夏以利咽和胃，并防大队滋阴药滋腻碍胃。三诊症续轻，其阴液已复，故去生地黄、麦冬，加苦温之白术以增健脾益气之力。

案四

患者，女，39岁，2020年6月14日初诊。

主诉：胃痛半年余。

现病史：患者半年前无明显诱因出现胃脘隐痛，未重视，症状逐渐加重。

刻诊：胃脘隐隐灼痛，手脚心发热，虚烦、盗汗，失眠、多梦，后背酸沉，月经提前6天，大便稍干，1～2日1次，舌质红，苔薄黄，脉弦数。

诊断：胃痛（肝胃阴虚证）。

治则：养阴益气，和胃止痛。

方用益胃汤合酸枣仁汤加减。

方药：麦冬15g，北沙参15g，玉竹15g，党参15g，酸枣仁30g，知母6g，川芎6g，茯苓10g，五味子6g，木瓜10g，炒麦芽15g，炙甘草10g。

2020年6月28日二诊：患者服上方14剂，胃脘疼痛减轻，胃中灼热感消失，失眠好转，仍多梦，偶有口苦，舌质红，苔薄，脉弦稍数。上方改茯苓为茯神，加炒柏子仁10g，继服14剂，诸症皆消。随访3个月未复发。

按语：本案患者以胃痛和失眠为主，胃脘灼痛、口干等乃胃阴不足之征，而失眠、多梦、盗汗、虚烦是肝阴损伤、肝血不足之候。其舌脉亦为肝胃阴液不足之证，故治以甘润，正如《临证指南医案·胃脘痛》中所说："胃宜降则和者，非用辛开苦降，亦非苦寒下夺，以损胃气，不过甘平或甘凉濡润，以养胃阴，使之通降而已矣。"方中麦冬、北沙参、玉竹滋阴清热，生津止渴，党参益气健脾，气能生津，党参合北沙参配伍，使阳生阴长。酸枣仁养肝血、滋肝阴，善于安神，知母清虚热，川芎行气活血，以助疏肝散肝，茯苓健脾安神，五味子、木瓜配伍炙甘草，可酸甘化阴，并佐以炒麦芽苦温行气和胃，以防诸甘润药过于滋腻而壅滞气机。二诊胃痛、失眠好转，仍多梦，故按上方改茯苓为茯神，以增其安神之效，并加炒柏子仁滋养肝血以宁神。

4. 肝胃虚寒案

案一

患者，女，34 岁，2021 年 8 月 31 日初诊。

主诉：胃脘部疼痛 2 个月，加重 3 天。

现病史：患者 2 个月前饮食不规律后出现胃脘部疼痛，进食后稍缓解，未行诊治，3 天前食生冷后症状加重。

刻诊：胃脘冷痛，时有恶心，口干喜饮，困倦乏力，肩疼，胸闷，胁痛，情绪激动后胁痛加重，易手脚发凉，月经量少，色暗，有血块，大便日 1 ～ 2 次，舌质淡，体大有齿痕，有瘀斑，苔薄白，脉弦，尺脉弱。

诊断：胃痛（肝胃虚寒证）。

治则：暖肝散寒，和胃止痛。

方用吴茱萸汤合六君子汤加减。

处方：制吴茱萸 6g，党参 10g，茯苓 15g，炒白术 20g，炒白芍 15g，川芎 20g，当归 15g，黄芪 30g，姜厚朴 15g，桂枝 15g，炒薏苡仁 30g，炙甘草 10g。

2021 年 9 月 18 日二诊：患者服上方 14 剂，胃痛较前减轻，胁痛轻，现晨起口中有异味，多梦易醒，大便可，日 1 次。守上方减黄芪用量为 20g，加栀子 10g，黄连 10g。

2021 年 10 月 2 日三诊：患者服二诊方 14 剂，胃痛已不明显，时有多梦，大便溏，日 2 次，舌质淡，体大有齿痕，苔白腻，脉沉。守二诊方去栀子，改茯苓为茯神 10g，服此方 2 周，余症基本消失。随访 1 年，未复发。

按语：此案患者因饮食不规律损伤脾胃功能，加之饮食生冷，进一步耗损中焦阳气，故见胃脘冷痛。脾胃为后天之本，气血生化之源，脾胃虚弱，则气血生化乏源，故伴月经量少、困倦乏力等。因肝经布两胁，寒滞肝脉，则胁痛，参合舌脉，证属肝胃虚寒，遂给予吴茱萸汤合六君子汤加减，以益气健脾、暖肝和胃。加桂枝、当归以温通经脉、补血活血，配黄芪加强补气健脾之力，伍姜厚朴、炒薏苡仁以燥湿行气运脾。二诊胃痛轻，仍眠差，口中有异味，考虑肝胃虚寒夹郁热，故减黄芪用量，加栀子、黄连清热泻火。三诊时胃痛基本消失，仍多梦，大便溏，故去栀子，改茯苓为茯神，以增健脾安神之效，继服 14 剂而病瘳。

案二

患者，男，28 岁，2020 年 8 月 29 日初诊。

主诉：间断胃痛 1 年。

现病史：患者 1 年前无明显诱因出现胃脘部隐痛，症状时轻时重。

刻诊：胃脘隐痛，伴大便溏，日 1 次，时有腹部下坠感，时腹部拘急疼痛，舌质淡，苔薄白稍腻，脉沉稍数。

诊断：胃痛（肝胃虚寒证）。

治则：益气补虚，和中缓急。

方选小建中汤合理中丸加减。

处方：桂枝 10g，白芍 15g，甘草 10g，生姜 10g，大枣 10g，党参 10g，炒白术 10g，干姜 10g，当归 10g，陈皮 20g，姜厚朴 15g。

2020 年 9 月 5 日二诊：患者服上方 7 剂，胃痛轻，仍便溏，日 1 次，舌质淡，苔白略腻，脉沉弱。按上方白芍改为炒白芍 15g，加炒白扁豆 20g，生山药 30g。患者服用半月余，症状基本消失，随访 6 个月未复发。

按语：此案患者为青年男性，其素体脾胃虚弱，阳气不足，则胃脘隐痛；脾虚不运，湿邪下注，则便溏，伴腹部下坠感；又根据腹部拘急疼痛，考虑其病及肝，其舌脉等均为肝胃虚寒之象，故给予小建中汤合理中丸加减。方中白芍养阴柔肝，缓急止痛，桂枝、生姜温阳散寒，大枣、甘草补脾益气和中；党参、白术健脾益气，燥湿和胃，干姜温胃散寒，又加当归补血活血，当归配伍芍药，以补肝之体；佐用陈皮、姜厚朴以燥湿运脾，理气和胃，二者一升一降，斡旋中焦气机。二诊胃痛轻，仍有便溏，考虑脾湿较重，故按上方改白芍为炒白芍，防其寒凉致泻，又加炒白扁豆、生山药以健脾祛湿，和中止泻，继服 2 周而诸症平。

案三

患者，女，52 岁，2019 年 2 月 23 日初诊。

主诉：胃脘部疼痛 1 周，加重 1 天。

现病史：患者 1 周前食冷物后出现胃脘部疼痛，自行热敷后疼痛稍缓解，未再行特殊诊疗，1 天前饮水后胃痛再作，为求诊疗遂来我院门诊。

刻诊：胃脘部冷痛，喜温拒按，手足发凉，食少即饱，腹部微胀，自觉小腹下坠感，便后尤甚，平素四肢倦怠，动则汗出，时有头晕，睡眠一般，二便尚可，舌质暗，苔薄白，脉沉紧。既往有慢性胃炎史 10 年余。

诊断：胃痛（肝胃虚寒证）。

治则：健脾益气，散寒止痛。

方用补中益气汤合吴茱萸汤合良附丸加减。

处方：制吴茱萸 6g，黄芪 20g，党参 10g，炒白术 20g，升麻 6g，柴胡 12g，陈皮 20g，当归 15g，高良姜 15g，木香 15g，川芎 30g，炒鸡内金 15g，白芍 20g，延胡索 20g，黄芩 15g，花椒 10g，炙甘草 10g。

2019 年 3 月 2 日二诊：患者服上方 7 剂，胃痛明显减轻，饮食稍进，仍有小腹下坠感，大便稍溏，日 1 次，舌质淡红，苔薄白，脉沉。按上方，白芍易为炒白芍 10g，更进 14 剂。二诊后未再诊，随访诉诸症几平，1 年未复发。

按语：患者为中年女性，病起于食饮冷物，胃脘部冷痛，喜温拒按，伴见小腹下坠感，平素乏力汗出，故其证机概要为中气不足，寒邪侵袭，肝胃虚寒，胃气壅滞，失于和降，不通则痛。其证本于中虚，标为寒凝，属虚实错杂，故其治须标本兼顾，补泻同施。《杂病源流犀烛 · 胃痛》曰："虚者助之使通，寒者温之使通，无非通之之法也。"故以补中益气汤合吴茱萸汤合良附丸化裁，达升运中气、散寒止痛之功。方中吴茱萸散肝胃之寒，黄芪、党参、炒白术健脾益气；升麻、柴胡升阳举陷；陈皮、木香、当归、延胡索、川芎为气药与血药相伍，如《医学真传》曰"调气以和血，调血以和气，通也"；高良姜、花椒散寒温里而通导胃中凝滞；白芍柔润和营以止胃痛，兼防温燥药物耗伤胃阴。炒鸡内金健胃化积通滞；大队温散药物中配以苦寒黄芩，取反佐之意。全方补中有散，调气和血，用温佐寒，谨合病机而治之。二诊胃痛明显减轻，余症均缓，仍有小腹下坠感，考虑中虚较甚，短时药效未显，继服才可得效，大便稍溏，白芍易为炒白芍 10g，更进 14 剂。随访 1 年，诸症已平，未复发。

5. 肝郁脾虚案

案一

患者，男，18 岁，2019 年 5 月 19 日初诊。

主诉：胃脘疼痛 10 天。

现病史：患者 10 天前无明显诱因出现胃脘疼痛，间歇性发作。

刻诊：胃脘疼痛，大便溏，排便次数多，排便前腹痛，便后痛减，口渴喜饮，时有恶心，口中黏腻不爽，手心易出汗，舌质淡，体大有齿痕，苔薄滑，脉弦。

诊断：胃痛（肝郁脾虚证）。

治则：补脾柔肝，缓急止痛。

方用痛泻要方合参苓白术散加减。

处方：党参 15g，茯苓 15g，炒白术 30g，白扁豆 10g，陈皮 20g，炒山药 30g，炙甘草 10g，莲子 10g，砂仁 6g（后下），炒薏苡仁 30g，桔梗 10g，防风 20g，苍术 20g，厚朴 15g，清半夏 15g，炒白芍 20g。

2019 年 6 月 2 日二诊：患者服上方 10 剂，胃脘痛减轻，腹痛减轻，大便溏改善，舌质淡，体大有齿痕，苔薄滑，脉弦。守上方，去莲子、砂仁，加桂枝 15g。

2019 年 6 月 16 日三诊：患者服用二诊方 14 剂，胃脘痛基本消失，大便基本正常，日 1 次，舌质淡，苔薄白，脉沉。守二诊方，间断服用 1 月余，诸症平，随访 1 年未复发。

按语：此案患者以胃痛为主，伴腹痛、便溏等，根据便前腹痛，便后痛轻，考虑其病机为肝旺克脾，脾虚湿盛，治宜补脾抑肝，祛湿止泻，方用痛泻要方合参苓白术散加减。方中党参益气健脾，白术苦甘而温，补脾燥湿以治土虚，莲子、山药、炒白扁豆平补脾土，祛湿和胃；白芍酸寒，柔肝缓急以止痛；陈皮、砂仁辛苦而温，功能理气燥湿、醒脾和胃；茯苓、薏苡仁利水渗湿；配伍少量防风，具升散之性，与术、芍相伍，辛能散肝郁，香能舒脾气，且有胜湿止泻之功，再加苍术、厚朴，合陈皮，即为平胃散，以燥湿运脾，行气和胃，佐用清半夏，合陈皮、茯苓，乃二陈汤之基本组合，以理气燥湿祛痰。二诊胃脘痛减轻，痛泻减少，故去莲子、砂仁，加桂枝以助阳化气。三诊诸症减轻，效不更方，间断服用 1 个月而痊愈。

案二

患者，女，49 岁，2018 年 11 月 24 日初诊。

主诉：间断胃痛 2 年，再发加重 1 周。

现病史：患者 2 年前与人争吵后出现胃部疼痛，伴胃胀，时有反酸，情绪稳定后上症稍缓解，后疼痛时轻时重，未予重视，未系统治疗。1 周前患者饮食生冷后胃部疼痛再发加重，为求系统治疗，遂来我院门诊。

刻诊：胃部胀痛，偶有反酸，食欲不振，恶食生硬油腻食物，左胁部胀闷不适，平时痰多，色白易咳，头部昏蒙不清，如物裹首，眠浅梦多，夜尿频，3 ～ 4 次 / 晚，大便质可，日 1 次，舌红稍暗，苔薄腻，脉弦紧。

诊断：胃痛（肝郁脾虚证）。

治则：疏肝和胃，健脾除湿。

方用逍遥散合半夏泻心汤加减。

处方：柴胡 12g，当归 12g，炒白芍 20g，白术 20g，茯苓 15g，薄荷 6g（后下），清半夏 12g，干姜 15g，黄芩 15g，黄连 6g，党参 10g，桂枝 10g，炒薏苡仁 30g，炒山药 20g，枳实 15g，醋香附 20g，甘草 15g。

2018 年 12 月 15 日二诊：患者服上方 14 剂，胃部胀痛减轻，大便稍溏，夜间梦多，眠浅易惊醒，舌质红稍暗，苔薄白，脉沉弦。上方去香附、薄荷，枳实易为枳壳，加厚朴 15g，苍术 15g，陈皮 20g。

2019 年 1 月 19 日三诊：患者服二诊方 14 剂，胃部胀痛基本消退，大便质可，日 1 次，现小腹胀满，左下腹显著，时有腰痛，手脚凉，夜尿频数，舌质暗，苔薄滑，脉沉。方用金匮肾气丸加减，处方：淡附片 3g（先煎），桂枝 10g，山萸肉 15g，地黄 20g，山药 20g，茯苓 15g，泽泻 15g，牡丹皮 20g，牛膝 20g，川芎 20g，厚朴 20g，枳壳 15g。患者服上方2周，小腹胀满已不明显，腰痛减轻，夜尿2次，嘱其继续服用金匮肾气丸3个月以善后。随访1年，诸恙已瘥，未复发。

按语：此案患者与人争吵后出现胃脘部胀痛，与情绪关系密切，伴见左胁部胀闷不适，结合脉弦紧，可知肝气犯胃，胃失和降，不通则痛。脾升胃降，为气机升降之枢纽，胃不降浊则脾不升清，水谷精微不归正化，反酿生痰湿，上蒙清窍，可见食欲不振，如物裹首，痰多色白，苔薄腻，可知中焦气机升降失常，寒湿不化。治疗上，根据胃腑“以通为用、以降为顺”的特性，则以“理气和胃止痛”为治疗大法。正如《医学真传》中所说：“夫通者不痛，理也。但通之之法，各有不同。调气以和血，调血以和气，通也。”故方选逍遥散合半夏泻心汤加减，以逍遥散疏肝气补肝体兼以健脾，土旺则木无以乘，胃痛缓减；以半夏泻心汤辛开苦降，复运中焦气机，则胃胀自除；加醋香附、枳实以增强疏肝下气除胀之功；并入桂枝、炒薏苡仁、炒山药，温通除湿以复脾运。二诊胃部胀痛减轻，脉紧已去，肝气已缓，故去醋香附、薄荷，同时加苍术、厚朴、陈皮，枳实易为枳壳，以燥湿健脾、行气宽肠，则湿去便实。三诊胃痛症状已不明显，仍有小腹胀满、手足凉、夜尿频，结合舌脉，以肾阳不足、气化不利为证机，方选金匮肾气丸加减，并以金匮肾气丸善后。

案三

患者，女，30岁，2020年6月7日初诊。

主诉：胃痛2月余。

现病史：患者2个月前因工作压力大，加之饮食不规律而出现胃痛，症状时轻时重。

刻诊：胃脘部疼痛，食辛辣后加重，伴胁胀烦闷，胃中泛酸、烧心，纳、眠皆差，时有胁下疼痛，畏寒喜暖，经前腹痛，便秘，舌质淡，体大有齿痕，苔薄白偏滑，脉弦。

诊断：胃痛（肝郁脾虚证）。

治则：疏肝健脾，和胃止痛。

方用逍遥散加减。

处方：柴胡10g，炒白芍15g，当归10g，茯苓15g，炒白术30g，薄荷6g（后下），陈皮20g，清半夏15g，党参10g，干姜15g，炒薏苡仁30g，炒山药20g，炙甘草10g。

2020年6月21日二诊：患者服上方14剂，胃脘疼痛基本消失，余症均有改善，饮食好转，大便基本正常，舌质淡，体大有齿痕，苔薄白，脉弦。效不更方，继服14剂，以巩固前期疗效，随访3个月，病未有反复。

按语：中医最早提出胃痛与肝、脾相关的是《黄帝内经》。《素问·六元正纪大论》云："木郁之发……民病胃脘当心而痛，上支两胁，膈咽不通，食饮不下。"《素问·至真要大论》亦云："厥阴司天，风淫所胜，民病胃脘当心而痛。"忧思恼怒，损伤肝脾，肝失疏泄则横逆犯胃，脾失健运则胃气郁滞，终致胃失和降而引发胃痛。可见脾胃功能正常与肝气疏泄联系密切，正所谓"治肝即可安胃"。方中柴胡味苦，入肝胆经，为治肝气郁结胁痛之要药，以疏肝解郁，使肝气调达，炒白芍味苦、酸、甘，入肝脾经，柔肝缓急，止胃脘疼痛，平抑肝阳以补肝体之用，当归味甘，归肝、脾、心经，可养血和血，调经而止行经之痛，炒白芍、当归合用，以养血和营，更可防柴胡暗耗肝阴。茯苓健脾安神，炒白术健脾益气，调和肝脾，茯苓、炒白术合用，既可使气血有源，又可防肝气乘脾；党参、炒薏苡仁益气健脾渗湿；薄荷、陈皮散郁和中，加强理气止痛之功。干姜温胃散寒，清半夏辛温，既可配干姜温中散寒，又兼具降逆之功，佐炙甘草调和诸药，并补脾益气、缓急止痛。此病之中虽有便秘，但究其根源在于气机郁滞，正如《症因脉治》所言："怒者气上，思者气结，忧愁思虑，诸气怫郁，则气壅大肠，而大便乃结。"因此，用疏肝理气之药而便秘自除。

6. 肝胃血瘀案

患者，男，39岁，2020年6月20日初诊。

主诉：间断胃痛2年余，再发加重1个月。

现病史：患者2年前无明显诱因出现胃痛，伴反酸，1个月前因食火锅而胃痛加重。

刻诊：夜间及饭前胃脘刺痛，反酸，腹胀，按之加重，大便不成形，舌质暗，体大有齿痕，苔白腻稍滑，脉沉涩。

诊断：胃痛（肝胃血瘀证）。

治则：化瘀通络，理气和胃。

方用血府逐瘀汤合小陷胸汤加减。

方药：当归 10g，生地黄 20g，炒桃仁 10g，红花 3g，枳壳 20g，甘草 10g，赤芍 15g，柴胡 10g，川芎 20g，桔梗 10g，半夏 20g，黄连 10g，瓜蒌 10g，姜黄 15g，吴茱萸 3g，白术 20g，延胡索 30g，干姜 10g。

2020 年 6 月 27 日二诊：患者服上方 7 剂，胃痛好转，仍有腹胀，但出现四肢不温，倦怠乏力，舌质淡，苔薄白，脉沉。按上方加党参 10g，黄芪 20g，以益气活血。

2020 年 7 月 4 日三诊：患者服二诊方 7 剂，胃痛、腹胀基本消失，仍有腹部怕凉。按上方去黄连、瓜蒌，加干姜 15g，继服 14 剂，诸症均有好转，随访半年未复发。

按语：《杂病源流犀烛·胃病源流》谓：“胃痛，邪干胃脘病也……唯肝气相乘为尤甚，以木性暴，且正克也。”肝郁日久，又可化火生热，邪热犯胃，导致肝胃郁热而痛。若肝失疏泄，气机不畅，血行瘀滞，又可形成血瘀，兼见瘀血胃痛。该患者以胃脘刺痛为主症，其舌质偏暗，脉沉涩，诊断为“瘀血停胃”之胃痛。选用血府逐瘀汤合小陷胸汤加减，方中桃仁破血行滞而润燥，红花活血祛瘀以止痛，赤芍、川芎助红花、桃仁活血祛瘀；牛膝活血通经，祛瘀止痛，引血下行；生地黄、当归养血益阴，清热活血；桔梗、枳壳一升一降，宽胸行气；柴胡疏肝解郁，升达清阳，与桔梗、枳壳同用，尤善理气行滞，使气行则血行；合小陷胸汤以理气宽胸，化痰散结；再加姜黄、川芎、吴茱萸活血止痛，白术益气健脾。诸药合用，共奏化瘀通络、理气和胃之功。二诊胃痛轻，但出现四肢不温，倦怠乏力，此为气虚无以行血，加党参 10g，黄芪 20g，以益气活血。三诊胃痛、腹胀基本消失，仍有怕冷，故去黄连、瓜蒌，加干姜以温中散寒和胃，继服 14 剂而病瘥。

7. 肝胃湿热案

患者，女，35 岁，2017 年 5 月 20 日初诊。

主诉：胃痛 1 年余，加重半月。

现病史：患者自诉因工作原因习惯性熬夜，饮食不规律，出现胃脘疼痛。胃镜检查示慢性萎缩性胃炎。服用西药控制症状，停药即复发。

刻诊：胃脘闷痛，食后吐酸，伴纳呆，口苦、口臭，胃脘部灼热难耐，身重乏力，头晕目胀，情绪急躁易怒，大便不畅，舌质红，有瘀斑，苔黄腻，脉弦滑。

诊断：胃痛（肝胃湿热证）。

治则：清热化湿，理气止痛。

方用行中汤合四逆散加减。

处方：清半夏 15g，干姜 3g，陈皮 15g，黄连 10g，黄芩 15g，黄柏 20g，党参 10g，枳实 15g，炒白术 15g，厚朴 20g，延胡索 20g，柴胡 15g，炒白芍 15g，川芎 20g，炙甘草 10g，大枣 10g。

2017 年 5 月 27 日二诊：患者服上方 7 剂，胃痛较前改善，脾气好转，仍有吐酸、胃脘灼热，大便 1 天 1 次，舌质红，苔黄腻，脉弦滑。按上方加煅瓦楞子 30g。

2017 年 6 月 10 日三诊：患者服上方 14 剂，泛酸、胃中灼热好转，胃痛消失，大便黏滞，舌质红，苔薄黄，脉弦。按上方去延胡索，加薏苡仁 30g，间断服用 2 个月而诸症平。

按语：此案患者因熬夜、饮食不规律等，导致湿热阻滞脾胃而发病。湿热阻滞中焦气机，故见胃脘闷痛、大便不畅，湿热上熏，故口苦、泛酸，湿邪困脾，而脾主四肢，故见身重；其舌脉等均为湿热内盛之象。遂给予行中汤合四逆散加减，行中汤即由半夏泻心汤合枳术丸组成。方中半夏散结除痞，降逆止呕；干姜辛温散邪；黄芩、黄连、黄柏清热燥湿，与半夏、干姜配合，以辛开苦降；党参甘温益气，以补脾虚；延胡索、陈皮理气止痛，柴胡、白芍疏肝解郁、柔肝止痛；白术健脾燥湿，枳实、厚朴下气化滞，川芎活血行气止痛。诸药合用，共奏清热祛湿、和胃止痛之功。二诊仍有吐酸，故加煅瓦楞子以制酸和胃。三诊胃痛消失，仍大便黏滞，故去白术，加薏苡仁以导湿邪从下焦而去，间断服用 2 个月而病除。

呃逆

呃逆古称为“哕”，又称“哕逆”，是由于胃气上逆动膈，发出短频呃声，以有声无物、难以自止为主要表现的病证。

《黄帝内经》指出呃逆与脾、胃、肺相关。《素问·阴阳应象大论》曰：“中央生湿，湿生土，土生甘，甘生脾……其在天为湿……在脏为脾……在变动为哕”，指出脾之变动为哕，即呃逆。《素问·宣明五气》曰：“五气所病……胃为气逆、为哕、为恐……是谓五病”，即五病在胃为气逆、为哕。《灵枢·口问》曰：“今有故寒气与新谷气，俱还入于胃，新故相乱，真邪相攻，气并相逆，复出于胃，故为哕。”说明呃逆是在感受外寒邪气时，与胃中谷气相并而发。《伤寒论》所述之“哕”，主要是由于表证误治失治，导致外邪入里，引起正气衰微所致，与水饮蓄胃、胃津败绝、胃阳虚冷等有关。《金匮要略·呕吐哕下利病脉证治》记载的“哕”主要与上焦痰饮留于胸膈胃脘相关。张景岳则阐明了呃逆的基本病机，并指出呃逆有寒呃、热呃和虚呃之别。《景岳全书·呃逆》云：“然致呃之由，总由气逆，气逆于下，则直冲于上，无气则无呃，无阳亦无呃，此病呃之源，所以必由气也。”“而呃之大要，亦惟三者而已，则一曰寒呃，二曰热呃，三曰虚脱之呃。”清·李用粹《证治汇补·呃逆》曰：“火呃，呃声大响，乍发乍止，燥渴便难，脉数有力；寒呃，朝宽暮急，连续不已，手足清冷，脉迟无力；痰呃，呼吸不利，呃有痰声，脉滑有力；虚呃，气不接续，呃气转大，脉虚无力；瘀呃，心胸刺痛，水下即呃，脉芤沉涩。”在前人基础上，李用粹又汇补痰呃、瘀呃等，同时提出相应治法，《证治汇补·呃逆》云：“治当降气化痰和胃为主，随其所感而用药。气逆者，疏导之；食停者，消化之；痰滞者，涌吐之；热郁者，清下之；血瘀者，破导之；若吐若下后，服凉药过多者，当温补；阴火上冲者，当平补；虚而挟热者，当凉补。”明·吴昆《医方考·呃逆门第二十四》云：“下焦呃逆其声长，虚邪相搏也”，完善了前人以三焦辨呃逆之下焦呃逆，认为下焦呃逆多以本虚为主。至此，呃逆的理论趋于完善，给呃逆的临床诊治提供了思路和参考。

【病机特点】

1. 寒并谷气，上逆为呃

寒呃主要源于饮食生冷或外感寒气。中医学认为肺主气、主宣发肃降，肺胃同以降为顺。生理上，肺手太阴之脉还循胃口，因此肺气不降易引起胃气上逆，呃逆由此而生。肺为华盖，胃为中土，寒邪侵袭上中两焦，首先影响肺和胃。或伤胃阳无力温化，胃气不降反冲逆向上；或肺胃之阳被寒气遏制，气失和降，而浊邪逆上，正如《临证指南医案·呃》所云：“肺气郁痹及阳虚浊阴上逆，亦能为呃。”

2. 火逆冲上，胃失和降

热呃主要源于肠胃热盛于内，暗耗脾阴，胃失和降。《素问·经脉别论》曰：“饮入于胃，游溢精气，上输于脾。”《临证指南医案·卷六》云：“若脾阴一虚，则胃家饮食游溢之精气全输于脾，不能稍留津液以自润，则胃过于燥而有火矣。”脾为胃输布津液，若过食辛辣刺激，邪热壅盛，暗耗脾阴，则胃腑失润，而胃气不和，反易上逆，而发为呃逆。

3. 肝木乘土，相火扰动

《金匮要略·脏腑经络先后病脉证》云：“见肝之病，知肝传脾。”肝主情志，并主疏泄，因情志失调引发肝气不舒，肝气郁滞，进而横乘脾胃，发为呃逆，正如《辨证录·呃逆门》所云：“人有气恼之后，肝又血燥，肺又气热，一时呃逆而不止……盖肝性最急，一拂其意，则气必下克脾土，而脾土气闭，则腰脐之间不通，气乃上奔于咽喉，而作呃逆矣。”

4. 痰湿中阻，气逆为呃

素体肺胃阳虚，或误治失治，损伤脾胃阳气，导致胃中虚冷，痰饮内生，痰饮蓄于肺胃，则发为哕逆。其症状表现为呃逆，伴胸痞不舒、泛吐清涎等，或如《金匮要略·呕吐哕下利病脉证治》所云："似喘不喘，似呕不呕，似哕不哕。"此外，痰湿为患，还易阻滞脾胃气机运行，其所致呃逆多病程缠绵。

5. 正虚不运，胃气失和

素体虚弱或久病不愈所致气血失和，脾胃运化无力，升降失常，胃气上冲膈间，呃逆始生。正如《辨证录·呃逆门》所云："人有呃逆时作时止者，乃气虚而非气滞也。夫气旺则顺，气衰则逆，五行之道也。凡逆之至者，皆衰之极耳……补其气之虚，而呃逆自止。"

【辨证精要】

1. 辨痰、火、寒、郁，审证求因

呃逆病因纷繁，其主要病理因素为痰、火、寒、郁。在临证中当通过"审证求因"的方式，首先辨明病因病性，并注意以下三点：第一，火即热。舌象是区分寒与热的重要指征，舌淡多寒，而舌红多热；且寒热为疾病基本的阴阳属性，多与痰、郁等病理因素相兼并存。第二，顽固性呃逆多从痰论治。痰之为病，变化多端，且胶着难化，病程缠绵，临床所见久治不愈之呃逆，若正气不虚，则宜从痰浊论治。第三，痰郁常并见。郁为气滞，气机不畅，则津液难行，聚而为痰；反之，痰饮亦可阻滞气机，而导致痰气互结。因此，需谨守病机，针对不同的病理因素及其邪气兼夹，兼而治之。

2. 论脏腑三焦，察病浅深

呃逆之病，责之肺胃，又非独在肺胃，与五脏皆密切相关，临床可按三焦分其病位浅深。上焦者，心、肺也，肺主气，其病多在气分；心为火脏，其热证、实证居多，呃逆声多较洪亮，故其病位较浅，病情较轻。中焦者，脾胃也。《医方考·呃逆门》云："中焦呃逆其声短，水谷之病也。"脾为生痰之源，其痰湿之证居多，故病程较长；脾为阴脏，易从寒化，胃为阳腑，易从热化，故中焦之病易生寒热错杂兼夹痰湿之变。下焦者，肝肾也。《医方考·呃逆门》云："下焦呃逆其声长，虚邪相搏也。"肝藏血，肾藏精，呃逆日久，耗伤阴精营血，而成肝肾虚损之证，故其病位较深，且病情较重。

【分型论治】

1. 痰湿中阻证

以呃逆频作，细而短促，心下逆满，头晕目眩，喜唾涎沫，身困，胸闷，苔白腻为辨证要点。治以祛湿健脾，化痰止呃。方用温胆汤合橘皮竹茹汤加减。方药组成：竹茹15g，枳实20g，清半夏15g，陈皮20g，茯苓15g，炒白术20g，炒苍术10g，炙甘草15g，生姜10g，大枣10g。温胆汤温胆化湿，橘皮竹茹汤降逆祛痰和胃，加炒白术、炒苍术以增强燥湿健脾之功。

若痰湿重者，可合用苓桂术甘汤，或加浙贝母、姜厚朴、桔梗等，以增强行气化痰、宽中降逆之力；若气滞明显者，可加香附、柴胡、郁金等以行气解郁、理气化痰；若脾虚者，可合用香砂六君子汤以助脾运化，健脾燥湿；若湿郁化热者，可加栀子、黄连、牡丹皮等，以清泄湿热。

2. 肝胃气滞证

以呃逆时作，胸胁胀满，食少纳差，脉弦为辨证要点。治当疏肝理气，降逆止呃。方用四磨汤合旋覆代赭汤加减。方药组成：代赭石30g，旋覆花10g，清半夏12g，党参10g，制香附12g，沉香3g，槟榔5g，枳实10g，乌药10g，炙甘草10g，刀豆子10g。方中用旋覆代赭汤下气降逆，四磨汤理气消滞，更配伍木香、香附，以疏肝行气解郁，佐用刀豆子增其下气止呃之功。

若呃逆时作，心烦口苦，气郁化火者，可加栀子、牡丹皮以行气血之郁、清气血之热，或改用丹栀逍遥散以清热疏肝；若舌质暗，瘀血重者，可加红花、桂枝以温经通络，活血化瘀；若肝气横逆，肺金受侮，便秘者，可加升降散（蝉蜕、僵蚕、姜黄、大黄）以散结开闭，调理升降。

3. 胃火上逆证

以呃声高亢，冲气逆出，渴欲饮水，胸膈满闷，舌红，苔黄燥，脉滑数有力为辨证要点。治以清热滋阴，平冲降逆。方用竹叶石膏汤合泻心汤加减。方药组成：竹叶15g，生石膏48g，人参6g，麦冬48g，半夏12g，生山药20g，黄连6g，黄芩10g，大黄3g，甘草（炙）6g。此方以竹叶石膏汤清热降逆，并去原方中粳米，加山药以顾护胃气，且合用泻心汤以清泄胃热。

若呃逆频作，口臭较甚，可加竹茹、柿蒂以助降逆止呃、清热化痰之力。若腑气不通，痞满便秘者，可合用小承气汤通腑泄热。若胸膈烦热，大便秘结，可用凉膈散清上泻下。若服药后证有缓解，伴少气乏力者，可用麦门冬汤善后。

4. 脾胃寒滞证

以呃逆声作，沉缓连连，喜温怕冷，食少纳呆，口淡不渴，舌淡苔白，脉沉迟为辨证要点。治当温中散寒，降呃止逆。方用丁香柿蒂散合良附丸加减，方药组成：丁香10g，柿蒂10g，党参10g，高良姜15g，制香附12g，陈皮20g，炙甘草6g。方中丁香、柿蒂、高良姜温中行气降逆，制香附解郁行气，党参益气补中，加陈皮健脾理气燥湿。

若兼肝寒，胸脘胀痛者，加吴茱萸、肉桂、乌药增强温中散寒、平冲降逆之力。若兼有寒凝食滞，脘闷嗳腐，加莱菔子、槟榔、半夏行气导滞，理气消积。若寒凝气滞，脘腹痞满，重用枳壳、厚朴、陈皮以行气化浊，醒脾和胃。若下焦肝肾虚损，呃声虚弱而长者，可用丁香柿蒂散合右归丸。

5. 胃阴不足证

以呃逆频发，口干咽燥，舌红少苔，脉细数为辨证要点。治以养阴润燥，和胃降逆。方用麦门冬汤合炙甘草汤加减。方药组成：麦冬30g，清半夏12g，粳米30g，人参6g，炙甘草6g，炒火麻仁30g，生地黄30g，阿胶6g，桂枝6g，白芍15g，大枣3枚。此方在麦门冬汤和炙甘草汤的基础上又加入白芍，以缓急止呃，其味酸，又可配合炙甘草等甘味药，以助酸甘化阴。

若阴虚化热者，可加牡丹皮、栀子以清热凉血。阴津损伤明显者，则加玄参，合原方中麦冬、生地黄，即为增液汤，以滋阴增液、润燥生津。若纳食较差，可加陈皮、厚朴等，以燥湿行气，以防大队滋阴药滋腻碍胃。

【常用药对】

1. 人参、半夏

人参补中益气，助脾行津；半夏燥湿化痰，行气降逆。二者合用，能补益中气而不壅滞，燥湿化痰而不伤正气，善治正虚痰湿，又可扶正祛邪，善入中上两焦，具有扶正祛邪、燥湿化痰、止逆下气的功效。

2. 枳实、白术

枳实破气消积、化痰散痞。《神农本草经 · 木部中品》载："主治大风在皮肤中……除寒热热结"；白术具有益气健脾、固表止汗、利湿消肿之功。二者合用，行气化痰，强脾散结，善调脾胃顽痰。枳实助白术调和脾胃，白术助枳实燥湿化痰，痰湿得化，则中焦脾胃和合，气机升降有序，则呃逆自止。

3. 旋覆花、代赭石

旋覆花有化痰行水、降气止逆之功；代赭石善平肝潜阳、重镇降逆。二者合用，协调金木，增强降逆之功。"诸花皆升，旋覆独降"，旋覆花是升中之降；代赭石主入肝、胃经，质重沉稳。旋覆花－代赭石善调冲气上逆，呃逆一病与三焦都有联系，人体是有机整体，牵一发而动全身，该药对在治疗顽固性呃逆时，既可发挥主导作用，也可配伍以协同发挥功效。

4. 陈皮、竹茹

陈皮能健脾燥湿、理气化痰、开胃消食；竹茹能涤痰开郁、清热止逆、生津除烦。二者合用，行气开郁，醒脾涤痰，通行肺胃络脉。肺为水之上源、气之本，胃为水谷之海、气血生化之源。陈皮、竹茹是二陈汤的重要配伍组成，二者质清而入中上两焦，"治上焦如羽，非轻不举，治中焦如衡，非平不安"，必以辛味以醒脾化浊，以甘味入中土，缓急止逆，方能助肺胃履行气化职能，气顺则呃逆自止。

5. 红花、川芎

川芎具有行气开郁、活血化瘀、祛风止痛之效；红花可活血通经、散瘀止痛。二者配伍，能够散瘀血、和气血。阳明多气多血，肝为血海，呃逆日久，则瘀阻入络，应当活血补血，化瘀止逆。川芎为血中之气药，善行血祛风，下至血海，旁及四肢，血得气则行。红花色赤入血，性温善行。二者协同增效，瘀去则气易行。

【医案选录】

1. 痰湿中阻案

患者，女，38岁，2020年12月27日初诊。

主诉：间断呃逆3月余，再发加重1周。

现病史：患者3个月前无明显诱因出现胃脘部胀满，未予重视，未系统治疗。1周前突然加重，为求系统治疗，遂来我院门诊。

刻诊：呃逆不止，头晕，胃脘胀满，偶有恶心，体倦乏力，不思饮食，大便溏，嗜睡，流涎，舌质淡，体大有齿痕，苔白腻，脉濡滑。

诊断：呃逆（痰湿中阻证）。

治则：祛湿健脾，化痰止呃。

方用温胆汤合枳术丸加减。

处方：竹茹15g，枳实20g，清半夏15g，陈皮15g，炒白术20g，茯苓15g，炙甘草15g，炒薏苡仁30g，炒苍术20g，姜厚朴15g，浙贝母30g，炒白芍20g。

2021年1月10日二诊：患者服上方14剂，效佳，呃逆减轻，精神好转，仍有腹胀，纳呆，舌质淡，体大有齿痕，苔薄白，脉滑。按上方改炒白术为30g，茯苓为20g，加党参15g，砂仁6g，木香15g。

2021年1月17日三诊：患者服二诊方7剂，呃逆消失，余症好转，仍乏力，食后胀满，舌质淡，体大有齿痕，苔薄白，脉弦。按二诊方续服20剂。随访半年，诸恙已瘥。

按语：呃逆病位在膈，但病机多为胃失和降，胃气上逆引动膈肌痉挛而成。患者素体脾胃虚弱，日久生湿，聚而成痰，痰阻中焦，致脾胃升降失常，胃气不降反升，出现呃逆、恶心；脾气不升反降，出现眩晕、嗜睡；湿邪困脾，出现胃脘胀满、大便溏、流涎；脾虚无以濡养四肢，故体倦乏力。结合舌脉，可知患者为“痰湿中阻”之证，当以“祛湿健脾，化痰止呃”为治疗大法，方选温胆汤合枳术丸加减。以温胆汤理气化痰，枳术丸健脾和胃、行气化湿，增薏苡仁、茯苓以利水渗湿，苍术、厚朴以健脾燥湿，与陈皮、甘草合用亦有平胃散之意，加浙贝母、白芍以行气化湿。二诊仍有脾虚之象，故增党参、砂仁、木香与前方合用，取香砂六君子汤之意，以健脾益气、燥湿和中。三诊基本好转，为强胃气，嘱其续服 20 剂而愈。

2. 肝胃气滞案

案一

患者，女，58 岁，2020 年 12 月 27 初诊。

主诉：间断呃逆半年，再发加重 3 天。

现病史：患者半年前郁怒后出现呃逆，心情平复后可缓解，后每因情志不畅呃逆再发，未予重视，未系统治疗，3 天前上症再发加重，遂来求诊。

刻诊：呃逆频发，不能自制，呃声重而长，脘腹胀满，时有咳嗽、泛酸，纳食欠佳，夜寐差，舌质淡暗，苔薄白稍腻，脉弦滑。

诊断：呃逆（肝胃气滞证）。

治则：疏肝和胃，降逆止呃。

方用四磨汤合旋覆代赭汤加减。

处方：代赭石 30g，旋覆花 10g，木香 10g，槟榔 5g，枳实 10g，乌药 10g，桔梗 10g，川芎 10g，当归 10g，甘草 6g。

2021 年 1 月 10 日二诊：患者服上方 14 剂，呃逆频次减少，时有胁痛，舌质淡，苔白腻，脉弦滑。按上方加柴胡 10g，白芍 10g，继服 2 周，呃逆止，随访半年未复发。

按语：胃为六腑之一，贵乎通降，以下行为顺。胃气降则六腑乃能降，胃气和则能食而化，气血以生。胃失和降，上逆至膈，膈间气机不利，逆气上出于喉间，发为呃逆。《景岳全书·呃逆》云："然致呃之由，总由气逆。气逆于下，则直冲于上，无气则无呃……此病呃之源，所以必由气也。"患者病起于郁怒之后，病情每随情志而起伏，伴见腹胀、反酸，结合舌脉，可辨为肝胃气滞证。故方选四磨汤合旋覆代赭汤加减，以疏肝和胃、降逆止呃。方中乌药辛温香窜，辛开温通，可通理上下诸气，木香善调滞气而止痛，尤善调胃肠气滞；枳实性味苦寒，破气消滞，槟榔破泄降气，善降至高之气而直下降泄，破滞行气之力较强，两药合用，降逆行气之力得以加强；旋覆花、代赭石二药下气降逆，又因呃逆发于上部，可行宣肺之法，且患者偶有咳嗽，故佐以桔梗宣利肺气；因呃逆日久，病久则入络，加川芎、当归活血行气通络。二诊时呃逆已缓解，仍有肝气不舒之象，遂加柴胡、白芍以疏肝柔肝，坚持服药2周疾病痊愈。

案二

患者，女，48岁，2016年1月30日初诊。

主诉：间断呃逆2月余。

现病史：患者2个月前郁怒后出现呃逆，呃声连连，伴胸胁满闷等不适，未行诊疗。

刻诊：呃逆连声，胸胁胀满，平素急躁易怒，常因情绪不畅诱发或加重，伴恶心、纳差、肠鸣矢气，大便溏，日行1～2次，舌质红，体大有齿痕，苔白滑，脉弦。

诊断：呃逆（肝胃气滞证）。

治则：疏肝解郁，和胃降逆。

方用五磨饮子加减。

处方：木香10g，乌药10g，炒枳壳20g，沉香6g，槟榔10g，丁香10g，代赭石30g，陈皮15g，茯苓20g，炒山楂20g，炒麦芽20g，清半夏15g。

2016年2月6日二诊：患者服上方7剂，呃逆缓解，仍有恶心、肠鸣矢气，舌质红，体大有齿痕，苔白滑，脉弦。按上方去代赭石，加竹茹10g。

2016年2月20日三诊：患者服二诊方14剂，呃逆基本消失，但时有急躁易怒，情绪异常时呃逆易复发。按二诊方加川楝子10g，郁金30g，更进15剂。随访6个月未复发。

按语：此案患者为中年女性，平素急躁易怒，根据其间断性呃逆2月余，呃逆连声，胸胁胀满，常因情绪不畅诱发或加重，脉弦，可以诊断为气机郁滞之呃逆。《证治准绳·呃逆》有“呃逆一证……或因痰水停心膈，或因暴怒气逆痰厥”的记载。根据该患者的临床表现以及舌脉之象等，可将其辨为肝气郁滞证，治以疏肝解郁、和胃降逆，方选五磨饮子加减。方中木香、乌药行气解郁；炒枳壳、沉香、槟榔下气降逆；丁香、代赭石降逆止呃；因患者恶心纳差，故配伍陈皮理气健脾，加炒山楂、炒麦芽健脾消食；因患者舌质红，体大有齿痕，大便溏，考虑兼夹湿邪，故佐用清半夏、茯苓以健脾祛湿。二诊诸症缓解，患者仍有恶心，故按上方去代赭石，加竹茹以和胃止呕。三诊患者自述常因情绪不稳定导致上述诸症反复，故按上方加川楝子、郁金以增疏肝解郁之力，服药半月而愈。

案三

患者，男，50 岁，2021 年 2 月 28 日初诊。

主诉：反复呃逆 7 年余。

现病史：患者 2014 年因情绪刺激及工作压力大导致饭后呃逆，伴体重骤降，查胃镜、肠镜等无明显异常，服用抗抑郁药物稍缓解，现为求系统治疗来诊。

刻诊：呃逆频发，每因情志不畅而诱发或加重，伴胃脘胀满，纳差，大便溏，日 2 次，舌质暗，苔薄黄，脉弦。

诊断：呃逆（肝胃气滞证）。

治则：疏肝解郁，降逆止呃。

方用丹栀逍遥散合旋覆代赭汤加减。

处方：牡丹皮 15g，栀子 10g，当归 10g，炒白芍 15g，柴胡 15g，茯苓 15g，炒白术 20g，炙甘草 15g，生姜 5 片，薄荷 6g（后下），旋覆花 15g（包煎），代赭石 30g，生牡蛎 30g，姜黄 15g，蝉蜕 10g，桂枝 10g，郁金 30g。

2021 年 3 月 7 日二诊：患者服上方 7 剂，呃逆稍轻，守上方加竹茹 15g，枳实 20g，清半夏 15g，陈皮 15g。

2021 年 3 月 21 日三诊：患者服二诊方 14 剂，现偶有呃逆、嗳气，大便正常，舌质淡，苔薄白稍滑，脉弦滑。二诊方去陈皮，加浙贝母 30g，香附 20g。服药 14 剂，诸症消退，随访 3 个月未复发。

按语：此案患者为中年男性，详询病史可知疾病起止与情志关系密切。情志不畅则伤肝，肝失疏泄，郁久及胃，故胃脘胀满、嗳气、纳差；胃失和降，气逆动膈，呃逆频发；肝气乘脾，气机失调，运化失常，清气不升，反而下降，而发生便溏。故治以疏肝和胃、降逆止呃，方选丹栀逍遥散合旋覆代赭汤加减。方中柴胡疏肝解郁，白芍敛阴柔肝，当归养血活血，白术、茯苓、甘草健脾益气，使营血生化有源，薄荷少许助柴胡疏肝而散郁热，生姜和胃降逆止呕，再加栀子清肝泻火，牡丹皮凉血活血，旋覆花善降胃气而止呕，代赭石重镇降逆，牡蛎平肝潜阳，蝉蜕利咽开音，桂枝合白芍取小建中汤之意，姜黄、郁金活血行气止痛。诸药合用，解肝郁，益中气，降逆气。二诊仍有呃逆，故加竹茹和胃降逆止呕，枳实破气除痞，加清半夏、陈皮，增强燥湿化痰、理气健脾之功。三诊呃逆基本消失，去陈皮，加浙贝母化痰散结，香附疏肝理气，坚持服用2周而痊愈。

案四

患者，女，22岁，2021年4月11日初诊。

主诉：间断呃逆半年，再发加重1周。

现病史：患者半年前争吵后出现呃逆，未予重视，未系统治疗，1周前又因情绪激动而呃逆再发，为求系统治疗，遂来我院门诊。

刻诊：呃逆频频，伴反酸，眼涩，耳痛，平素易上火，急躁易怒，眠差，食少腹胀，右侧肢体无力，皮肤感知差，膝盖疼痛，经期缩短，2～3日，大便偏溏，日1次，舌质淡红，体大有齿痕，苔薄白，脉弦滑。

诊断：呃逆（肝郁气滞证）。

治则：疏肝理气，和胃降逆。

方用丹栀逍遥散合黄芪建中汤加减。

处方：牡丹皮15g，栀子10g，当归15g，炒白芍15g，柴胡10g，茯苓15g，炒白术20g，炙甘草15g，生姜10g，薄荷6g（后下），黄芪30g，桂枝15g，防己20g，泽泻30g，川芎30g，地龙15g，陈皮20g。

2021年4月25日二诊：患者服上方7剂，呃逆缓解，心情舒畅，现仍小腹凉，舌质淡暗，体大有齿痕，苔白腻，脉弦。按上方改当归为20g，炒白芍20g，茯苓20g，炒白术30g，去防己、泽泻，加红花3g，羌活15g，黄柏30g。

2021年5月2日三诊：患者服二诊方7剂，呃逆基本消失，仍眠差，舌质淡，体大有齿痕，苔薄白稍腻，脉弦。按二诊方续服 2 周，呃逆消失。随访半年，未复发。

按语：患者因争吵后出现呃逆，提示疾病与情绪关系密切，盖因情志不畅致肝失疏泄，脾胃气机升降失调，胃气失于和降而气逆动膈，呃逆乃生。正如叶天士所云：“肝为起病之源，胃为传病之所。”肝郁日久而化热，可见反酸、眼涩、耳痛、急躁易怒等；脾虚则见纳差、便溏、舌体大有齿痕。治呃之要在于理气，而必以疏肝降气为先，故遣方用药以“疏肝理气，和胃止呃”为基本准则。方选丹栀逍遥散合黄芪建中汤加减，以丹栀逍遥散疏肝理气兼清郁热，以黄芪建中汤补虚和中，辅以防己、泽泻以增利水渗湿之效。因其右侧肢体无力，故加川芎、地龙以活血通络止痛。二诊呃逆缓解，仍小腹凉，结合舌脉，加红花、羌活以活血散寒止痛，黄柏以清利下焦之湿。三诊诸症好转，故守方继进 14 剂，随访诸症已平。

案五

患者，女，48 岁，2018 年 11 月 24 日初诊。

主诉：频发呃逆 1 个月，加重 3 天。

现病史：患者 1 个月前郁怒后出现呃逆，行胸部穴位点按，症状未见明显缓解，后每因情志不畅诱发，3 天前与人争执后，上症再发加重，为求系统诊疗，遂来我院门诊。

刻诊：呃声连连，不能自制，胸胁部满胀，心烦气短，得嗳气或矢气症减，食少不饥，饮食稍有不慎即反酸，平素急躁易怒，善太息，眠浅易醒，小便少，大便稀溏，日 2 次，舌质稍暗，体大有齿痕，苔白腻，脉弦数，停经 2 个月，既往月经量少，色暗，伴少量血块，时有痛经。

诊断：呃逆（肝胃气滞证）。

治则：疏肝行气，降逆止呃。

方用丹栀逍遥散合二陈汤加减。

处方：牡丹皮 15g，栀子 15g，柴胡 12g，当归 12g，白芍 20g，白术 15g，茯苓 15g，薄荷 6g，郁金 30g，川芎 20g，姜半夏 15g，陈皮 20g，旋覆花 15g，薏苡仁 30g，山药 30g，甘草 10g。

15剂，水煎服，早晚温服。患者后未再就诊，随访1年，诸症已平，嘱其调情志、勿郁怒，并予丹栀逍遥丸日常调摄。

按语：本案患者为中年女性，苦喉间呃逆，不能自制，病起于郁怒之后，伴见胸胁部胀满，心烦易怒，食欲不振，大便溏稀，结合舌大有齿痕、苔白腻、脉弦数，其证机已明，为中虚痰阻，肝乘虚而乘，胃失和降，气逆动膈，膈间气机不畅则发呃逆。正如《证治准绳·呃逆》所云："暴怒气逆痰厥"。治以舒肝气、健脾气、降胃气、利膈气，方选丹栀逍遥散合二陈汤加减。方中牡丹皮、栀子、郁金清心舒郁除烦；柴胡、薄荷合用以疏肝理气而调肝用，当归、白芍养血柔肝而补肝体，合川芎则补中有行，如此则顺应"肝体阴而用阳"之性。白术、茯苓二药健脾利湿，合薏苡仁、山药则增祛湿补脾之效。呃逆一证，病位在膈，膈居肺胃之间，胃居膈下，其气以降为顺，肺处膈上，主肃降，故二者之气多上逆致膈间气机不利而呃逆生。姜半夏、陈皮取二陈之意，功专破痰阻、降逆气、和胃气，其中姜半夏辛温而燥，入肺则治已生之痰，入脾则治痰生之源，与陈皮相伍则气顺痰消，为治痰常用药对。且半夏其性主降，配以旋覆花则下气消痰、和胃降逆，如《本草汇言》曰："旋覆花，消痰逐水，利气下行之药也。"如此，则气顺痰消逆气降，疾病向愈。同时嘱其畅情志，并以丹栀逍遥丸善后。

3. 胃火上逆案

案一

患者，男，35岁，2020年12月13日初诊。

主诉：间断呃逆1年余，再发加重3天。

现病史：患者1年前嗜食煎炸之物后出现呃逆、反酸，自行口服抑酸药物症状稍缓解，后每因饮食不慎则上症反复，3天前大量饮酒后呃逆再发加重，遂来求诊。

刻诊：呃声洪亮有力，难以自制，口臭，烦渴，渴喜冷饮，口唇干燥，手足心热，胃脘部隐痛，小便短少，大便干结，舌红，苔薄黄，脉细数。

诊断：呃逆（胃火上逆证）。

治则：清胃通腑，降逆止呃。

方用竹叶石膏汤合小承气汤加减。

处方：竹叶 15g，石膏 30g，沙参 15g，麦冬 15g，半夏 12g，天花粉 20g，厚朴 15g，枳实 15g，大黄 6g，竹茹 15g，柿蒂 15g，甘草 10g。

2020 年 12 月 20 日二诊：患者服上方 7 剂，呃逆频次减低，口干、口渴减轻，手足烦热较前改善，大便已软，日 1 次；舌红，苔薄黄，脉细稍数。守上方，去大黄，改厚朴 10g，枳实 10g。

2020 年 12 月 27 日三诊：患者服上方 7 剂，呃逆偶作，自觉口臭、口渴已不明显，时有胃脘部隐痛，大便基本正常，小便量较前增多，舌红，苔薄少，脉细。守上方，去枳实、厚朴、柿蒂，改石膏为 15g，加丹参 15g，当归 15g，更进 14 剂，随访诸症已平，未复发。

按语：本案患者为青年男性，平素喜食煎炸油腻之品，致胃腑积热，胃热则气逆于上，出现呃逆、反酸。胃火偏盛则口臭烦渴、渴喜冷饮；热邪伤阴则见口唇干燥、手足心热、胃脘隐痛；胃热津伤则肠燥，出现大便干结、小便短赤。故其治以清胃通腑、降逆止呃为法，方选竹叶石膏汤合小承气汤加减。方中石膏甘寒养阴清热而止渴，竹叶清心除烦而利小便，沙参、麦冬、天花粉合用以益胃养阴、生津止渴，半夏、竹茹、柿蒂合用以降逆止呃，枳实、厚朴通降腑气，大黄泻火通便。二诊呃逆减轻，余症均有改善，大便已软，故不用大黄，枳实、厚朴减量。三诊呃逆基本消退，口臭、口干已不明显，大便正常，舌苔由黄转白，考虑胃火已降，但仍胃脘隐痛，为病久络瘀之象。守上方，去枳实、厚朴、柿蒂，石膏减量，增丹参 15g，当归 15g，以通络散瘀止痛，继服 14 剂，余症消退，随访未复发。

案二

患者，男，52 岁，2021 年 1 月 11 日初诊。

主诉：间断呃逆 2 年，再发加重 3 天。

现病史：患者 2 年前大量饮酒后出现呃逆，胃脘部胀满，时有隐痛，查胃镜提示慢性胃炎、食管炎，西医给予抑酸护胃药物，症状稍缓解，后每因饮酒、饱食上症反复，3 天前嗜食煎炸之品后上症再发加重，遂来我院门诊。

刻诊：呃逆频频，声高有力，脘腹痞满，得嗳气稍缓，反酸口臭，时有干呕，心烦口苦，食少便溏，小便短黄，舌质红，苔黄稍腻，脉滑数。

诊断：呃逆（胃火上逆证）。

治则：清胃健脾，降逆止呃。

方用竹叶石膏汤合半夏泻心汤加减。

处方：竹叶 15g，石膏 30g，党参 12g，清半夏 12g，麦冬 15g，干姜 10g，黄芩 12g，黄连 6g，竹茹 15g，柿蒂 15g，山药 15g，甘草 10g。

2021 年 1 月 18 日二诊：患者服上方 7 剂，呃逆较前缓解，痞满减轻，时有反酸，口臭、干呕好转，食量稍增，大便基本成形，舌质红，苔薄黄，脉滑稍数。守上方，加陈皮 10g，木香 10g，浙贝母 12g，乌贼骨 15g。

2021 年 1 月 25 日三诊：患者服二诊方 7 剂，呃逆基本消退，脘腹部痞闷已不明显，偶有胃脘部隐痛，余症几平，饮食如常，二便可，舌质淡红，苔薄白，脉滑。按二诊方，去竹茹、柿蒂，改石膏为 15g，加丹参 15g，当归 15g，更进 14 剂，疾病痊愈，随访半年未复发。

按语：此案患者为中年男性，平素嗜酒，致胃腑生积化热，且脾伤而不运。热积胃肠，腑气不降，逆上动膈，则生呃逆，同时伴见反酸口臭、干呕、心烦口苦。胃气不降，脾虚亦难升运，则见食少便溏、脘腹痞满、舌苔黄腻。故其治在清胃健脾、降逆止呃，方选竹叶石膏汤合半夏泻心汤加减。方中石膏甘寒清泻胃火，竹叶泻火除烦，清半夏、干姜合用以开结散痞，黄芩、黄连苦泄燥湿清热，党参、山药补脾益气，兼防寒凉药物太过而伤脾碍胃，竹茹、柿蒂合用增降逆止呃止呕之效。二诊呃逆、痞满明显减缓，余症均有缓解，仍时有反酸，故守上方，加陈皮、木香增行气运脾之效，加浙贝母、乌贼骨以制酸和胃。三诊呃逆基本消退，舌苔由黄转白，偶有胃脘部刺痛，考虑为久病络瘀之象，故按上方，去竹茹、柿蒂，石膏减量，并加丹参、当归以通络活血止痛，继服 14 剂而疾病向愈，随访未复发，并嘱其注意调摄，减少饮酒，以防病复。

4. 脾胃寒滞案

案一

患者王某，男，28 岁，2020 年 6 月 13 日初诊。

主诉：间断呃逆 2 周，加重 1 天。

现病史：患者 2 周前天热饮冷后呃逆频作，伴胃脘部冷痛，自行口服护胃药物后呃逆稍缓，1 天前汗出冲凉后呃逆再作，不能自止，遂来求诊。

刻诊：呃声频频，不能自制，呃声沉缓，胸膈满闷，口淡不渴，喜暖怕凉，胃脘部冷胀，不欲饮食，稍进则呕，时时恶风，偶见咳嗽，睡眠尚可，小便清长，大便量少而稀，日 1 次，舌质淡，苔薄白，脉沉紧。

诊断：呃逆（脾胃寒滞证）。

治则：散寒温中，降逆止呃。

方用丁香散加减。

处方：丁香 3g，柿蒂 3g，高良姜 6g，香附 12g，吴茱萸 6g，乌药 12g，半夏 12g，陈皮 15g，代赭石 30g，紫苏 12g，麻黄 6g，杏仁 12g，枳壳 12g，川芎 12g，红花 3g，炙甘草 6g。

2020 年 6 月 20 日二诊：患者服上方 7 剂，呃逆已缓，胸膈满闷减轻，胃脘部冷痛稍缓，食量稍增，未见呕逆，自觉手脚较前微温，已不觉恶风，大便基本成形，日 1 次，舌质淡红，苔薄白，脉沉稍紧。按上方，去吴茱萸、代赭石、麻黄、杏仁。

2020 年 6 月 27 日三诊：患者服二诊方 7 剂，呃逆偶作，须臾自止，胃胀已不明显，时有隐痛，自觉胸膈已畅，饮食渐进，大便基本正常，舌质淡红，苔薄白，脉沉。按二诊方，去乌药、枳壳、紫苏、红花，加黄芪 15g，白术 15g，更进 7 剂。三诊后未再就诊，随访诉诸症已平，未复发。

按语：本案患者为青年男性，病起于饮冷之后，加之汗出冲凉，因而病重求诊。其证机概要为寒邪滞于脾胃，胃失和降，气逆动膈，呃逆乃作；复因寒闭毛孔腠理，内传于肺，肺气不宣，逆而动膈，疾病加重。寒邪易伤阳气，其性凝滞，故见呃声沉缓、喜暖怕凉、胃脘冷胀、食少则呕、大便稀溏；腠理郁闭，肺气宣降不及，故见时时恶风、偶咳；结合舌淡、苔薄白、脉沉紧，寒实病机已明。故治以散寒温中，降逆止呃，方选丁香散加减。方中丁香、吴茱萸散寒降逆；高良姜、半夏、柿蒂、代赭石降气止呃；香附、乌药、陈皮行气和胃；麻黄、杏仁宣降理肺；紫苏宽胸，枳壳行滞；寒凝气滞，气血必有瘀滞，故加川芎、红花调和气血。二诊呃逆较前已缓，胸膈渐利，胃脘冷痛减轻，手足稍温而不觉恶寒，故去吴茱萸、代赭石降逆之味，以及麻黄、杏仁宣降之品。三诊呃逆偶作，可以自止，胸膈已利，饮食渐进，仍留有胃脘隐痛，为小虚之证，故去行散之乌药、枳壳、紫苏，加黄芪、白术以补虚健脾。

案二

患者，男，63 岁，2019 年 4 月 20 日初诊。

主诉：间断呃逆 2 年余。

现病史：患者 2 年前嗜食冷物后出现呃逆，伴胃脘部冷痛，热敷后稍缓解，后每因腹部受凉或饮食不慎则上症再发，期间查胃镜提示慢性胃炎、食管炎，未行特殊治疗。

刻诊：呃声低而无力，气不得续，脘腹不舒，喜温喜按，手足不温，食少乏力，大便溏薄，舌质淡暗，体大有齿痕，苔薄白稍腻，脉细弱。

诊断：呃逆（脾胃寒滞证）。

治则：温中健脾，和胃止呃。

方用黄芪建中汤加减。

处方：黄芪 20g，桂枝 15g，炒白芍 15g，藿香 15g，清半夏 15g，党参 20g，代赭石 30g，炒白术 20g，柴胡 15g，陈皮 15g，川芎 20g，炙甘草 10g，生姜 10g，大枣 5 枚。

2019 年 5 月 4 日二诊：患者服上方 14 剂，呃逆较前减缓，其间呃逆偶作，伴见汗出气短。守上方，改黄芪为 30g，加乌梅 15g。

2019 年 5 月 18 日三诊：患者服二诊方 14 剂，呃逆明显减轻，继续服二诊方 14 剂，诸症基本消失，随访半年未复发。

按语：患者为老年男性，病起于嗜食冷物之后，脾胃为寒邪所伤，且未及时治疗，病情绵延日久，病性由实转虚而成脾胃虚寒证。胃虚则气逆动膈，膈间气机不利则生呃逆。中脏虚寒则见脘腹喜温喜按、手足不温，脾胃不运则见食少乏力、大便溏薄。正如《辨证录·呃逆门》所云:“人有呃逆时作时止者，乃气虚而非气滞也。夫气旺则顺，气衰则逆，五行之道也。凡逆之至者，皆衰之极耳……补其气之虚，而呃逆自止。”故其治以温中健脾、和胃止呃为要，方选黄芪建中汤加减。方中桂枝、白芍合用以益卫和营、调和阴阳，黄芪、白术、党参健脾益气，藿香、柴胡、陈皮、半夏合用以行气化湿和中，代赭石降逆止呃，病情绵延日久，加之舌质偏暗，恐有瘀血，故加川芎以行气活血，大枣、生姜补脾和胃。二诊症轻，时有呃逆发作，伴见汗出气短，故黄芪加量并增乌梅补气敛肺。三诊时诸症基本消退，守方继服 2 周以巩固疗效，随访未见复发。

案三

患者，女，67 岁，2017 年 9 月 23 日初诊。

主诉：呃逆 2 月余。

现病史：患者 2 个月前出现食后呃逆，自行服用健脾和胃药物，症状稍减轻，后每因饮食不慎则上症再发，现为求系统诊疗来我院门诊。

刻诊：呃逆频频，声低无力，不欲饮食，稍食则胃脘部满闷不舒，嗳气肠鸣，时有腹痛，口中有异味，恶食油腻，时有干呕，大便日 2 ～ 3 次，粪质稀溏，舌质淡，体大有齿痕，苔薄，脉弦。

诊断：呃逆（脾胃寒滞证）。

治则：调中降逆，和胃止呃。

方用甘草泻心汤合旋覆代赭汤加减。

处方：旋覆花 15g，代赭石 20g，清半夏 15g，党参 10g，干姜 10g，黄芩 10g，黄连 3g，肉桂 10g，木香 10g，砂仁 10g，厚朴 10g，枳壳 10g，陈皮 10g，炙甘草 12g，生姜 3 片，大枣 5 枚。

2017 年 9 月 30 日二诊：患者服上方 7 剂，呃逆频次减少，肠鸣明显缓解，大便日 1 ～ 2 次，饮食渐进，口中异味消失，舌质淡，体大有齿痕，苔白稍腻，脉弦。守上方，去黄芩、黄连，加炒山药 10g，炒薏苡仁 20g，继服 14 剂，呃逆消失，随访半年未复发。

按语：患者为老年女性，脾胃功能下降，以致胃气不降，逆上冲膈而呃声连连，呃逆病位虽然在膈，但其病变脏腑在脾胃。《证治汇补·呃逆》提出："伤寒及滞下后，老人、虚人、妇人产后，多有呃证者……"此案伴见心下痞满、肠鸣干呕、食少便溏等，结合舌脉，均为中虚而脾气不升、胃气不降之象。故其治在调中降逆、和胃止逆，方选甘草泻心汤合旋覆代赭汤加减。方中清半夏、干姜辛温以开结散痞，黄芩、黄连苦寒降气，炙甘草、党参、大枣健脾补气，加肉桂温阳补虚；旋覆花、代赭石降逆止呃，配以行气除胀之木香、砂仁，宽胸下气之枳壳、厚朴，理气燥湿之陈皮。诸药合用，共奏调中和胃降逆之功。二诊时诸症好转，仍有便溏，为寒湿偏盛，遂去黄连、黄芩，加炒山药、炒薏苡仁，以健脾祛湿止泻。

案四

患者，女，52 岁，2020 年 6 月 21 日初诊。

主诉：间断呃逆 1 年余。

现病史：患者 1 年前受寒后出现呃逆，不能自制，饮食寒凉时呃逆加重，热水淋浴后可缓解，未予重视，未行诊疗。

刻诊：呃声沉缓，胃脘部痞塞不舒，得热则减，遇寒则甚，口淡不食，大便质溏，舌质淡，苔薄白稍腻，脉沉缓。

诊断：呃逆（脾胃寒滞证）。

治则：温中散寒，和胃降逆。

方用理中汤合小建中汤加减。

处方：桂枝 15g，生白芍 40g，生甘草 20g，乌药 15g，党参 10g，炒白术 20g，干姜 10g，槟榔 10g，旋覆花 15g，当归 10g，厚朴 15g，生姜 3 片为引。

2020 年 6 月 28 日二诊：患者服上方 7 剂，呃逆频次降低，仍不敢饮冷纳凉，舌质淡，苔薄白稍腻，脉沉。按上方，加清半夏 15g，陈皮 20g，川芎 20g。

2020 年 7 月 5 日三诊：患者服上方 7 剂，呃逆偶作，须臾自行停止，舌淡红，苔薄白，脉沉。守方继服 1 周，呃逆消失，随访半年未复发。

按语：此案患者为中年女性，根据“呃声频作，难以自制”可诊断为呃逆；饮食寒凉后呃逆加重，热水淋浴后明显减轻，提示病性为寒；呃声沉缓，胃脘部痞闷，喜温怕寒，口淡不渴，可知为寒凝于胃，胃失和降，上逆动膈，故辨为呃逆之胃寒气滞证。《景岳全书》曰：“然致呃之由，总有气逆。气逆于下，则直冲于上，无气则无呃，无阳亦无呃，此病呃之源，所以必由气也。”治呃逆之病，多需理气降逆，本案更有寒凝滞中，更需温中散寒、和胃降逆，故选用理中汤合小建中汤加减。其中理中汤温脾散寒，合小建中汤补中缓急，即“里急者缓之以甘，不足者补之以温”，桂枝辛温散寒止痛，生姜助桂枝温胃散寒，配以酸甘之白芍、甘草，则可益卫和营、调和阴阳，再配以乌药、旋覆花理气降逆，厚朴、槟榔降气消痞，当归养血活血。二诊诸症皆有好转，加清半夏、陈皮以增燥湿行气、和胃降逆之效，加川芎以增活血行瘀之功。三诊呃逆基本消退，守方以巩固疗效，随访未复发。

5. 胃阴不足案

案一

患者，女，39 岁，2020 年 12 月 27 日初诊。

主诉：间断呃逆 1 年余。

现病史：患者 1 年前劳累后出现呃逆、嗳气，可自行停止，后呃逆频次逐渐增加，遂来求诊。

刻诊：呃逆频发，傍晚及言语过多则加重，伴咽喉异物感、紧缩感，偶有头痛，眠浅易醒，口干咽燥，双目干涩，近半年月经周期缩短，月经量多，大便偏干，舌质红，苔薄黄，脉弦数，有结代。

诊断：呃逆（胃阴不足证）。

治则：顺气解郁，养阴和胃。

方用麦门冬汤合炙甘草汤加减。

处方：炒白术 15g，炙甘草 15g，桂枝 10g，党参 10g，炒火麻仁 15g，麦冬 15g，生地黄 20g，阿胶 20g（烊化），牡丹皮 15g，栀子 10g，当归 10g，炒白芍 15g，柴胡 10g，黄柏 30g，玄参 15g，生牡蛎 30g，浙贝母 30g，清半夏 15g，陈皮 20g，姜厚朴 20g，桔梗 15g。

2021 年 1 月 11 日二诊：患者服上方 14 剂，诸症减轻，现时有呃逆，咽喉仍有异物感，伴有痛感，口唇干裂，大便基本正常，舌质淡，体大有齿痕，苔薄黄，花剥苔，脉弦稍数。方选丹栀逍遥散合消瘰丸加减，牡丹皮 15g，栀子 10g，当归 15g，炒白芍 15g，柴胡 10g，茯神 20g，炒白术 20g，生姜 5 片，薄荷 6g（后下），炙甘草 15g，生牡蛎 30g，浙贝母 30g，玄参 15g，郁金 30g，清半夏 10g，陈皮 15g，桂枝 10g，黄柏 30g，桔梗 15g。服药 14 剂，随访 4 个月未复发。

按语：此案患者为中年女性，职业为中学教师，讲课过多，易伤阴耗气，其口咽干燥、双目干涩等症均为阴血不足之表现，且脉有结代，故方选麦门冬汤合炙甘草汤加减，以益气滋阴、和胃降逆。方中阿胶补血滋阴润燥；生地黄、麦冬、炒火麻仁滋阴润燥，加牡丹皮、栀子、黄柏清热坚阴，当归活血调经、润肠通便，炒白芍、柴胡疏肝养血解郁，玄参、生牡蛎、浙贝母消痰散结软坚，清半夏和陈皮燥湿化痰、降逆止呕，姜厚朴宽中理气，桔梗祛痰利咽。二诊时症轻，偶有呃逆，伴咽喉异物感，咽干咽痛，方选丹栀逍遥散合消瘰丸加减，加郁金行气解郁，清半夏和陈皮燥湿化痰、降逆止呕，桂枝温通经脉、助阳化气，黄柏滋阴泻火，桔梗宣肺祛痰利咽。诸药合用，共奏疏肝解郁降逆、健脾养血滋阴、消痰散结软坚之功。方与证合，故投之而获良效。

案二

患者，女，32 岁，2016 年 2 月 13 日初诊。

主诉：间断性呃逆 2 年余。

现病史：患者 2 年前因嗜食辛辣出现呃逆，症状逐渐加重。

刻诊：呃逆，胃脘满闷不舒，嘈杂，饥不欲食，伴恶心嗳气，口燥咽干，失眠多梦，大便秘结，2 ～ 3 日一行，舌红少苔，脉弦细数，平素患者月经不规律，经期延后，色暗，量少。

诊断：痞满（胃阴不足证）。

治则：养阴益胃，通腑消痞。

方用益胃汤合润肠丸加减。

处方：生地黄 20g，麦冬 15g，北沙参 20g，玉竹 15g，大黄 6g，当归 15g，炒桃仁 10g，麻子仁 15g，羌活 15g，炒枳壳 20g，厚朴 15g，川芎 20g，合欢皮 20g。

2016年2月20日二诊：患者服上方7剂，呃逆明显减轻，大便改善，2日1次，仍有失眠多梦，舌质红，苔薄黄，脉沉。按上方去合欢皮，加茯神15g，远志15g。

2016年2月27日三诊：患者呃逆基本消失，失眠多梦改善，自觉大便偏溏，日行1次。故按二诊方去大黄，14剂，水煎服，日2次。随访6个月未复发。

按语：此案患者病起于过食辛辣，辛辣刺激之品损伤胃阴，胃气失和，故见呃逆，伴胃脘满闷不舒；阴虚有热，故饥而不欲食；胃阴不足，肠腑失润，则大便秘结，舌红少苔等均为胃阴不足之象。方选益胃汤合润肠丸加减，以滋阴润燥，行气止呃。方中生地黄、麦冬养阴清热、生津润燥，玉竹、北沙参养阴生津，以加强生地黄、麦冬养阴润燥之功，大黄通腑泄热、润肠通便，羌活祛风通阳，炒桃仁、当归活血通便，麻子仁润肠通便，炒枳壳疏导气机。两方相伍，共奏养阴益胃、通腑消痞之功。因患者平素易失眠多梦，考虑到可能由于病程较长，思想压力较大引起，故在方中加入合欢皮以解郁安神。二诊时诸症均有所减轻，呃逆明显好转，仍有失眠多梦，故在上方中去合欢皮，加茯神、远志，以取“天王补心丹”滋阴养血安神之意。三诊症续轻，大便转溏，故去大黄以防泻下太过。

呕 吐

呕吐是由于胃失和降、胃气上逆所致的以饮食、痰涎等胃内之物从胃中上涌，自口而出为临床特征的一种病证，是多种急慢性疾病常见的症状之一。

历代医家十分重视呕吐，对呕吐的病因病机进行了广泛而深入的研究，早在《黄帝内经》中即指出外邪及饮食不当可致呕吐发生。如《素问·举痛论》曰："寒气客于肠胃，厥逆上出，故痛而呕也。"《素问·脉解》曰："所谓食则呕者，物盛满而上溢，故呕也。"张仲景在《伤寒论》中指出六经病皆可致呕，如太阳中风"鼻鸣干呕"，阳明病"食谷欲呕""呕不能食"，少阳病"心烦喜呕"，太阴"腹满而吐"，少阴"既吐且利"，厥阴"干呕，吐涎沫"。此外，还指出了蛔厥呕吐以及悬饮证之呕吐等。到了晋代及唐宋元时期，医家逐渐认识到脾胃在呕吐病中的重要作用，如巢元方于《诸病源候论·呕吐候》中指出："呕吐者，皆由脾胃虚弱。"《圣济总录》曰："盖脾胃气弱，风冷干动……其气上逆，故令呕吐也。"清代至民国时期的医家更加重视呕吐与肝肾的关系。如陈士铎认为"治吐不治肾，未窥见病之根也"。叶天士则认为"不思胃司纳食，主乎通降，其所以不降而上逆呕者，皆由于肝气冲逆，阻胃之降而然也"。

关于呕吐的治疗，张仲景在《金匮要略》中提出了六经病证所致呕吐的治法。例如，寒饮呕吐用小半夏汤，阴寒上逆用吴茱萸汤，少阳邪热用小柴胡汤，气虚伤津用大半夏汤等。陈无择将呕吐病证分为六种，分别以温阳散寒治寒呕，理气养胃治食呕，化痰理气治痰呕，理气补气治气呕，理气养血治血呕。唐代孙思邈则擅长针药并用以治疗呕吐，《备急千金要方·呕吐哕逆》曰："凡呕吐者多食生姜，此是呕家圣药”“商丘、幽门、通谷主喜呕”“干呕不止，粥食汤药皆吐，灸手间使三十壮”等。李东垣强调“人以胃气为本”，倡导温补脾胃、升举清阳的治法，善用柴胡、升麻、葛根以升举阳气，黄芪、人参以益气健脾，代表方为补中益气汤、升阳益胃汤等，开升阳益胃法治疗呕吐之先河。

【病机特点】

1. 外邪犯胃，胃气上逆

《黄帝内经》中详细地论述了六淫外邪致呕的情况。如《素问·举痛论》曰:“寒气客于肠胃，厥逆上出，故痛而呕也”，指的是寒邪客胃而致呕吐。《素问·至真要大论》曰:“厥阴司天，风淫所胜，民病食则呕。”指的是风邪犯胃所致呕吐。此外，还有热邪致呕、湿邪致呕、燥邪致呕等。明代《古今医统大全》曰:“卒然而呕吐，定是邪客胃腑，在长夏暑邪所干，在秋冬风寒所犯。”指出风、寒、湿邪外袭，均可导致营卫失和，气机逆乱，以致胃失和降，胃气上逆，而发为呕吐。

2. 饮食伤胃，胃气上逆

《素问·脉解》曰:“太阴所谓食则呕者，物盛满而上溢，故呕也。”可见饮食失节是导致呕吐的重要病因，长期饮食不规律，暴饮暴食，或多食生冷、辛辣刺激、肥甘厚味及不洁净的食物，均可损伤胃气，导致中焦气机逆乱，胃气上逆，而发呕吐。正如《诸病源候论》所言:“呕吐之病者，由脾胃有邪，谷气不治所为也，胃受邪，气逆则呕。”

3. 肝气犯胃，胃失和降

《灵枢·经脉》曰:“肝足厥阴之脉……是主肝所生病也，胸满呕逆。”《灵枢·四时气》曰:“邪在胆，逆在胃，胆液泄，则口苦，胃气逆，则呕苦。”可见，呕吐可由肝胆之气犯胃而引起。肝主疏泄，主情志，后世医家在此基础上指出情志失调可致呕吐。如宋代医家严用和在《重订严氏济生方·呕吐反胃噎膈》中言:“受天地之中以生，莫不以胃为主……又如忧思伤感……亦能令人呕吐。”又如《景岳全书·呕吐》谓:“气逆作呕者，多因郁怒，致动肝气，胃受肝邪，所以作呕。”强调了忧思伤感、郁怒等情志因素均可引起肝气郁滞，木郁克土，胃气失和，而致呕吐。

4. 脾胃虚弱，痰饮上犯

《诸病源候论》曰："呕吐者，皆出脾胃虚弱。"脾主运化水液，胃主和降，脾胃虚弱，健运失常，脾不化湿，痰饮内生，而太阴脾土反被痰湿所困，饮停于中，阻碍气机的升降，胃气上逆，故发呕吐。《金匮要略》所云"先呕却渴者，为水停心下，此为饮家"，即是饮邪致呕的代表。

【辨证精要】

1. 三因制宜辨病因

呕吐多为急性病，且常有明显的发病诱因。外感寒邪、暑湿，饮食停滞，水土不服等均可导致呕吐，因此，可借鉴"三因制宜"的治疗法则进行因时、因地、因人的辨证。第一，辨时令，不同季节所发生的呕吐，其病因各异。例如，夏季呕吐多为感受暑湿，冬季多为寒邪犯胃，而春季多为肝木乘脾等。第二，辨地点，南方湿气较盛，多痰饮为病，而北方则以寒湿为主，此外，还应注意患者是否是因改变居住地点而引起的水土不服。第三，辨人体体质，体质是呕吐发病的内因，呕吐之人多为脾胃虚弱，或素体阳盛等。呕吐不仅是一种疾病，还是一种人体自身保护性反应，详细询问患者在发病前的饮食及生活作息情况，能为中医辨证提供关键的线索，尤其是饮食情况，排除食物污染及误食毒物等十分重要，从而避免一味止呕而闭门留寇。

2. 虚实为纲察胃气

《景岳全书·呕吐》曰："呕吐一证，最当详辨虚实。"因此，呕吐的辨证当以虚实为纲。实证呕吐多起病急，发病快，病程短，呕吐量多，呕吐物多酸臭难闻，对于实证的呕吐，需进一步辨外感、食滞、痰饮、气火之不同。虚证呕吐多起病缓，病程长，时发时止，甚者逐渐加重，呕吐量少，呕吐物酸臭味不重，对于虚证的呕吐，需注意辨阴虚阳虚之不同。值得注意的是，呕吐之病最易损伤胃气，辨别虚实有助于审察胃气之强弱，胃气强者，多以实证为主，则病轻易治；胃气弱者，多以虚证为主，则病重难愈。正如张景岳所云："凡呕家虚实，皆以胃气为言，使果胃强脾健，则凡遇食饮必皆运化……"

【分型论治】

1. 外邪犯胃证

以呕吐食物，起病急，病程短，伴有恶寒发热，胸脘满闷，舌苔白，脉濡缓为辨证要点。治以疏散外邪，和胃降逆。方用藿香正气散加减。方药组成：藿香 15g，紫苏 10g，白芷 10g，大腹皮 15g，茯苓 15g，白术 15g，陈皮 12g，厚朴 15g，清半夏 12g，桔梗 10g，甘草 6g，生姜 6g，大枣 2 枚。

如表邪偏重，寒热无汗，可重用苏叶以祛风解表；如兼食滞，胸闷腹胀，可加炒神曲、炒莱菔子、炒鸡内金以消积导滞；如湿偏重，可以苍术易白术，以增强化湿作用；腹泻较甚者，可加炒扁豆、炒薏苡仁以祛湿健脾止泻；小便短少，则加木通、泽泻，以祛湿利水；若以胃热为主者，可改用泻心汤（黄芩、黄连、大黄）加减。

2. 饮食停滞证

以呕吐物酸腐难闻，脘腹胀满，腹痛拒按，舌质红，苔黄厚腻，脉弦滑为辨证要点。治以消食化滞，和胃降逆。方用半夏泻心汤合保和丸加减。方药组成：清半夏 15g，黄芩 15g，黄连 10g，党参 15g，炙甘草 10g，炒枳实 15g，陈皮 20g，山楂 15g，神曲 10g，茯苓 10g，连翘 10g，炒莱菔子 15g。此方为半夏泻心汤合保和丸去干姜加枳实而成，所以去干姜者，因食积化热，郁热较重，更佐用枳实以破气导滞。

若胃脘胀满、疼痛难忍者，可采取催吐法来因势利导，同时也可酌加谷芽、麦芽、鸡内金等加强消食健胃之效。

3. 肝气犯胃证

以呕吐吞酸，胸胁胀满，情绪低落，纳差，脉弦为辨证要点。治以疏肝解郁，和胃止呕。方用柴胡疏肝散合半夏泻心汤加减。方药组成：柴胡 12g，白芍 20g，川芎 20g，枳壳 20g，香附 20g，陈皮 20g，半夏 12g，干姜 10g，黄芩 15g，黄连 6g，党参 10g，炒川楝子 6g，甘草 10g。

如合并便前腹痛，便后缓解者，可合用痛泻要方。如肝胃郁热较甚，可加用牡丹皮、栀子、黄柏以清肝胃郁热；若兼见便秘者，可加大黄、瓜蒌、厚朴以通腑行气，恢复胃的和降功能。

4. 脾胃气虚证

以呕吐，倦怠乏力，不欲饮食，脘腹痞闷，畏寒，便溏，舌质淡，苔薄白，脉细弱为辨证要点。治以益气健脾，和胃降逆。方用香砂六君子汤合补中益气汤加减。方药组成：党参 15g，茯苓 15g，炒白术 20g，砂仁 6g，木香 10g，陈皮 15g，清半夏 15g，黄芪 15g，当归 10g，升麻 10g，柴胡 10g，炙甘草 10g。

若呕吐痰涎、头痛、畏寒肢冷者，可加吴茱萸以散寒暖肝、和胃降逆；若脾阳不振、畏寒肢冷者，加干姜以温中散寒、和胃止呕；若病久及肾，肾阳不足，症见腰膝酸软、肢冷汗出者，可改用附子理中汤加肉桂等温补脾肾。

5. 痰饮内停证

以呕吐痰涎，心悸，晕眩，大便黏滞，舌质红，苔白滑，脉弦滑为辨证要点。治以和胃止呕，降逆化痰。方用半夏厚朴汤合苓桂术甘汤加减。清半夏 15g，茯苓 12g，厚朴 12g，苏叶 9g（后下），桂枝 12g，生白术 15g，炙甘草 10g，生姜 10g。

如伴颠顶头痛，肝胃虚寒者，可合用吴茱萸汤；如痰饮夹热者，可佐用竹茹、苍术以清热燥湿化痰；若痰浊蒙蔽清阳，头晕目眩者，可改用半夏白术天麻汤以健脾燥湿，化痰息风。

6. 胃阴亏虚证

以恶心、呕吐，胃脘灼热，饥不欲食，舌红，少苔，脉细数为辨证要点。治以滋阴润燥，和胃降逆。方用益胃汤合小半夏汤加减。方药组成：半夏 15g，生姜 10g，沙参 15g，麦冬 15g，生地黄 20g，玉竹 15g，白芍 15g，山楂 10g，乌梅 10g。此方以小半夏汤降逆和胃，益胃汤滋补胃阴，更配伍味酸之白芍、山楂、乌梅，与沙参、麦冬、生地黄等甘味药相合，取酸甘化阴之意。

若兼胃痛者，可加醋延胡索以活血止痛；若阴虚内热明显者，则加知母、黄连以清解郁热；食欲不振、消化差者，可佐用炒麦芽、炒谷芽以理气化滞，消食和胃。

【常用药对】

1. 生姜、半夏

生姜性辛温，温胃化痰，散寒止呕，有“呕家圣药”之称，半夏辛温燥痰散结，降逆止呕。二者配伍使用，一升一降，化痰降逆止呕之力强，并且生姜可以制半夏之毒性，适用于痰湿中阻、胃失和降之恶心呕吐。

2. 藿香、半夏

藿香辛温，芳香化湿，和胃止呕；半夏辛温燥湿化痰，降逆止呕。二者配伍，有藿香正气散之意，具有化湿止呕之功，适用于湿浊中阻者，多用于治疗夏季外感风寒、内伤生冷所致之呕吐，也可以治疗夏季呕恶不欲饮食之证。

3. 生姜、竹茹

生姜辛温，散寒止呕，《名医别录》言其“主伤寒头痛鼻塞，咳逆上气，止呕吐”；竹茹甘寒，善清胃热，止呕吐。二者配伍，一温一寒，达到降逆止呕、清热安胃之效，用于胃虚有热、胃气上逆所致的呕吐。同时，生姜可以制约竹茹的寒凉之性，避免寒凉伤胃。

4. 黄连、吴茱萸

即左金丸之意。黄连苦寒，可以清肝胃之火；吴茱萸辛开温通，开郁散结，下气降逆止呕。二者配伍，吴茱萸既助黄连和胃降逆，又能制约黄连之苦寒，使泻火而无凉遏之弊。两者寒热并用，肝胃同治，清肝泻火，降逆止呕，适用于肝气犯胃、肝胃郁热之呕吐、吞酸、口苦等。

5. 半夏、党参

半夏辛温，降逆止呕；党参甘平，补脾养胃益气。二者配伍，将党参的补气作用和半夏的止呕作用有机结合起来，有益气止呕之功，可以治疗脾胃虚弱所致的呕吐。

【医案选录】

1. 外邪犯胃案

患者，女，16岁，2020年6月30日初诊。

主诉：恶心、呕吐2天。

现病史：患者2天前外出吃海鲜，加之夜间空调温度过低，出现恶心、呕吐，伴发热恶寒，自行服用三九感冒灵颗粒后，发热止，但仍有呕吐，遂来求诊。

刻诊：胃脘痞闷，恶心欲吐，纳差，不欲食，头微痛，项强，大便溏，小便正常，舌淡红，苔白腻，脉弦滑。

诊断：呕吐（外邪犯胃证）。

治则：疏表散寒，和胃化滞。

方用藿香正气散加减。

处方：藿香15g，紫苏10g，大腹皮15g，茯苓15g，白术15g，陈皮12g，厚朴15g，清半夏12g，桔梗10g，炒麦芽15g，生甘草6g，生姜6g，大枣2枚。

2020年7月5日二诊：患者服上方5剂，呕吐止，仍不欲饮食，大便基本正常，舌淡红，苔白腻，脉弦。方用平胃散合小半夏汤加减，清半夏12g，苍术10g，陈皮10g，厚朴10g，炒麦芽15g，炒神曲10g，生姜10g，大枣10g。继服5剂，诸症平。

按语：此案之呕吐发于夏暑之季，外受寒邪加内伤饮食为其诱因，外寒束表，故见发热、恶寒、头痛、项强等，内伤湿滞，加之外受暑湿，内外合邪，而致湿困脾胃，胃气上逆，发为呕吐。故治以疏表散寒、和胃化滞，方用藿香正气散加减。因表证已不甚，故去白芷，减其解表之力，加炒麦芽以增和胃化滞之功。方中藿香芳香解表化湿，紫苏散寒祛邪的同时，而善入脾胃之经；清半夏、茯苓、陈皮理气和胃，化湿祛痰；白术苦温燥湿健脾，以杜生痰之源；大腹皮行气化湿，厚朴下气除满；桔梗宣肺利膈，以助肺通调水道；生姜、大枣调脾胃，和营卫，且生姜乃"呕家圣药"，散寒止呕之力颇强；甘草益气和中。诸药同用，共奏解表化湿、和胃止呕之功。二诊呕吐止，然内湿未除，故方用平胃散合小半夏汤加减，以燥湿和胃，理气消滞，方中苍术燥湿运脾；陈皮理气和胃，厚朴芳香下气，二者一升一降，以复中焦升降之机；炒麦芽、炒神曲消食导滞，理气助运。诸药合用，俾湿去滞消、脾升胃降而病瘥。

2. 饮食停滞案

案一

患者，男，34 岁，2021 年 2 月 28 日初诊。

主诉：呕吐 3 天。

现病史：患者 3 天前因暴饮暴食出现剧烈呕吐，为求系统治疗，遂来我院门诊。

刻诊：呕吐酸腐食物，吐后减轻，但仍恶心欲吐，腹部疼痛不适，胸闷，嗳气频频，纳差，大便臭秽，舌质红，体大有齿痕，苔黄厚腻，脉弦滑。

诊断：呕吐（饮食停滞证）。

治则：消食化滞，和胃降逆。

方用保和丸合半夏泻心汤加减。

处方：清半夏 15g，黄芩 15g，黄连 10g，党参 15g，炙甘草 10g，陈皮 20g，山楂 15g，神曲 10g，茯苓 10g，连翘 10g，莱菔子 6g，炒白术 20g，炒山药 20g，柴胡 10g，炒白芍 15g，生姜 10g。

2021 年 3 月 7 日二诊：患者服上方 7 剂，呕吐止，现仍有脘腹胀满，嗳气，体倦乏力，便溏，偶反酸，舌质淡，体大有齿痕，苔黄腻，脉弦。按上方增炒白术用量为 30g，加姜厚朴 15g，木香 10g，砂仁 6g。继服 14 剂，诸恙瘥。

按语：患者因暴饮暴食后出现剧烈呕吐，可知为食滞中阻，胃气上逆，故呕吐酸腐；脾胃升降失常，致传导失司，故大便臭秽；食积阻中，气机不利，见胸闷、嗳气频频；结合舌脉，可知为“饮食停滞”之呕吐。以“消食化滞，和胃降逆”为治疗大法，方选保和丸合半夏泻心汤加减。以保和丸消食导滞和胃，以半夏泻心汤平调寒热，加白术、山药健脾益气，再增生姜，与半夏配伍，以化痰散饮，和胃降逆，取张仲景小半夏汤之意。二诊呕吐好转，但仍有脘腹胀满、嗳气，知其脾胃受损后胃气未复，故加木香、砂仁，与前方合用，有香砂六君子之意，以增益气健脾和胃之功。

案二

患者王某，男，24 岁，2020 年 8 月 15 日初诊。

主诉：反复呕吐1周。

现病史：患者1周前进食油腻并饮酒后出现胃脘部胀满，继而呕吐不止，所吐之物均为未消化酒食，自行口服护胃药物，呕吐稍缓，但仍有食后则吐，未有平复之势，遂来求诊。

刻诊：时时干呕、恶心，嗳腐吐酸，胃脘部胀满，时有疼痛，触之满闷，稍进食水，须臾则呕，所吐均为未消化食物，大便量少而溏垢，日2次，小便短赤，舌质红，苔黄腻，脉滑稍数。

诊断：呕吐（饮食停滞证）。

治则：消食化积，和胃降逆。

方用保和丸加减。

处方：清半夏15g，陈皮12g，茯苓15g，炒莱菔子10g，连翘10g，炒神曲15g，炒山楂15g，黄芩12g，黄连6g，党参12g，炒白芍15g，炒白术15g，炒山药15g，炙甘草6g。

2020年8月22日二诊：患者服上方7剂，胃脘部胀满减轻，时有干呕，进食后轻微恶心感，大便基本成形，舌质红，苔黄稍腻，脉滑略数。守方继进7剂。

2020年8月29日三诊：患者呕吐未再作，仍食后轻微恶心、干呕，腹胀、腹痛已不明显，大便基本正常，日1次，舌质淡红，苔白薄腻，脉滑。按上方去炒莱菔子、炒白芍、黄芩、黄连，更进7剂。三诊后未再就诊，随访诉诸症已平。

按语：本案患者病起于饮食不节，症见食后吐甚，伴嗳腐吞酸，故其证机概要为饮食损脾伤胃，食谷不化，聚而成积，阻碍中焦升降之机，胃不降浊，气逆于上，发为呕吐。饮食内积，则嗳腐吐酸、时时干呕、恶心等；脾伤不磨，则不欲饮食，稍进则呕甚；胃失和降，则胃脘部胀满，触之闷痛；结合舌质红、苔黄腻、脉滑稍数，其饮食内停，影响脾胃升降之机已明。故治以消积导滞为主，兼复运中焦升降之机，方以保和丸加减。方中炒山楂、炒神曲消积健胃；清半夏、陈皮降逆散结、理气和胃；茯苓、炒白术、炒山药利湿健脾；炒莱菔子下气除胀，炒白芍和营止痛，连翘清积滞郁热；合用黄芩、黄连、党参、炙甘草，辛开苦降、寒热平调、补泻兼施，复运中焦升降之机。二诊诸症均缓，故效不更方。三诊呕吐未再作，腹部胀痛已消，仍有轻微恶心、干呕，故去炒莱菔子、炒白芍、黄芩、黄连，方以健脾和胃消积为要。后随访诉诸症已平，同时嘱其节饮食，控制饮酒，以防病复。

3. 肝气犯胃案

案一

患者，男，51 岁，2019 年 3 月 9 日初诊。

主诉：胃脘部胀满 1 周，加重伴呕吐 1 天。

现病史：患者 1 周前郁怒后出现胃脘部胀满不适，情绪平复后稍缓解，未予重视，未行特殊诊疗，1 天前上症再发加重，并出现呕吐、嗳气等症，遂来求诊。

刻诊：时时呕恶，泛吐痰涎，伴头晕，胃脘部胀满，可连及两胁，按之稍痛，得嗳气稍舒，不欲饮食，食后欲吐，烦闷，入睡困难，平素四肢困重，倦怠懒言，小便短少，大便日 1 次，量少稍干，舌质淡，体大有齿痕，苔白腻罩黄，脉弦滑。

诊断：呕吐（肝气犯胃证）。

治则：疏肝调中，和胃降逆。

方用柴胡疏肝散合半夏泻心汤加减。

处方：柴胡 12g，白芍 20g，川芎 20g，枳壳 20g，香附 20g，陈皮 20g，半夏 12g，干姜 10g，黄芩 15g，黄连 6g，党参 10g，瓜蒌 20g，旋覆花 15g，苍术 20g，厚朴 15g，大黄 10g，甘草 10g。

2019 年 3 月 16 日二诊：患者服上方 7 剂，呕恶未再作，胃脘及胁部胀满明显减轻，仍不欲饮食，四肢倦怠，小便少，大便日 2 次，质稍溏，舌质暗，体大有齿痕，苔白腻，脉沉滑。方用半夏泻心汤合平胃散加减，清半夏 12g，干姜 10g，黄芩 10g，黄连 6g，党参 15g，苍术 20g，姜厚朴 15g，陈皮 20g，黄芪 20g，炒山药 20g，炒薏苡仁 30g，旋覆花 15g，瓜蒌 20g，大黄 10g，枳壳 20g，川芎 20g，甘草 10g。

2019 年 3 月 30 日三诊：患者服二诊方 7 剂，呕恶及胃脘部胀满基本消退，食量稍增，仍时有头晕，倦怠乏力，偶鼻塞流浊涕，二便基本正常，舌质淡，苔白腻，脉沉滑。方选二陈汤合平胃散加减，清半夏 15g，陈皮 15g，茯苓 15g，甘草 10g，苍术 15g，厚朴 15g，炒薏苡仁

20g，黄芩 20g，党参 10g，干姜 10g，辛夷 15g，苍耳子 10g。

按语：本案患者病起于郁怒之后，伴见胃脘连及胁部胀痛，得嗳气稍减，食少欲吐，倦怠懒言，结合舌淡、体大有齿痕、苔白腻罩黄、脉弦滑，其证机概要已明，为中焦不运生湿，气机升降失常，加之肝气来犯，胃失和降而生呕吐。故方用柴胡疏肝散畅肝气，以半夏泻心汤调中气；瓜蒌合半夏、黄连，取小陷胸汤之意而治胃脘部满痛；用旋覆花以增下气消痰止逆之功；苍术、厚朴增燥湿行气之效；大黄取其通腑开塞之用，以恢复肠腑降浊之能。二诊肝气已疏，胃气上逆之势已缓，脾虚湿阻之象仍显，故继以半夏泻心汤复中焦升降之机，并以平胃散燥湿行气，加黄芪、炒山药、炒薏苡仁以增健脾渗湿之功。三诊诸症已平，唯湿邪留存，缠绵而不能速去，故方以二陈汤合平胃散加减，加炒薏苡仁以渗湿健脾，合用干姜、黄芩、党参，取泻心汤之意调畅中焦气机，稍加辛夷、苍耳子以通鼻窍。

案二

患者，女，59 岁，2018 年 11 月 24 日初诊。

主诉：反复呕吐 2 周，加重 3 天。

现病史：患者 2 周前与人争吵后出现胃脘部胀满，继而呕吐不止，心情平复后，仍时时泛呕，3 天前嗜食冷物后呕吐再作，为求系统诊疗，遂来我院门诊。

刻诊：时吐黄水黏液，口苦，头晕乏力，胃脘部攻撑窜痛，可连及两胁，得嗳气或矢气可稍缓解，恶食油腻，食入则胀满呕恶，得吐觉舒，平素心烦易怒，眠浅易醒，醒后不易入睡，便前腹痛，泻后痛减，粪质稀溏，日 2 次，小便尚可，舌边尖红，苔薄白稍腻，脉弦紧。

诊断：呕吐（肝气犯胃证）。

治则：疏肝和胃，降逆止呕，渗湿止泻。

方用柴胡疏肝散合痛泻要方加减。

处方：柴胡 12g，白芍 20g，陈皮 20g，枳壳 20g，香附 20g，川芎 20g，炒薏苡仁 20g，炒山药 20g，白术 20g，旋覆花 20g，姜半夏 15g，延胡索 20g，防风 15g，甘草 12g。

2018 年 12 月 1 日二诊：患者服上方 7 剂，呕吐泛恶发作频次明显减少，饮食渐进，胃胀嗳气已不明显，时有胃脘部刺痛，便质稍稀，腹痛稍缓，舌质红，苔薄白，脉弦缓。按上方去旋覆花，延胡索减量至10g，更进7剂。二诊后未再就诊，随访1年，呕吐诸症已平，未复发，嘱其戒郁怒、节饮食，可间断服用逍遥丸日常调摄。

按语：患者病起于争吵恼怒之后，伴见胃部胀痛，连及两胁，得嗳气或矢气觉舒，头晕，食少便溏，结合舌边尖红，苔薄白稍腻，脉弦紧，其证机为脾虚生湿，肝气乘之。脾胃同居中焦，主运化腐熟水谷，脾虚则水谷不归正化而反生痰湿，湿阻中焦则脾不升清，胃难降浊；加之肝气乘虚乘之，胃失和降，气逆于上，则生呕吐。正如《景岳全书·呕吐》谓："气逆作呕者，多因郁怒，致动肝气，胃受肝邪，所以作呕。"大肠传化糟粕亦为脾胃主司运化之续，故脾胃受肝乘，大肠亦不免其害而传导失司，水谷杂下而痛泻作。故此病本于脾虚，因于肝乘，症显于胃为呕恶，现于肠为痛泻，治以疏肝和胃，降逆止呕，渗湿止泻，方选柴胡疏肝散合痛泻要方加减。方中柴胡、香附疏肝理气而调肝用，白芍、川芎补血行血而柔肝体，如此肝体得养，肝用得缓，而无犯于中土也。白术、陈皮、防风三味，健脾行气疏风，合白芍即为痛泻要方，其中防风一味而三用，即疏肝、醒脾、燥湿气也；炒山药、炒薏苡仁合用以增强渗湿健脾止泻之功。姜半夏性主降，化湿痰而止呕逆，合陈皮即取二陈之意，以绝生痰之源。旋覆花降逆气、利痰水，合姜半夏则共奏除嗳止呕之功。枳壳下气宽肠，疏理肠中滞气，寓通于敛；延胡索行气活血而止胃痛。诸药合用，肝脾同调，标本兼治。二诊时肝气已缓，脾气渐复，而诸症几愈，故守前方，去旋覆花，延胡索减量，更进7剂以善后，并嘱其重视日常调摄。

案三

患者，女，26岁，2020年6月13日初诊。

主诉：间歇性呕吐3个月，加重1周。

现病史：患者3个月前因与人争吵后出现间歇性呕吐，1周前加重，未系统治疗，为求系统治疗，遂来我院门诊。

刻诊：间歇性呕吐，每因情志不遂后加重，时有吞酸，嗳气频频，胃脘不适，两胁疼痛，晨起口苦，咽干，烦躁易怒，纳呆，眠差多梦，二便可，舌质红，体大有齿痕，苔薄黄，脉弦。

诊断：呕吐（肝气犯胃证）。

治则：疏肝解郁，和胃止呕。

方用半夏厚朴汤合柴胡疏肝散加减。

处方：柴胡12g，炒白芍20g，川芎20g，炒枳壳20g，香附20g，陈皮20g，半夏15g，姜厚朴12g，茯苓12g，生姜9g，苏叶9g，黄芩15g，黄连6g。

2020年6月20日二诊：患者服上方7剂，呕吐减轻，情绪好转，胁痛减轻，现仍有晨起口苦，吞酸，舌质淡，体大有齿痕，苔薄黄，脉弦。按上方加吴茱萸6g，牡丹皮15g，栀子10g。继服14剂，随访半年，诸恙已瘥。

按语：此案呕吐每因情志不遂后加重，可知患者为情志失调，肝失疏泄；木失调达，横犯脾胃，导致胃失和降，气逆于上，故见呕吐、吞酸、嗳气，胃脘不适；肝气不疏，日久郁结，气机阻滞，则两胁疼痛、口苦；忧怒伤肝，气郁化火，见眠差梦多、烦躁易怒。结合舌脉，可知患者为肝气犯胃之证，当以疏肝解郁、和胃止呕为治疗大法。方选半夏厚朴汤合柴胡疏肝散加减，以半夏厚朴汤行气散结，以柴胡疏肝散疏肝理气，增黄芩、黄连以清热燥湿。二诊患者好转，仍有口苦、吞酸，故加吴茱萸，与黄连合用，取左金丸之意，以止酸泻火，加牡丹皮、栀子以清泻肝火。患者服用14剂后，随访诸症愈。

4. 痰饮内停案

案一

患者，男，42岁，2020年11月22日初诊。

主诉：间断呕吐半年，加重3天。

现病史：患者半年前无明显诱因出现呕吐，3天前加重，未系统治疗，为求系统治疗，遂来我院门诊。

刻诊：呕吐痰涎，胸闷，偶有心悸，头晕目眩，食后腹胀，不思饮食，神疲乏力，大便黏，舌质红，体大有齿痕，苔白滑，脉弦滑。

诊断：呕吐（痰饮内停）。

治则：温中化饮，和胃降逆。

方用小半夏汤合苓桂术甘汤加减。

处方：清半夏15g，生姜6g，茯苓12g，桂枝12g，炒白术15g，炙甘草10g，陈皮10g，天麻6g。

2020年12月20日二诊：患者服上方7剂，呕吐减轻，现仍有头晕，体倦乏力，便溏，纳呆，舌质淡，体大有齿痕，苔薄白，脉弦。按上方改炒白术为30g，加姜厚朴15g，砂仁6g，苍术15g。继服14剂，随访半年，诸恙已瘥。

按语：《诸病源候论》曰："呕吐者，皆出脾胃虚弱。"根据大便溏、食后腹胀、神疲乏力、不思饮食等，可知其素体脾虚。脾主运化水液，脾虚则健运失职，见水湿停滞，蕴而成痰，痰阻中焦，停于胃中，胃失和降，故呕吐清涎。脾主升清，痰滞脾胃，导致清阳不升，故头晕目眩、心悸。痰湿中阻，日久郁阻心胸，故见胸闷。结合舌脉，可知患者为"痰饮内停"之证，当以"温中化饮，和胃降逆"为治疗大法。方选小半夏汤合苓桂术甘汤加减，以小半夏汤化痰散饮、和胃降逆，以苓桂术甘汤温阳化饮、健脾利湿，并增陈皮、白术、天麻，取半夏白术天麻汤之意，以化痰健脾止眩。二诊症轻，但脾湿未尽，故加砂仁、苍术开胃醒脾，姜厚朴行气化湿除满，与前方合用，亦有二陈平胃散之意，增燥湿化痰、理气宽中之效。

案二

患者，男，76岁，2021年6月26日初诊。

主诉：间断呕吐1周。

现病史：患者1周前因饮食生冷出现呕吐，未重视，近日呕吐愈发频繁，遂来求诊。

刻诊：呕吐痰涎，色白，质稀薄，晨起口苦，时有吞酸嗳气，肠鸣音频作，甚则伴胸胁胀满、眩晕，心中悸动不宁，便溏，日2次，舌质红，苔白腻，脉弦滑。

诊断：呕吐（痰饮内停证）。

治则：降逆化痰，和胃止呕。

方选苓桂术甘汤合半夏厚朴汤加减。

处方：清半夏15g，厚朴12g，苏叶9g（后下），炒白术15g，炙甘草 10g，茯苓 12g，桂枝 12g，黄连 3g，天麻 10g，陈皮 12g，枳壳 12g，木香 12g，砂仁 6g，生姜 3 片。

2021 年 7 月 3 日二诊：患者服上方 7 剂，呕吐减轻，痰涎、肠鸣音均减少，舌质红，苔薄白，脉弦，大便改善，日 1 次。守上方改炒白术为 30g，黄连 6g。继服 7 剂，诸症痊愈，随访半年未复发。

按语：患者素体脾胃虚弱，脾虚不能运化水液，致使水湿内停，化为痰涎为患，其根本病机是脾虚湿盛、痰饮内停。《金匮要略·痰饮咳嗽病脉证并治》云："病痰饮者，当以温药和之。"痰饮治法总以温化为用，故选用苓桂术甘汤合半夏厚朴汤加减。苓桂术甘汤温阳化气行水，半夏厚朴汤行气化痰，调整人体气机升降，使气顺则痰消，更配伍陈皮、木香理气健脾化痰，佐枳壳宽胸理气，砂仁和胃醒脾。诸药合用，共奏降逆化痰、和胃止呕之功。二诊症轻，缓则治其本，故增炒白术用量，增强健脾的力度，加少量黄连以防辛温药化燥。

案三

患者，男，33 岁，2018 年 3 月 3 日初诊。

主诉：间断恶心、呕吐 7 年余。

现病史：患者 7 年前外出聚餐，暴饮暴食后出现恶心，曾入院治疗，具体用药不详，但症状反复发作。

刻诊：恶心欲吐，厌食油腻，平素饮食不规律，呕吐物有时为食物残渣，有时为稀痰涎，不甚酸臭，严重时自觉胸膈胃脘痞闷不舒，肠鸣音增多，食后小腹胀，眠差，多梦，手心热，大便溏薄，日 1 ～ 3 次，小便可，舌质淡，体大有齿痕，苔黄腻，脉弦滑。

诊断：呕吐（痰饮内停证）。

治则：温化痰饮，降逆和胃。

方用生姜泻心汤加减。

处方：清半夏 15g，黄芩 15g，黄连 6g，干姜 10g，党参 15g，炙甘草 10g，柴胡 10g，炒白芍 15g，炒白术 20g，炒山药 20g，陈皮 20g，地骨皮 20g，麦冬 15g，旋覆花 20g，竹茹 15g，生姜 5 片、大枣 3 枚为引。

2018 年 3 月 10 日二诊：患者服上方 7 剂，呕吐次数减少，程度减轻，饭后小腹胀满改善，食欲好转，胃脘部自觉凉，稍食生冷即腹泻，大便不成形，日 2 次，小便可，舌质淡，体大有齿痕，苔薄白稍腻，脉弦。处方：木香 15g，砂仁 6g，党参 15g，茯苓 15g，炒白术 20g，炙甘草 10g，丁香 10g，吴茱萸 6g，干姜 6g，黑附片 6g，旋覆花 20g，柴胡 10g，炒白芍 15g。煎时加姜、枣为引。

2018 年 3 月 17 日三诊：患者用药后大便基本正常，偶有呕吐，胃凉减轻，舌质淡，苔薄白，脉弦。按上方去干姜、黑附片，继服 14 剂，随访半年未复发。

按语：《素问·痹论》曰："饮食自倍，脾胃乃伤。"本案患者乃暴饮暴食后损伤脾胃功能，胃失和降，胃气上逆，而发为呕吐。《景岳全书·呕吐》云："呕吐一证，最当详辨虚实。实者有邪，去其邪则愈；虚者无邪，则全由胃气之虚也。"呕吐日久，胃气已伤，虽吐物不多，但伴呕吐痰涎较多，属本虚标实之候，其脾虚为本，痰饮内停为标。治以降逆化饮、和胃开痞，方用生姜泻心汤加减。方中半夏苦辛温燥，散结除痞，和胃降逆；干姜辛热，温中散寒，助半夏温胃消痞以和阴；黄芩、黄连苦寒降泄，清泄里热以和阳。四药相伍，辛开苦降，寒热平调。在此基础上柴胡、炒白芍一疏一敛，疏肝而不伤阴血，敛肝而不郁滞气机，炒白术、炒山药补脾益气，旋覆花降逆，竹茹化痰止呕，地骨皮退虚热，陈皮理气健脾。诸药合用，共奏温化痰饮、降逆和胃之功。二诊症轻，痞满已除，改为香砂六君子汤合四逆汤以温补脾肾，加旋覆花降逆化痰、丁香散寒和胃。三诊症续轻，遂减辛热之干姜、附子，以防其化燥伤津。

案四

患者，女，14 岁，2020 年 8 月 9 日初诊。

主诉：呕吐 1 周。

现病史：患者 1 周前无明显诱因出现食后呕吐，伴腹胀，反复发作。

刻诊：饭后恶心、呕吐，呕吐物为食物残渣伴黏液，时腹胀，口淡食少，四肢倦怠乏力，大便溏，日 2 ～ 3 次，舌质淡，苔薄黄，脉沉稍数。

诊断：呕吐（痰饮内停证）。

治则：燥湿运脾，行气散饮。

方用生姜泻心汤合平胃散加减。

处方：清半夏 10g，黄连 10g，黄芩 10g，干姜 10g，甘草 10g，党参 10g，炒苍术 15g，姜厚朴 10g，陈皮 15g，生姜 10g，砂仁 6g，黄柏 15g，白术 20g，生姜 5 片，大枣 3 个。

2020 年 8 月 16 日二诊：患者服上方 6 剂，食后呕吐减轻，现偶尔出现呕吐，手足冰凉，大便偏干，日 1 次，舌质淡，苔薄白稍滑，脉沉。方药：清半夏 10g，陈皮 15g，党参 10g，茯苓 15g，白术 20g，甘草 10g，黄连 10g，黄芩 10g，苍术 15g，厚朴 10g，生姜 10g，砂仁 6g，黄柏 20g，当归 10g，吴茱萸 3g，生地黄 15g。继服 14 剂，后续随访症状逐渐减轻至痊愈。

按语：患者食后呕吐，伴腹胀，且出现四肢乏力、口淡食少、便溏之象，考虑素体湿邪滞于中焦脾胃，中焦气机升降失常所致。脾气虚弱，清气不升，水谷不化，留于中焦而致便溏，脾虚运化无力则口淡纳少；胃气不降反升而致恶心、呕吐。患者舌质淡为气血不足之象；苔薄黄、脉数考虑湿邪化热所致，因此方用生夏泻心汤调和脾胃，降逆止呕。方中生姜温散水饮，半夏、干姜辛开，黄芩、黄连苦降，符合脾升胃降的生理特性，以此调节中焦气机失调之病机；合用平胃散以燥湿运脾，行气消胀，加砂仁助其化湿开胃，温脾止泻；白术增加燥湿健脾之功；黄柏既可清热，又可燥湿。二诊症状减轻，呕吐偶作，舌质淡，苔薄白稍滑，说明湿邪仍在，患者手足冰凉，阳气不足，故在上方基础上加吴茱萸，既可温脾燥湿，又可散寒助阳；其大便偏干，考虑为温燥之品伤及津液所致，加生地黄滋阴生津，润肠通便；当归助生地黄通便，又可养血。

案五

患者，男，47 岁，2017 年 9 月 2 日初诊。

主诉：呕吐 2 周。

现病史：患者 2 周前因工作繁忙、饮食不规律出现呕吐痰涎，未重视，症状逐渐加重。

刻诊：呕吐痰涎，恶心，吞酸嗳气，胃中嘈杂，肠鸣，甚则胸胁胀满，心悸，晕眩，晨起口苦，大便黏滞，舌质红，苔薄白滑，脉弦滑。

诊断：呕吐（痰饮内停证）。

治则：降逆化痰，和胃止呕。

方选二陈汤合吴茱萸汤加减。

处方：清半夏 15g，茯苓 30g，陈皮 10g，炒白术 15g，炙甘草 10g，吴茱萸 6g，党参 10g，枳壳 12g，砂仁 6g，生姜 5 片，大枣 3 枚。

2017 年 9 月 9 日二诊：患者服上方 14 剂，诸症好转，呕吐痰涎次数明显减少，食欲改善，肠鸣减少，按上方加白豆蔻 6g，间断服用 1 个月而症除。嘱其规律饮食，养护脾胃，随访 6 个月未复发。

按语：朱丹溪云："痰之为物，随气升降，无处不到，或在脏腑，或在经络，所以为病之多矣。"本案呕吐乃痰饮阻滞，胃气上逆所致。痰饮阻滞胸中气机则胸胁胀满；水饮凌心则心悸；痰蒙清阳则眩晕；肝胃不和，痰涎上犯，故见吞酸嘈杂等。诸症繁多，总不外乎脾虚生痰，痰浊作祟。故方用二陈汤和吴茱萸汤加减，以温胃暖肝，健脾化饮。方中清半夏和胃降逆，生姜散寒化饮，茯苓、陈皮健脾化饮；吴茱萸散寒暖肝，党参益气健脾补虚，加枳壳宽胸下气，砂仁开胃醒脾；脾为生痰之源，故配伍炒白术健脾燥湿，以治其本，炙甘草调和诸药，兼以益气扶正。二诊症状明显好转，故守上方，加白豆蔻以增和胃化湿之效。

5. 脾胃气虚案

案一

患者，男，39 岁，2019 年 8 月 2 日初诊。

主诉：呕吐伴食欲不振 1 月余。

现病史：患者 1 个月前因贪食夜宵凉饮致呕吐，症状时轻时重。

刻诊：纳差，便溏，日 1～2 次，面色萎黄，腹中冷痛，倦怠乏力，舌质淡，苔薄滑，脉沉。

诊断：呕吐（脾胃气虚证）。

治则：健脾益气，温散寒湿。

方用香砂六君子汤加减。

处方：党参 20g，炒白术 20g，茯苓 15g，砂仁 6g，木香 10g，炙甘草 10g，陈皮 15g，清半夏 10g，炒山药 10g，炒麦芽 20g，炒神曲 20g，莱菔子 10g。

2019 年 8 月 10 日二诊：患者服上方 7 剂，食欲改善，腹痛消失，大便成形，舌淡红，苔薄白，脉缓，声音洪亮，精神转好。上方将党参减量至 10g，加炒苍术 6g。

2019 年 8 月 25 日三诊：患者服上方 14 剂，诸症缓解，再进 14 剂，随访半年未复发。

按语：患者为中年男性，因饮食不慎贪凉，致使寒邪阻遏中焦气机而发为呕吐。观其面色无华，乃脾运不及，气血生化乏源所致。脾胃为后天之本，脾虚失运，水谷不化，故腹部胀痛。方用香砂六君子汤健脾益胃，以补中宫之土气，方中党参主以补气健脾，重用炒白术，在补益脾气的同时可健脾燥湿，《本草求真》谓之“为脾脏补气第一要药也”；茯苓健脾渗湿，清半夏化痰散结；木香、砂仁行气止痛；加炒山药平补脾胃，以增健脾止泻之功；佐用炒麦芽、炒神曲、炒莱菔子，以消食和胃下气。二诊正气已复，故减党参用量，加炒苍术 6g，以燥湿和胃，防湿邪困脾。

案二

患者，女，26 岁，2017 年 7 月 1 日初诊。

主诉：呕吐 2 月余。

现病史：患者 2 个月前工作繁忙，经常加班，进食不规律，吃水果、油腻食物或者坚果等后出现呕吐，时作时止。

刻诊：恶心，食后呕吐，倦怠乏力，不欲饮食，脘腹痞闷，手足冰凉，月经后期，经量少，色淡，面白少华，唇色淡，小便正常，大便量少，舌质淡，苔薄白，脉细弱。

诊断：呕吐（脾胃气虚证）。

治则：益气健脾，和胃降逆。

方用香砂六君子汤合补中益气汤加减。

处方：党参 15g，茯苓 15g，炒白术 20g，炙甘草 10g，砂仁 6g，木香 10g，陈皮 15g，清半夏 15g，吴茱萸 6g，干姜 6g，黄芪 15g，当归 10g，升麻 10g，柴胡 10g，肉桂 6g。

2017年7月8日二诊：患者服上方7剂，呕吐次数减少，食欲好转，乏力改善，整体感觉良好，仍不敢食生冷食物，舌质淡，苔薄白，脉弦细。上方加炒薏苡仁10g，炒山药10g，服用14剂后，症状基本消失，随诊6个月未复发。

按语：《景岳全书·呕吐》谓："所谓虚者，或其本无内伤，又无外感，而常为呕吐者，此即无邪，必胃虚也。或遇微寒，或遇微劳，或遇饮食少有不调，或肝气微逆，即为呕吐者，总胃虚也。"此案患者为青年女性，因工作劳累，饮食不规律，损伤脾胃，而发为呕吐。根据舌质淡、苔薄白、脉细弱及倦怠乏力等，可辨证为脾胃气虚证，遂施以益气健脾之法，辅以和胃降逆。方中四君子汤（党参、茯苓、白术、炙甘草）是补气的基础方，功能健脾益气，加上理气和中之砂仁、木香，和胃降逆之陈皮、清半夏，健中有消，行中有补。患者脘腹痞闷，加吴茱萸和胃降逆；脾阳不振，畏寒肢冷，加入温中的干姜。患者病程日久，中气有亏，倦怠乏力，故合用升阳举陷的补中益气汤，佐少量肉桂，引火归原，温运阳气，鼓舞气血生长，增强效用。女子主血，患者脾胃虚弱，气血不足，故可见月经后期，量少色淡，其根源仍在脾胃，故健脾和胃，月经自能恢复如常。二诊症轻，再加上健脾祛湿的炒薏苡仁、炒山药，以进一步巩固疗效。

6. 胃阴亏虚案

患者，男，45岁，2019年12月1日初诊。

主诉：间断恶心呕吐半年，加重1个月。

现病史：患者半年前无明显诱因出现恶心、呕吐，1个月前因饮食不规律，加之工作劳累，呕吐加重。

刻诊：恶心，腹胀，胃脘灼热疼痛，频繁呕吐，反酸，口干舌燥，头晕目眩，大便干结，小便黄，舌质红，苔少，脉弦数。

诊断：呕吐（胃阴亏虚证）。

治则：滋阴润燥，和胃降逆。

方用益胃汤合小半夏汤。

处方：半夏15g，生姜10g，沙参15g，麦冬15g，生地黄20g，玉竹15g，白芍15g，山楂10g，麦芽10g，大黄6g，厚朴15g，黄连10g，延胡索 20g。

2019 年 12 月 8 日二诊：患者服上方 7 剂，大便得通，呕吐减少，胃痛减轻，舌质红，苔薄黄，脉弦。按上方减去黄连，加柴胡 10g，炒白芍 15g。

2019 年 12 月 15 日三诊：患者服二诊方 7 剂，胃痛消失，呕吐止，饮食恢复正常。按二诊方继服 14 剂，以巩固治疗，随访 1 年未复发。

按语：患者为中年男性，由于过度劳累，饮食无常导致脾胃损伤。患者频繁呕吐乃伤食不化、胃气上逆所致，胃热亢盛导致胃脘部灼热疼痛，小便黄赤，大便干结等；胃热伤阴，故见口干舌燥、舌红少苔等。方选益胃汤合小半夏汤加减，益胃汤可滋阴降火。方中重用麦冬、生地黄，重在益胃养阴；沙参、玉竹为臣，养阴生津。《温病条辨》谓："阳明温病，下后汗出，当复其阴，益胃汤主之。"小半夏汤仅有半夏和生姜两味药，然其和胃降逆之力强，用于降逆止呕，以治其标，生姜既可温胃散饮，又可制约半夏的毒性。更配伍黄连清胃火，山楂、麦芽和胃消食助运，大黄、厚朴下气通便，延胡索理气活血止痛。二诊腑气已通，恐苦寒伤胃，故去黄连，加柴胡、白芍以疏肝养血。三诊效可，遂继服半月以巩固疗效。

腹痛

腹痛是指以胃脘以下、耻骨毛际以上部位发生疼痛为主要临床表现的一种病证，常由脏腑气机阻滞、经脉气血痹阻、脏腑经络失养等导致。腹痛作为临床常见病证，四季均可发生。

腹痛病名最早出现于《黄帝内经》，且记载甚详。如《素问·举痛论》云："寒气客于肠胃之间，膜原之下，血不得散，小络急引故痛……寒气客于小肠，小肠不得成聚，故后泄腹痛矣。"《灵枢·五邪》云："阳气不足，阴气有余，则寒中，肠鸣腹痛。"可见，《黄帝内经》时期已经认识到腹痛的发生与脾胃、大小肠有关，且提示其病机为阴有余而阳不足。张仲景在《黄帝内经》的基础上，对腹痛的病因病机进行了详细的论述，并制定了相应的辨证论治体系。如《金匮要略·腹满寒疝宿食病脉证》曰："病者腹满，按之不痛为虚，痛者为实，可下之……腹满时减，复如故，此为寒，当与温药。"在论治方面又提出："腹中寒气，雷鸣切痛，胸胁逆满，呕吐，附子粳米汤主之""心胸中大寒痛，呕不能食，腹中寒，上冲皮起……大建中汤主之"等。《诸病源候论·腹痛病诸候》首次将腹痛作为单独证候进行论述，并将其分为急性和慢性两种类型。李东垣认为腹痛和胃痛病因相同，皆由劳力过甚，饮食失节，中气不足，寒邪乘虚而入所致，并明确提出了"痛则不通"的病理学说，确立了"痛随利减，当通其经络，则疼痛去矣"的治疗大法，对后世产生了深远的影响。《丹溪心法》谓："腹痛有寒、积热、死血、食积、湿痰"等不同的病因造成。《古今医鉴》立腹痛专篇，提出寒热、虚实之不同，并确立了寒用温药、热用凉药、气用气药、血用血药的治则，对后世产生了广泛的影响。清代《医学集成》提出了不同的观点，认为腹属三阴，谓之太阴、少阴、厥阴，分别从脐上、脐、脐下论治腹痛。王清任则提出瘀血是导致腹痛的主要原因，《医林改错》曰："血家腹痛，多是瘀血"，其所创血府逐瘀汤、膈下逐瘀汤及少腹逐瘀汤等方剂，至今仍广泛应用于临床。

【病机特点】

腹内有肝、胆、脾、肾、大小肠、膀胱等脏腑，且是手阳明、足阳明、足少阳、足三阴、冲、任、带等经脉循行之处，故腹痛的病因病机较为复杂。根据"不通则痛、不荣则痛"的原则，其病机要点为寒、热、气、血、虚，具体归纳为以下两点。

1. 寒热积滞，气血郁阻，不通则痛

外感风寒，寒凝经脉，气血不通，此乃寒邪所致之腹痛。如《素问·举痛论》曰："经脉流行不止，环周不休，寒气入经而稽迟……客于脉外则血少，客于脉中则气不通，故卒然而痛。"若外感热邪或过食肥甘厚腻，饮食积滞，化生湿热，或烟酒无度，内伤湿热，气机阻滞，腑气不通，此为热积所致之腹痛。《症因脉治》率先提出"燥火腹痛"，认为此为"满腹刺痛，攻注胁肋，口渴身热，烦躁不寐，小便黄赤，不吐不泻"。若情志失调，肝气郁结，木失条达，气机不通，亦可发为腹痛。正如《证治汇补》所言："暴触怒气，则两胁先痛而后入腹。"此外，跌仆闪挫或腹部术后，脉络受损等，可导致瘀血内停，气机阻滞，血脉不通，不通则痛。如《济阴纲目》简明扼要直言："瘀而腹痛，血通而痛止。"

2. 中阳不振，气血失养，不荣则痛

素体阳虚或过服寒凉，损伤脾阳，日久不愈，脾阳虚衰或久病及肾，肾阳不足，均可导致寒从内生，中虚脏寒，气血失养，虚则腹痛。《诸病源候论》谓："心腹痛者，由腑脏虚弱，风寒客于其间故也"，并进一步阐明"脏气虚，邪气盛，停积成疹，发作有时，为久心腹痛也。"《金匮要略·血痹虚劳病脉证并治》给出了相应论治："虚劳里急，悸，衄，腹中痛……咽干口燥，小建中汤主之。"

腹痛的病机要点，不外寒、热、气、血、虚五个方面。然临床常互相影响，相兼为病，病机复杂。如寒邪不解，郁久化热，热壅气机，可导致腹痛；气滞日久，脉络不通，瘀血内停，亦可导致血瘀腹痛。总而言之，本病的病机为气血痹阻，经脉不痛，不痛则痛；或气血不足，脉失濡养，不荣则痛。腹痛不离气血，荣通为常，知常达变，谨遵病机，审因论治，方为要旨。

【辨证精要】

1. 辨有形无形，兼审寒热

《医学集成》论痛证曰：“虚者喜按，实者拒按，寒则凝滞，热则绞急。”实痛拒按，痛势急剧，痛而持续不减，食而甚之，此为有形之痛；虚痛喜揉，痛势绵绵，悠长不绝，时缓时急，饥而甚之，此为无形之痛。寒痛暴作，痛无间断，拘急冷痛，冷而甚之，得炅则止，炅者热也，以热治寒，治之正也；腹部热痛，轻重有时，腹胀便秘，均可有之，热而痛甚，得凉则止，以寒治热，正治之法。此外，久痛多虚，为无形之痛；暴痛多实，为有形之痛。

2. 察气分血分，辨瘀为要

《血证论·腹痛》曰：“血家腹痛，多是瘀血……血家气痛，不甚，但觉胸腹之中不得和畅，有郁滞结聚之形。”因此，腹痛有病在气分、血分之不同。气之无形，聚散无常，痛无定处。血之有形，固定不移，痛有定处。故气滞腹痛，时轻时重，攻冲走窜，痛处不定，常为胀痛，伴胁肋不适，得嗳气、矢气则痛减，此为病在气分。血瘀腹痛，痛无休止，痛处固定，常为刺痛，伴面色晦暗，舌下瘀斑，入夜加剧，甚者肌肤甲错、口唇青紫等，此为病在血分。此外，腹痛病位多在中、下焦，对于瘀血腹痛应进一步辨别病位。《血证论·瘀血》云：“瘀血在中焦，则腹痛胁痛，腰脐间刺痛；瘀血在下焦，则季胁、少腹胀满刺痛，大便色黑。”胁腹、少腹疼痛，多为肝经病变；大腹疼痛，多为脾胃、大小肠病变；小腹疼痛，则多为肾、膀胱病变。

【分型论治】

1. 寒客中焦证

以腹痛，遇寒加重，得温痛减，形寒肢冷，舌质淡，苔薄白，脉沉为辨证要点。治以温中散寒，健脾止痛。方用理中丸加减。方药组成：

党参15g，白术20g，干姜10g，制附子3g，肉桂6g，陈皮20g，甘草10g，白芍15g。本方在理中丸的基础上，加附子、肉桂引火归原，陈皮运转中焦，行气止痛。芍药合甘草，取“芍药甘草汤”之意，二药相伍，酸甘化阴，缓急止痛。

若肝经寒凝，可加乌药、香附、小茴香，以暖肝散寒，行气止痛。若夏日贪凉，寒湿腹痛，可酌加藿香、佩兰、砂仁等，以行气化湿，温中散寒。若脾阳虚衰，日久及肾，脾肾阳虚，泄泻尤甚，可合用四神丸温中涩肠止泻。

2. 湿热蕴结证

以腹部胀满疼痛，按之痛甚，胸闷不舒，渴喜冷饮，大便秘结，舌质红，苔黄腻，脉滑数为辨证要点。治以清热利湿导滞，理气活血止痛。方用枳实导滞丸加减。方药组成：枳实20g，大黄6g（后下），黄芩15g，黄连6g，白术10g，茯苓10g，泽泻15g，厚朴20g，清半夏10g，陈皮20g，炒神曲15g，白芍20g，延胡索20g。本方在枳实导滞丸的基础上，加厚朴下气除满，清半夏、陈皮行气除满以破湿热蕴结，白芍、延胡索和营通络以止痛。

若腹胀尤甚，可佐紫苏梗、枳壳行气导滞。若大便利者，可去大黄或减量。若热邪已去，余湿邪缠绵，可用二陈平胃散加减，以祛湿化浊。若食积化热，腹胀腹痛，可用保和丸消积导滞。此外，若湿热较重，伴湿疮湿疹，可用牛蒡子去中焦湿热，牛蒡子秉秋之凉气，清热透疹尤佳。

3. 肝郁气滞证

以腹部疼痛胀满，痛引两胁，痛无定处，忧思恼怒则痛剧，脉弦为辨证要点。治以疏肝解郁，行气止痛。腹痛轻者用逍遥散加减。方药组成：当归20g，炒白芍20g，柴胡20g，茯苓15g，炒白术20g，炙甘草10g，薄荷10g（后下），木香10g，陈皮20g，香附20g。本方在逍遥散的基础上，加陈皮以增行气之功，香附以强止痛之效，木香以疏肝之郁结。若腹痛剧者，常以柴胡疏肝散加减。方药组成：柴胡10g，炒白芍15g，川芎30g，枳壳15g，陈皮20g，香附30g，炙甘草15g，炒白术30g，桂枝10g，花椒20g。此方在柴胡疏肝散的基础上，加桂枝以平走窜之痛，花椒温阳行气止痛，治肝之病，当先实脾，故佐以白术健脾。

若气滞较重，痛引少腹，加川楝子、延胡索行气止痛。若气郁不解，日久化热，佐牡丹皮、栀子清肝泻火。若腹痛腹胀，肠鸣泄泻，可加用痛泻要方调肝理脾，祛湿止泻。

4. 饮食积滞证

以脘腹胀满疼痛，嗳腐吞酸，口臭、口干，舌红，脉滑为辨证要点。治以消食导滞，运脾和胃。方用大安丸加减。方药组成：清半夏12g，茯苓10g，陈皮10g，炒山楂15g，炒神曲10g，炒莱菔子10g，白术20g，连翘10g。大安丸即保和丸加一味白术而成，以增其健脾燥湿之力。

若饮食积滞较重，食积郁而酿生湿热者，则改用枳实导滞丸加减。若积热较重，可配伍黄连、黄芩、栀子等苦寒清热之品。嗳气明显者，宜佐用佛手、旋覆花等，以疏肝行气，和胃降逆。

5. 瘀血内停证

以腹痛拒按，痛势急剧，痛如针刺，固定不移，舌质暗，有瘀斑，脉细涩为辨证要点。治以活血化瘀，和络止痛。方用少腹逐瘀汤加减。方药组成：川芎30g，干姜10g，延胡索20g，五灵脂10g，赤芍30g，小茴香15g，蒲黄15g，肉桂6g，没药10g，陈皮10g。本方在少腹逐瘀汤基础上，加用陈皮理气行血，气行则血畅。

若腹部术后疼痛，可加三七、泽兰活血化瘀。若下焦蓄血，大便色黑，可用抵当汤或桃核承气汤逐瘀下血。若瘀血日久，积聚成块，可用膈下逐瘀汤化瘀通滞。

6. 中虚脏寒证

以腹痛绵绵，时作时止，喜温喜按，畏寒怕冷，神疲乏力，舌质淡，苔薄白，脉沉无力为辨证要点。治以温中补虚，缓急止痛。方用小建中汤加减。方药组成：桂枝10g，白芍20g，炙甘草15g，炒白术20g，干姜10g，川芎30g。本方去小建中汤中饴糖、大枣以防滋腻碍胃，易生姜为干姜，取其温中散寒之功，加川芎为血中气药，祛风止痛，炒白术以补气健脾，取“实脾”之意。

若腹中寒痛，畏寒肢冷，呕吐，可用大建中汤温阳补虚，降逆止痛。若寒凝气滞，可加花椒、小茴香温中散寒，理气止痛。若气虚尤甚，自汗脉虚，可加黄芪补气健脾，即为黄芪建中汤。

【常用药对】

1. 川楝子、延胡索

此二药取自《太平圣惠方》的金铃子散，现代常用于治疗慢性胃炎、慢性肝炎、胆囊炎、胃肠溃疡等肝郁化火之证。川楝子苦寒，善入肝经，行气止痛；延胡索辛苦而温，活血行气止痛。临证可用延胡索20g，川楝子12g，且川楝子有小毒，不可过用。现代药理研究表明，川楝子、延胡索具有显著的消炎镇痛作用。

2. 乌药、小茴香

《本草经解》曰："乌药主中恶心腹痛，蛊毒，疰忤鬼气，宿食不消……小茴气温，禀天春升之木气，入足厥阴肝经。"乌药辛温，温肾散寒，行气止痛；小茴香气味芳香，温阳散寒，行气止痛，醒脾开胃，药食同源。二药配伍，可用于寒凝气滞，胸腹诸痛。现代研究表明，乌药有增强胃肠活动、止痛之效。小茴香有减少胃肠胀气、镇痛之功。

3. 枳壳、紫苏梗

枳实、枳壳同出一物，生则皮厚为实，熟则壳薄曰虚。枳壳辛散苦降，可理气宽中，化痰消痞。紫苏子、紫苏梗同出一物，子主调中，通利二便，梗主下气，宽中止痛。此四味皆为临床常用药。对于腹部胀痛满闷、痞塞不舒的患者，可伍以枳壳、紫苏梗，治之效验。相关研究表明，枳壳对中枢神经系统具有镇静作用，可以降低机体疼痛感。紫苏梗能为平滑肌正常运动提供必要的物质基础，充分阐释了其"运脾开胃"的作用机理。

4. 白芍、甘草

白芍、甘草二药相伍，名曰"芍药甘草汤"，虽是《伤寒论》中治汗后变证之方，但亦可用于治疗胃脘、腰腹诸痛。白芍苦酸微寒，有平抑肝阳、柔肝止痛之效。甘草甘平，具健脾益气、缓急止痛之功，且有"和事之国老"美称。相关研究表明，芍药甘草汤可缓解平滑肌、横纹肌痉挛，有消炎、镇痛、止痉作用。

5. 郁金、玫瑰花

《医学心悟》云："诸痛皆属于肝，肝木乘脾，则腹痛。"肝气郁结，木不疏土，肝脾不和，临床可表现为腹胀、腹痛。郁金为血分之气药，可疏肝解郁，行气活血；玫瑰花归肝、脾两经，可行气解郁，和血止痛。二药相伍，相须为用，常用于治疗胸腹、乳房疼痛，月经不调等。现代研究表明，郁金具有保肝利胆、解痉镇痛的功效，玫瑰花保肝、抗抑郁疗效显著。

【医案选录】

1. 寒客中焦案

患者，男，33 岁，2019 年 11 月 19 日初诊。

主诉：腹痛 1 天。

现病史：1 天前，患者因长时间骑车受凉，当天下午出现腹痛，稀水样便。

刻诊：腹痛拘急，得温痛减，口淡不渴，手脚冰凉，大便溏，舌质淡，苔薄白，脉沉紧。

诊断：腹痛（寒客中焦证）。

治则：温里散寒，理气止痛。

方用良附丸合正气天香散化裁。

处方：高良姜 15g，香附 15g，乌药 10g，陈皮 15g，紫苏叶，干姜 10g，桂枝 10g，炒白芍 15g，黄芩 20g。

2019 年 11 月 22 日二诊：患者服上方 3 剂，腹痛消失，大便成形，舌质红，苔薄白，脉弦。在前方的基础上去干姜，继服 3 剂，诸症消失。

按语：腹痛拘急，疼痛暴作，遇冷痛甚，得热则减者，为寒痛。此例患者系寒邪凝滞于腹部经脉，气机阻滞，不通则痛。辨证为寒邪内阻之腹痛，当温里散寒，行气止痛，故选用良附丸合正气天香散化裁。前方高良姜、香附两药相伍，散寒凝，行气滞；后方温中散寒，理气止痛；加桂枝、炒白芍，取小建中汤温中补虚、缓急止痛之意；加黄芩以免过于温燥。诸药合用，共奏行气疏肝、散寒止痛之功。

2. 湿热蕴结案

案一

患者，男，49 岁，2019 年 3 月 2 日初诊。

主诉：腹部胀痛 3 天。

现病史：患者 3 天前饮酒后出现腹部胀满不舒，继而出现疼痛不解。为求系统诊疗，遂来门诊。

刻诊：腹部胀满疼痛，按之痛甚，得矢气稍舒，渴喜冷饮，不欲饮食，烦热不易入睡，大便 3 天未行，小便短赤，舌质暗，体大有齿痕，苔黄腻，脉弦滑。

诊断：腹痛（湿热蕴结证）。

治则：清热利湿导滞，理气活血止痛。

方用枳实导滞丸合二陈汤加减。

处方：枳实 20g，大黄 10g（后下），黄芩 15g，黄连 6g，白术 10g，茯苓 10g，泽泻 15g，厚朴 20g，清半夏 10g，陈皮 20g，槟榔 10g，炒神曲 15g，鸡内金 15g，白芍 20g，延胡索 20g。

2019 年 3 月 9 日二诊：患者服上方 5 剂，腹痛缓解，胀感已不明显，大便日 2 次，便质稀溏，胸部闷塞不舒，少食即饱，舌质暗，体大有齿痕，苔白稍腻，脉弦滑。方选二陈汤合平胃散加减，清半夏 15g，陈皮 20g，茯苓 15g，厚朴 15g，炒苍术 20g，炒白术 20g，薏苡仁 30g，干姜 10g，神曲 15g，鸡内金 15g，枳壳 20g，紫苏梗 15g，当归 15g，川芎 20g，黄芪 15g，甘草 10g，大黄 10g（另包）。更进 7 剂，若大便稀甚，大黄不用。二诊后未再就诊，随访诸症已解，同时嘱其少进酒肉厚腻之品，以防生湿生热，疾病反复。

按语：患者为中年男性，以“腹部胀痛”为主症求诊，故诊断为腹痛。病起于饮酒之后，腹部胀痛，伴见大便不通，得矢气稍缓，按之痛增，喜冷饮，不欲食，舌质暗，体大有齿痕，苔黄腻，脉弦滑。四诊合参，辨为湿热积滞证。《素问·举痛论》曰：“热气留于小肠，肠中痛，瘅热焦渴，则坚干不得出，故痛而闭不通矣”。《金匮要略·腹满寒疝宿食病脉证治》曰：“病者腹满，按之不通为虚，痛者为实，可下之；舌黄未下者，下之黄自去”。结合“通则不痛”之理，故以通下为法，顺势而为。方中大黄泄热通便；枳实、厚朴下气而除胀满；黄芩、黄连清热燥湿；白术、茯苓、泽泻、槟榔利湿泄浊；清半夏、陈皮行气除满以破湿热之结；炒神曲、鸡内金消积通滞；白芍、延胡索和营通络以止痛。二诊腹胀痛明显减轻，但见大便溏，胸闷塞，不欲食，苔黄已去，稍腻，脉弦滑。知热已去，湿邪缠绵而独留，故以祛湿化痰为要，方选二陈汤合平胃散加减。方中干姜辛温，取其能通能动之功；与当归、川芎相伍，增通络散瘀之力；与黄芪、甘草相伍，甘药缓急而不碍邪；与紫苏梗、枳壳相伍，增行气导滞之效。二诊后，诸症已平，嘱其注意日常饮食调摄，以免病复。

案二

患者张某，男，32 岁，2020 年 5 月 9 日初诊。

主诉：腹部胀满疼痛 1 周，加重 1 天。

现病史：患者 1 周前大量进食油腻后出现腹部胀满不舒，按之则痛，伴轻微干呕，自行口服健胃消食药物后胀痛稍减轻，1 天前饮酒后上症再发加重，遂来求诊。

刻诊：腹部胀满疼痛，触之则痛甚，心胸部烦闷不适，渴喜冷饮，恶闻油腻之味，稍进则呕，小便短少而赤，大便 3 天未行，舌质红，苔黄腻，脉滑数。

诊断：腹痛（湿热蕴结证）。

治则：清热利湿，通腑止痛。

方用枳实导滞丸加减。

处方：大黄 10g（后下），黄芩 12g，黄连 6g，枳实 20g，厚朴 20g，半夏 10g，陈皮 20g，炒神曲 15g，白术 10g，茯苓 10g，泽泻 12g，白芍 15g，醋延胡索 15g，瓜蒌 12g，紫苏梗 12g，栀子 10g。

2020 年 5 月 16 日二诊：患者服上方 7 剂，大便已下，粪质秽垢，日 3 ～ 4 次，腹部胀痛减轻，按之柔软，食量增，仍时有干呕，自觉心胸较前舒畅，舌质红，苔黄稍腻，脉滑稍数。按上方，去大黄，调整枳实为 10g，厚朴 10g。

2020 年 5 月 23 日三诊：患者服二诊方 7 剂，症续轻，仍轻微腹胀，时有疼痛，心胸已舒，饮食渐进，干呕止，大便质稀，日 2 次，小便量稍增，舌质淡红，苔薄稍黄，脉滑稍数。按二诊方，去厚朴、泽泻、白芍、紫苏梗、栀子，加炒山楂15g，更进7剂。随访诉腹部胀痛已愈，余症已平。

按语：本案腹痛病起于嗜食油腻之后，伴见心胸部烦闷、渴喜冷饮、大便不通等症，结合舌红、苔黄腻、脉滑数，辨为湿热积滞证。油腻酒品最易碍人脾胃而生湿蕴热，湿热阻于肠络，气机通行不畅，可见腹部胀痛，此即所谓“不通则痛”。邪热扰于胸膈，故见心胸烦闷不适。胃不降浊，则无以纳食，少进则呕。胃肠虚实更替不及，糟粕内停不下，则见大便不行。因此，以通下为治疗大法，方选枳实导滞丸加减，使邪实从下而去。方中大黄后下以增强泄热通腑之功；枳实、厚朴下气宽肠；黄芩、黄连清热燥湿；半夏、陈皮、白术理气健脾除湿，杜绝生湿生痰之源；茯苓、泽泻淡渗利下，邪从小便而出；白芍、醋延胡索和血通络止痛；紫苏梗、栀子宽胸除烦；瓜蒌合半夏、黄连取小陷胸汤之意，以宽胸清热化痰，同时可润肠腑而通大便。二诊大便已下，胀痛减轻，心胸觉舒，结合舌脉湿热之象减缓，故去大黄，并减少枳实、厚朴用量。三诊仍留有轻微腹胀，心胸已舒，饮食渐进，故去厚朴、白芍下气止痛之药及紫苏梗、栀子理气除烦之品，并加炒山楂以健胃消食。三诊后随访诉诸症已平，嘱其节制肥甘酒食，以防病复。

案三

患者，女，55岁，2020年1月12日初诊。

主诉：腹痛2个月。

现病史：患者腹痛腹胀，夜间脘腹灼热感，大便溏滞不爽，便前腹痛，日2～3次。

刻诊：口苦口干，纳差，不欲饮食，小便短黄，舌质红，苔黄腻，左脉沉，右脉沉细数。

诊断：腹痛（湿热蕴结证）。

治则：清热化湿，理气导滞。

方用温胆汤加减。

处方：清半夏15g，陈皮20g，茯苓15g，甘草10g，竹茹15g，枳实20g，黄柏30g，知母15g，栀子20g，石膏30g，麦冬15g，紫苏梗

20g，厚朴 20g。

2020 年 1 月 19 日二诊：患者服上方 7 剂，腹痛明显减轻，仍腹胀，大便偏多，小便频，舌质红，苔薄黄滑，脉沉，方用半夏泻心汤加减治疗，清半夏 20g，黄芩 15g，黄连 10g，干姜 10g，党参 10g，厚朴 20g，紫苏梗 20g，陈皮 20g，柴胡 10g，白芍 15g，白术 20g，甘草 10g。继服 14 剂，半月后诸症皆消。3 个月后随访未复发。

按语：章虚谷有言："湿热之邪，始虽外受，终归脾胃。"无论外感还是内伤所导致的湿热，终究伤及脾胃，湿热蕴结脾胃，不能及时化解，则影响脏腑气机和津液运行，瘀阻中焦，不通则痛，终致腹痛。所以对于腹痛，当以"通"字立法，此通非一味通下利之，针对中焦湿热蕴结，法当清热化湿，理气导滞，化去中焦瘀滞，畅通三焦气机，则腹痛自解。方用温胆汤加减进行治疗。方中清半夏健脾燥湿、化湿和胃，为化中焦湿热之要药；陈皮理气和中，助清半夏燥化湿痰、健脾和胃；枳实消积导滞化痰湿；竹茹清热化痰和胃；枳实破气化痰；茯苓健脾渗湿以消痰；再加黄柏、知母、栀子、石膏，加强清热去火之力；紫苏梗、厚朴行气除满止痛。全方开上、畅中、渗下共进，以通为用，清化湿热，畅通中焦气机，恢复脾胃功能。二诊时腹痛已经明显减轻，从舌苔可见体内湿热郁结之象已减，但痞满仍显，大便多，小便频，考虑中焦升降之机未完全恢复，遂改用半夏泻心汤调和中焦阴阳，辛开苦降以调理气机，补泻兼用以除郁散结，再加厚朴、白术化湿运脾，紫苏梗、陈皮、柴胡、白芍理气化瘀止痛。

3. 肝郁气滞案

案一

患者，男，41 岁，2017 年 2 月 25 日初诊。

主诉：腹痛。

现病史：患者自述腹痛难忍，服药后无法缓解，遂前来就诊。

刻诊：腹痛、腹胀，连及两胁，耳鸣，饮食可，大便偏干，舌质暗，苔薄白，脉弦。

诊断：腹痛（肝郁气滞证）。

治则：疏肝和胃，调理气机。

方用丹栀逍遥散加减。

处方：牡丹皮 15g，栀子 15g，当归 20g，炒白芍 20g，柴胡 20g，茯苓 15g，炒白术 20g，炙甘草 10g，薄荷 10g（后下），地骨皮 20g，木香 10g，陈皮 20g，生地黄 20g，山药 20g，香附 20g，黄芩 15g。

2017 年 3 月 4 日二诊：患者服上方 7 剂，腹痛好转，大便干改善，现偶有泛酸，自述尿酸、总胆固醇、血脂偏高，舌质红，苔薄黄，脉沉。按上方去地骨皮、生地黄、山药，加法半夏 15g，生牡蛎 20g。

2017 年 3 月 11 日三诊：患者服二诊方 7 剂，腹痛续轻，自诉腹部怕冷，小便多，舌质淡，苔薄黄，脉沉。改为补中益气汤加减：黄芪 20g，炒白术 20g，陈皮 20g，升麻 6g，柴胡 20g，党参 15g，炙甘草 15g，当归 15g，炒白芍 20g，黄芩 10g，木香 10g，延胡索 10g。服药半月余，症状基本消失，随访 1 年未复发。

按语：患者腹部胀痛连及两胁，肝经布两胁，结合舌脉，诊断为腹痛之肝胃不和证。情志失调、抑郁恼怒等均可导致肝失条达，肝气郁滞，肝气犯胃，则肝胃不和，从而导致脏腑经络气血郁滞，引起腹痛，正如《证治汇补·腹痛》所说："暴触怒气，则两胁先痛而后入腹"。故予丹栀逍遥散加减。方中柴胡疏肝解郁，调达肝气；当归甘辛苦温，养血和血；炒白芍酸苦微寒，养血敛阴，柔肝缓急；炒白术、茯苓健脾祛湿，使运化有权，气血生化有源，炙甘草益气补中，缓肝之急；加入薄荷少许，疏散郁遏之气，透达肝经郁热，牡丹皮、栀子清肝经之热。诸药合用，疏肝解郁，健脾和营，兼清郁热。又配伍陈皮、木香、香附等疏肝和胃，理气止痛；患者耳鸣、大便干，考虑下焦肾阴不足，遂佐用地骨皮、生地黄、山药滋补肾阴，兼清虚热。二诊腹痛好转，大便干改善，偶有泛酸，故去地骨皮、生地黄、山药，加法半夏、生牡蛎降逆和胃，制酸止痛。三诊小便偏多，腹部畏寒，考虑中气不足，予补中益气汤加减善后，以补中气、健脾胃，配伍炒白芍以柔肝，黄芩以清肝热，佐木香、延胡索理气止痛。

案二

患者，女，60 岁，2018 年 9 月 1 日初诊。

主诉：间断腹痛 1 年余，再发加重 1 个月。

现病史：患者1年前无明显诱因出现腹痛，未重视，不曾就医，近一个月加重，遂来求诊。

刻诊：右下腹隐痛，拒按，肠鸣，矢气多，时两侧胁肋胀痛，甚者痛引腰腹，咽喉中针刺感，大便正常，小便偏黄，舌质暗，苔黄稍腻，脉弦。

诊断：腹痛（肝郁气滞证）。

治则：疏肝解郁，理气止痛。

方用柴胡疏肝散加减。

处方：陈皮15g，柴胡15g，川芎15g，香附20g，枳壳12g，白芍12g，炙甘草10g，川楝子12g，郁金15g，炒白术15g，黄芪12g，防风12g，山楂12g，鸡内金15g。

2018年9月8日二诊：患者服上方7剂，腹痛缓解，肠鸣减轻，矢气减少，偶胁肋胀痛，食欲增，大便成形，日1次，舌质红，苔薄白稍滑，脉弦。按上方去鸡内金、大黄，加栀子15g，炒薏苡仁15g。

2018年9月15日三诊：患者服上方7剂，诸症好转，感觉身体舒畅，时急躁易怒，口苦，舌质红，苔薄白，脉弦。处方：当归15g，炒白芍20g，柴胡12g，茯苓15g，炒白术15g，薄荷6g（后下），炙甘草10g。间断服用1月余，症状消失，随访1年未复发。

按语：《金匮要略·腹满寒疝宿食病脉证治》曰："病者腹满，按之不痛为虚，痛者为实，可下之。"根据腹痛拒按，可以判断为实证，肠鸣，矢气多，两侧胁肋胀痛，甚者痛引腰腹，乃肝郁克脾，肝脾不和，气机不利所致。腑以通为顺，以降为和，故治疗原则以通为大法，方选柴胡疏肝散加减，以疏肝解郁、理气止痛。方中柴胡、枳壳、香附、陈皮疏肝理气，芍药、甘草缓急止痛，川芎行气活血，配伍川楝子、郁金，增其疏肝理气止痛之力，佐用防风、炒白术，取痛泻要方之义，以抑木扶土，加鸡内金、山楂以消食和胃。二诊诸症改善，舌苔稍滑，故按上方加利水渗湿、健脾止泻之炒薏苡仁。三诊时腹痛基本消失，以逍遥散调理善后，间断服药1个月而愈。

案三

患者，女，32岁，2016年2月13日初诊。

主诉：间断腹痛6年余。

现病史：患者6年前无明显诱因出现下腹部疼痛，未系统诊疗。

刻诊：下腹部疼痛胀满，痛无定处，痛引两胁，得嗳气、矢气则舒，伴见手脚发凉，眠差，大便溏，日行1～2次，舌质暗，苔薄白，脉弦。平素患者月经后期，色淡，量少。

诊断：腹痛（肝郁气滞证）。

治则：疏肝行气，温中缓急。

方选逍遥散合黄芪建中汤加减。

处方：当归20g，炒白芍20g，柴胡15g，茯神15g，炒白术10g，薄荷6g，黄芪20g，桂枝10g，陈皮20g，防风20g，延胡索10g，香附15g，炙甘草10g。

2016年2月20日二诊：患者服上方7剂，腹痛减轻，大便基本成形，日行1次，现嗜睡，倦怠乏力，舌质红，苔薄黄，脉沉。守上方，黄芪加至30g，再进14剂，水煎服，早晚温服。随访6个月未复发。

按语：此案患者为青年女性，平素脾气急躁易怒，间断腹痛多年，伴腹部胀满，痛无定处，脉弦，可诊断为肝郁气滞型腹痛。病起于情志不遂，忧思恼怒，致使肝气郁结，疏泄失司，致肠中气机不畅而腹胀痛，且痛无定处，得嗳气或矢气之后，使气机暂时恢复通畅而觉舒。肝经循行于两胁少腹，故可见痛引两胁。脾胃虚寒，阳气不能通达于四肢末端，则手脚发凉。大便溏亦为脾气虚弱之象，虚则运化腐熟水谷无权，清浊杂下而大便溏垢。总而言之，本病是以肝郁气滞为标，脾胃虚寒为本，故选用逍遥散合黄芪建中汤加减治疗。方中当归、炒白芍益阴血以养肝；炙甘草、炒白术和中而补土，柴胡疏肝解郁、升阳散热，合炒白芍以平肝，使肝木调达；茯神在利湿健脾的基础上，还可宁心安神；薄荷疏肝且清肝经之热，又能防肝郁化热。《金匮要略方义》载："黄芪建中汤乃小建中汤加黄芪而成。"黄芪得桂枝则温阳化气，且桂枝行于四肢末端，可温阳化气，配伍陈皮、防风寓痛泻要方之意，以增强补脾柔肝之效；加香附、延胡索以理气止痛，香附为妇科调经要药，故能增强其调经之功。二诊时患者腹痛减轻，仍自觉嗜睡、乏力，考虑为气虚清阳不升所致，故守上方，黄芪加至30g以补气升清，则嗜睡、乏力症缓。

案四

患者，女，32 岁，2020 年 1 月 11 日初诊。

主诉：腹痛 6 月余，再发加重 1 周。

现病史：患者 6 个月前无明显诱因出现脐周隐隐作痛，伴左胁下胀痛，间断服中西药物治疗，停药后反复，1 周前因琐事所恼，上症再发加重，遂来求诊。

刻诊：脐周隐隐作痛，伴左胁下胀痛，心情不畅时加重，头晕，头痛，胃脘痞满，纳差，大便可，日 2 次，舌质红，苔薄滑，脉弦。

诊断：腹痛（肝郁气滞证）。

治则：疏肝健脾，行气和营。

方用丹栀逍遥散加减。

处方：牡丹皮 15g，栀子 20g，当归 10g，白芍 15g，柴胡 10g，茯苓 15g，白术 20g，甘草 15g，干姜 10g，薄荷 6g，紫苏梗 20g，麦芽 15g，桑叶 15g，香附 20g，牡蛎 30g。

2020 年 3 月 28 日二诊：患者间断服上方 14 剂，左胁下胀痛、头晕、头痛较前减轻，仍脐周疼痛，舌质暗，苔白腻，脉弦。处方：当归 10g，川芎 20g，赤芍 20g，肉桂 6g，小茴香 10g，干姜 10g，延胡索 20g，没药 15g，党参 10g，白术 20g，香附 20g，木香 15g。

2020 年 4 月 4 日三诊：患者服二诊方 7 剂，脐周痛较前减轻，左胁下胀痛、头晕、头痛已不明显，饮食渐进，大便可，舌质红，苔薄黄，脉弦。处方：牡丹皮 15g，栀子 15g，当归 10g，炒白芍 20g，柴胡 10g，茯苓 15g，白术 20g，薄荷 6g，甘草 15g，川芎 20g，小茴香 10g，木香 15g，羌活 20g。

2020 年 4 月 11 日四诊：患者服三诊方 7 剂，腹痛基本消失，现食则胃脘痞满，大便偏溏，舌质红，苔薄滑，脉弦。方药：半夏泻心汤合小建中汤加减，清半夏 15g，黄连 10g，黄芩 15g，干姜 10g，甘草 10g，党参 15g，桂枝 10g，白芍 15g，白术 20g，陈皮 20g，厚朴 20g，茯苓 15g，炒薏苡仁 20g，川芎 20g，山楂 15g。间断服药 2 周，诸症基本消失，随访 1 年未复发。

按语：此案患者为青年女性，根据脐周隐隐作痛，心情不畅加重，伴左胁下胀痛、脉弦等症可辨为腹痛之肝郁脾虚证。故以丹栀逍遥散疏肝健脾、理气和血，再加紫苏梗、香附增强行气止痛之力，配伍麦芽、桑叶以顺肝之性，疏降肝气，牡蛎平抑肝阳之亢，总以调肝理脾为主。二诊时左胁下胀痛已减轻，但脐周疼痛不减，且舌质暗，苔白腻，故将用药调整为以温中健脾、活血行气为主，方用少腹逐瘀汤合理中丸加减，加香附、木香，以增其疏肝行气之力。三诊时诸症皆有好转，继续予丹栀逍遥散加减调理肝脾。四诊时腹痛等症状基本消失，又出现胃脘痞满，故以半夏泻心汤合小建中汤加减以调补中焦而除痞满，服药半月而愈。

4. 饮食积滞案

案一

患者，男，6 岁又 10 个月，2020 年 12 月 26 日初诊。

主诉：脐周疼痛 1 月余。

现病史：其母亲代述为主，1 个月前，患儿无明显诱因出现腹痛，饮食较差，未系统就诊。

刻诊：脐周腹痛，按而痛甚，拒按。患儿面黄，时头晕、心慌，其母亲述日常厌食、呕恶，大便 3 日一行，舌质淡，苔薄白，脉沉。

诊断：腹痛（饮食积滞证）。

治则：消食导滞，理气止痛。

方用大安丸化裁。

处方：炒神曲 10g，茯苓 10g，清半夏 6g，山楂 10g，连翘 10g，炒莱菔子 10g，沉香 3g，桂枝 8g，炒白芍 10g，炒白术 10g，甘草 10g，柴胡 10g，当归 10g，生地黄 10g。

2021 年 1 月 2 日二诊：患儿服上方 7 剂，腹痛减轻，仍不喜饮食，大便 3 天 1 次，舌质红，苔薄白，脉沉。按上方去连翘、沉香，加陈皮 10g，大黄 3g，黄芩 10g，砂仁 3g，鸡内金 10g。一周后未再诊，微信随访，述患儿饮食好转，故未再诊。

按语：患儿绕脐痛，疼痛拒按，提示为实邪致痛。其母述其平素饮食不佳，又见面色黄，大便三日一行，提示脾虚不运。舌脉与症状相符，则诊断为脾虚不运、饮食积滞所导致的腹痛。患儿又自述平素头晕、心跳加快，为气血虚弱，不能上行头目，头目失养所致。整体病机的关键在于脾胃虚弱。本案患儿饮食积滞，当用保和丸加减，以消食化滞、理气和胃，但见有明显的脾虚、气虚，如面黄、头晕的症状，故用大安丸治疗。大安丸为保和丸加一味白术，取消中兼补之意。《医学启源》言白术有“除湿益燥，和中益气”之功。其用有九：“温中一也；去脾胃中湿二也；除胃热三也；强脾胃，进饮食四也；和胃，生津液五也；主肌热六也；治四肢困倦，目不欲开，怠惰嗜卧，不思饮食七也；止渴八也；安胎九也。”白术之于脾胃，实为妙药。本案以大安丸消食健脾，正合其用。气血运行通畅是身体一切功能活动的根本，故加柴胡行气、当归活血，共奏其效。二诊时患者腹痛基本消失，但饮食仍旧不佳，且大便尚无大改善。虽说山楂、神曲、莱菔子三药合用可消一切饮食积滞，但患者症状仍在，测其消而未行，故加大黄等泻下之品以辅积滞下行，再加陈皮加大行气力度（大安丸本含有陈皮，猜测为恐行气太过，故一诊未加）。又恐小儿体弱，下之更易伤脾胃，故加砂仁、鸡内金，一取其助山楂、神曲、莱菔子三药消积之力，二取其固护脾胃之力，让大黄、黄芩苦寒泻下之药只泻积滞邪气，而不伤脾胃。

案二

患者，男，32岁，2016年2月20日初诊。

主诉：间断腹痛半月余。

现病史：患者半月前因饮食不慎出现下腹部疼痛，伴恶心呕吐等。

刻诊：下腹部疼痛、胀满、拒按，伴恶心、呕吐，嗳腐吐酸，大便秘结，3～4日一行，舌质红，苔薄黄，脉沉。

诊断：腹痛（饮食积滞证）。

治则：消食导滞，理气止痛。

方用枳实导滞丸合小建中汤加减。

处方：大黄6g，神曲15g，炒枳实20g，黄连10g，黄芩15g，泽泻20g，炒白术20g，茯苓15g，桂枝10g，炒白芍15g，清半夏15g，厚朴20g，木香10g。

2016年2月27日二诊：患者服上方7剂，腹痛减轻，大便改善，2日一行，舌质红，苔薄黄，脉沉。按上方加当归10g。

2016 年 3 月 6 日三诊：患者服上方 7 剂，诸症均减，腹痛基本消失，大便可，偶反酸。故按上方加炒山药 15g，陈皮 15g，14 剂，水煎服，日 2 次。随访 6 个月未复发。

按语：此案患者乃饮食积滞，壅塞气机，导致腹部胀满疼痛且拒按；食积影响脾胃正常腐熟运化功能，则见恶心、呕吐，嗳腐吐酸等；肠腑不通，则大便秘结，3 ～ 4 日一行。故选用枳实导滞丸合小建中汤加减治疗。方中大黄通腑泄热；神曲、炒枳实消食导滞；黄芩、黄连、泽泻清热化湿；炒白术、茯苓健脾助运；更合用小建中汤以固护脾胃，防止泻下伤脾；加清半夏以和胃降逆止呕；加厚朴、木香行气消胀。二诊时腹痛减轻，大便改善，但仍不畅，故在上方的基础上加当归 20g，以增强活血通便之功。三诊时诸症均减，大便正常，患者偶有反酸，乃胃气不和所致。故按上方去大黄，加炒山药 15g，陈皮 15g，以行气健脾和胃，服药半月而愈。

5. 瘀血内停案

患者，男，37 岁，2019 年 4 月 20 日初诊。

主诉：间断小腹胀痛 1 年，再发加重 3 天。

现病史：患者 1 年前受寒后出现小腹胀痛，未予重视，未系统治疗，后每因遇寒受凉症状再发，3 天前汗出受风后上症再发加重，遂来求诊。

刻诊：小腹胀痛，触之冰凉，喜暖怕冷，偶有刺痛，时有颠顶疼痛伴头晕，食少便溏，日 1 次，稍进则呕，平素倦怠少气，舌质淡暗，体大有齿痕，边有瘀斑，苔薄白，脉沉，尺脉尤弱。

诊断：腹痛（寒凝血瘀证）。

治则：暖肝行气，行瘀止痛。

方用吴茱萸汤合少腹逐瘀汤加减。

处方：吴茱萸 6g，党参 15g，当归 20g，川芎 30g，赤芍 30g，蒲黄 15g，五灵脂 10g，肉桂 6g，干姜 10g，小茴香 15g，乌药 10g，香附 30g，苍术 15g，延胡索 20g，黄芩 10g，生姜 3 片，大枣 3 枚。

2019 年 4 月 27 日二诊：患者服上方 7 剂，小腹胀痛减轻，触之微温，头晕、头痛稍缓，饮食稍进，时有干呕，大便基本成形，日 1 次，舌质淡，体大有齿痕，边有瘀斑，苔薄白，脉沉。效不更方。

2019年5月4日三诊：患者服二诊方7剂，小腹胀满疼痛已不明显，仍恶风怕寒，头晕、头痛时作，食量如常，已无干呕，自觉气力渐增，大便正常，日1次，舌质淡红，齿痕变浅，瘀斑转淡，苔薄白，脉沉。按二诊方，调整当归为12g，川芎12g，赤芍12g，香附12g，苍术10g，去蒲黄、五灵脂、延胡索，更进14剂，以巩固疗效。后随访诉腹部胀痛已解，余症基本消退。

按语：此案患者病起于受寒之后，寒凝气机，不通则痛，且胀痛得温则减，故其病性属寒。又小腹为肝经所主，伴见颠顶痛、头晕，肝经寒凝已明。食则干呕，倦怠乏力，大便溏薄，则属阳明胃寒。舌质淡暗，体大有齿痕，边有瘀斑，脉沉，尺脉弱甚，均为瘀血内阻之象。故方用吴茱萸汤温肝暖胃，少腹逐瘀汤散寒行瘀止痛。方中吴茱萸专入肝胃之经以散寒降逆，肉桂、干姜、党参、苍术燥湿健脾、温中散寒，小茴香、乌药、香附行气暖肝，当归、赤芍、川芎补血行血，蒲黄、五灵脂、延胡索散瘀止痛。在大队温燥行散药中稍加苦寒黄芩，取反佐之意。二诊诸症均有减缓，故效不更方。三诊小腹胀满疼痛基本消退，仍恶风怕冷，饮食渐进，大便正常，结合舌脉瘀血之象减，故当归、川芎、赤芍、香附、苍术减量，并去蒲黄、五灵脂、延胡索，以防行散太过，并嘱其适寒温、节饮食，以防病复。

6. 中虚脏寒案

案一

患者，男，30岁，2019年12月28日初诊。

主诉：脐周疼痛1月余。

现病史：患者1个月前受凉后出现肚脐周围疼痛。

刻诊：腹痛绵绵，时作时止，喜温喜按，伴肩背酸沉，神疲乏力，气短懒言，胃中偶有灼热感，纳差，大便溏薄，日2次，舌质淡，苔薄白，脉沉无力，尺脉尤甚。

诊断：腹痛（中虚脏寒证）。

治则：温中补虚，缓急止痛。

方用小建中汤加减。

处方：桂枝10g，白芍20g，炙甘草15g，炒白术20g，草豆蔻15g，干姜 10g，牡蛎 30g，川芎 30g，羌活 15g，葛根 20g，陈皮 20g，黄芩 15g，清半夏 15g。

2020 年 1 月 4 日二诊：患者服上方 7 剂，精神好转，腹痛减轻，肩背酸沉有所改善，现仍时有胃中灼热感，大便溏，日 2 次，舌质红，体大有齿痕，苔薄白，脉沉。按上方，黄芩增至 20g，加吴茱萸 1g，黄连 6g。

2020 年 1 月 11 日三诊：患者服上方 7 剂，腹痛基本消失，偶有胃中灼热感，舌质红，苔薄黄，脉沉。按上方加炒栀子 15g，麦冬 15g。服药 1 周，诸症基本消失，随访 1 年未复发。

按语：此案患者为中年男性，症见腹痛绵绵，时作时止，舌质淡，苔薄白，脉沉，尺脉弱等，可知病性为“虚”，加之平素畏寒怕冷，腹痛喜温喜按，其“寒”已现，故诊断为腹痛之中脏虚寒证，给予小建中汤加减。《伤寒论》曰：“伤寒，阳脉涩，阴脉弦，法当腹中急痛，先与小建中汤；不差者，小柴胡汤主之。”方以辛温之桂枝温阳气，祛寒邪；酸甘之白芍养营阴，缓肝急，止腹痛；炙甘草益气和中，调和诸药。因胃中不和、纳差，故去小建中汤中的饴糖、大枣，以防滋腻碍胃，易生姜为干姜，且加草豆蔻以增强其温中散寒之力，佐川芎以活血行气，祛风止痛。患者神疲乏力，气短懒言，大便溏薄，故加炒白术以补气健脾，羌活以祛风胜湿，葛根以升阳止泻；又因胃中不和，纳差，有灼热感，故加陈皮理气和中，半夏、黄芩辛开苦降，寒热平调，升降脾胃，牡蛎抑酸以除胃中灼热感。二诊腹痛减轻，仍有胃中灼热感，故加大黄芩用量，以增其清热之力，佐用少量吴茱萸与黄连相合，即合用左金丸以清泻肝胃郁火。三诊腹痛基本消失，偶有胃中灼热感，故加炒栀子以除胃中灼热，《神农本草经》言其“味苦，寒，主五内邪气，胃中热气”；辅以麦冬甘寒养胃阴。继服 1 周而病愈。

案二

患者，男，28 岁，2019 年 10 月 20 日初诊。

主诉：腹痛 3 天。

现病史：患者因过食生冷致腹中疼痛，自汗出，畏寒怕冷，喜温喜按，纳差，眠差，便前腹痛，便后缓解，大便 1 天 1 ～ 2 次，舌质淡，苔薄白，脉弦。经西医胃镜、肠镜检查，未见明显异常。

诊断：腹痛（中虚脏寒证）。

治则：温中补虚，缓急止痛。

方用小建中汤合理中汤加减。

处方：桂枝 15g，炒白芍 20g，党参 15g，炒白术 20g，柴胡 10g，木香 15g，砂仁 6g，茯苓 15g，陈皮 15g，香附 20g，甘草 10g，干姜 15g，黄芩 15g。

2019 年 10 月 27 日二诊：患者服上方 7 剂，腹痛明显改善，偶腹中隐痛，诉自觉上火，食欲不振，舌质淡，苔薄黄，脉弦。按上方去干姜，易党参为 10g，加栀子 10g，麦芽 10g，神曲 10g。15 剂，日 1 剂，水煎服，随访诸症平。

按语：此案患者发病的基础是素体中焦虚寒，过食生冷是诱因，致寒邪直中，腹内寒凝，阳气不通，气血不畅，络脉被阻，发为腹痛，证属中虚脏寒。方以小建中汤合理中汤温中补虚，散寒止痛。《伤寒论译释》谓小建中汤“以甘药为主，佐桂枝温阳益气之效著，佐芍药则养血益阴之力强”。因寒邪凝重，故合用理中汤加减，增其健脾益气散寒之力。方中干姜温运中焦，以散寒邪；党参补气健脾，协助干姜以振奋脾阳；白术、茯苓健脾燥湿，以促进脾阳健运；加木香、砂仁和胃醒脾；配柴胡疏肝理脾；伍香附、陈皮理气止痛；佐黄芩、甘草调和药性。二诊腹痛减轻，但出现上火之象，食欲欠佳，遂按上方加神曲、麦芽健脾消食，栀子以清热除烦。

案三

患者，女，35 岁，2020 年 10 月 3 日初诊。

主诉：间断腹痛半年余，再发加重 1 周。

现病史：患者半年前因外出遇雨引发腹痛，时轻时重，曾服补中益气汤，腹痛可缓解，但上火严重，口生溃疡。

刻诊：腹痛绵绵，伴倦怠乏力，气短声低，畏风寒，受风易感冒，喜食热饮，消化差，阵发性心悸，面色无华，唇色淡，大便溏，完谷不化，舌质淡，舌尖红，体大有齿痕，苔薄黄，脉沉细稍数。

诊断：腹痛（中虚脏寒证）。

治则：温脾益气，培固中焦。

方用附子理中汤合小建中汤加减。

处方：麦冬 15g，五味子 10g，党参 10g，附子 6g，炒白术 20g，干姜 10g，肉桂 6g，炒白芍 15g，桂枝 10g，生地黄 20g，当归 10g，茯神 30g，甘草 15g，木香 10g，陈皮 20g。

2020 年 10 月 10 日二诊：患者服上方 7 剂，腹痛轻，倦怠乏力，心悸改善，大便已成形，日 1 次，现仍有腹胀，时有嗳气，自觉咽中有痰，舌质淡，体大有齿痕，苔薄黄，脉沉。按上方去木香，加炒枳实 20g，姜厚朴 20g。

2020 年 11 月 7 日三诊：患者服上方 14 剂，现偶有腹痛，时头晕，手脚凉，自觉身重汗多，身体忽冷忽热，口苦，纳可，舌质淡，体大有齿痕，苔薄白稍腻，脉沉弦。方用柴胡加龙骨牡蛎汤合小建中汤，柴胡 20g，党参 10g，清半夏 12g，龙骨 30g，牡蛎 30g，黄芪 30g，当归 10g，桂枝 10g，浮小麦 30g，地骨皮 30g，茯神 20g，炒白芍 15g，黄芩 20g，炙甘草 10g，川芎 20g，山楂 10g，郁金 30g，14 剂，水煎服，日 2 次。随访 6 个月未复发。

按语：此案患者为中年女性，素体脾虚，因淋雨后引发腹痛，其痛乃内外寒盛，寒凝筋脉，不通则痛。寒邪易损伤阳气，气虚血弱，故见乏力倦怠、气短声低、心悸阵发、舌淡、脉沉细等。日久及肾，而成脾肾阳虚之候，遂用附子理中汤合小建中汤加减，以温阳散寒、益气补虚。加入少量肉桂，取其引火归原之意，因其体质服补药易上火，故配伍养阴生津之麦冬、五味子，同时和党参配伍，构成生脉饮，以养心阴、益心气，更加茯神以健脾宁心，生地黄和当归同用，以滋阴补血，配伍木香与陈皮，兼能行气。诸药合用，使其补而不滞，温而不燥。二诊症轻，仍有腹胀，故以炒枳实、姜厚朴易木香，增强宽胸下气消痞之力。三诊见往来寒热、口苦、身重等少阳之证，遂更换主方为柴胡加龙骨牡蛎汤合小建中汤加减，加浮小麦、黄芪益气敛汗固表，当归、川芎以活血行气，考虑患者久病心情郁结，配伍行气解郁之郁金。诸药合用，共奏和解清热、行气活血、益气补中之效。

案四

患者，男，31 岁，2020 年 7 月 12 日初诊。

主诉：腹痛1个月。

现病史：患者腹部胀痛隐隐，绵绵不止，畏寒怕冷，喜温喜按。

刻诊：少气懒言，倦怠乏力，纳差，自觉消化不良，大便黏，日2～3次，口腔溃疡，口中黏腻不欲饮，舌质淡，体大有齿痕，苔薄滑，脉沉弦（反关脉）。

诊断：腹痛（中虚脏寒证）。

治则：温补中焦，缓急止痛。

方用黄芪建中汤加减。

处方：黄芪30g，桂枝10g，白芍15g，甘草10g，干姜10g，白术30g，茯苓15g，党参15g，肉桂15g，炒薏苡仁30g，防风30g，陈皮20g，附子3g。

2020年7月19日二诊：患者服上方7剂，腹部胀痛显著减轻，周身冷感及精神状态大有改善，但仍有消化不良，大便黏滞，难以尽下，舌质红，有齿痕，苔薄白，脉弦滑（反关脉）。上方加炒鸡内金15g，继服14剂巩固疗效，半月后诸症皆消。随访3个月，未见复发。

按语：《脾胃论》云："脾胃不足之源，乃阳气不足，阴气有余。"中阳不足，脾胃虚寒，失于温养，而致腹痛隐隐作痛，畏寒怕冷，喜温喜按等；寒邪损伤阳气，致脾胃气虚，而见少气懒言、倦怠乏力、舌脉等均为中虚脏寒之证。方选黄芪建中汤合桂附理中汤加减，《金匮要略·血痹虚劳病脉证并治》曰："虚劳里急，诸不足，黄芪建中汤主之。"其中，"里急"正是指腹中痛，"诸不足"指阴阳气血俱虚。黄芪建中汤为甘温之剂，甘可缓急，温可祛寒补虚。方中黄芪甘温补气健脾，桂枝助黄芪温阳化气；配以白芍敛阴益营，甘草得白芍酸甘化阴，缓急止痛，得桂枝辛甘化阳，温中补虚；干姜大辛大热，直入脾胃而温中散寒，是振奋脾阳之要药；再加党参、白术、茯苓、炒薏苡仁之品健脾化湿益气，陈皮理气健脾；防风取其升清燥湿之性；肉桂、附子增强温阳祛寒之力。全方温补并用，以温为主，使寒邪尽去，中阳得复，则脾气健运，诸症可愈。二诊鉴于其纳食消化功能欠佳，加鸡内金消积化滞，并助其脾胃消化功能恢复。

便 秘

便秘是指由于大肠传导功能失常，导致大便秘结，排便困难，排便时间或排便周期延长的一种病证。

《黄帝内经》中已经认识到便秘与脾、胃、肾关系密切。如《素问·刺疟》曰:“肾疟者，令人洒洒然，腰脊痛宛转，大便难。”肾开窍于二阴，肾的功能失司可导致大便不利。《灵枢·杂病》曰:“腹满，食不化，腹向向然，不能大便，取足太阴。”《灵枢·胀论》曰:“胃胀者，腹满，胃脘痛……妨于食，大便难。”东汉时期，张仲景对便秘有了较为全面的认识。针对热结便秘，以苦寒泻下的三承气汤治之；针对脾约便秘，以养阴润下的麻子仁丸治之；针对气滞便秘，以行气通下的厚朴三物汤治之;《伤寒论》中另有外导和灌肠疗法的记载，沿用至今。《圣济总录》立“大便秘涩”专篇，倡言便秘系营卫不调，阴阳之气相持所致，有风秘、热秘、冷秘、虚秘、宿食秘之不同，临证当和顺阴阳，审因论治。金元时期，李东垣认为饮食劳逸和便秘有关,《兰室秘藏·大便结燥门》云:“若饥饱失节，劳役过度，损伤胃气，及食辛热厚味之物，而助火邪，伏于血中，耗散真阴，津液亏少，故大便燥结。”朱丹溪提出便秘有虚、风、湿、火、津液不足、寒以及气结，并指出应首辨阴阳，分证述之，阳方主润燥，阴方主开结。清代程钟龄按照热秘、冷秘、虚秘、实秘四种不同类型，在《医学心悟》中详述了治疗便秘的不同方药，这种虚实分类方法成为后世便秘辨证的纲领，对临床有指导意义。

【病机特点】

1. 肠胃积热，津伤便结

外感热邪，结于肠腑，或饮食不节，过食肥甘厚腻，肠胃积热，热邪灼津，肠道干涩，如舟无水则不行，大便秘结不下。《万病回春·大便闭》称辛热之物所致大便不通属实热也，《医效秘传》进而概括为“因热蓄于胃，胃土燥裂，津液溃耗，以致大便不通”。此外，热病后期，津液亏虚，燥结肠腑，亦可导致大便不通，此即《温病条辨》所言之“津液不足，无水舟停”。

2. 肺虚肝郁，腑气不通

便秘病位在大肠，肺和大肠相表里，肺气的肃降有助于大肠传导功能的正常发挥。若肺金不肃，则大肠传导功能失司，糟粕难以下行，如周慎斋云：“浊气在上，则填实肺气，肺不能行降下之令，故大便闭”。此外，胃肠的通降亦离不开肝木的条达，若肝气郁结，气机壅滞，则腑失通利，糟粕内停。

3. 阴血亏虚，肠道失荣

《医宗金鉴·大便秘结》云：“产后去血亡津液，胃燥肠枯大胃难。”产后失血过多，津血同源，津随血脱，可致胃燥肠枯，失于濡润，故令大便秘涩难排。《万病回春·大便闭》曰：“老人大便不通者，是血气枯燥而闭也。”不仅老人和产妇，凡见血虚之证，均可依此治疗。

4. 气虚阳衰，传导无力

《医学心悟》云：“肾主二便，肾经津液干枯，则大便闭结矣。”肾开窍于二阴，故主二便。肾分阴阳，水火相济，若肾水不能下润于肠，则大肠闭结，其内容物不得出；若肾火不能温煦肠腑，则阴寒凝滞，大肠传导受阻。故大肠之开阖，既需肾水润之，亦赖肾火主之。此等之证，老人多见。脾与胃相表里，若脾气亏虚，则升举无力，如厕努挣无力。《谢映庐医案·便闭门》谓：“治大便不通……气虚多汗，则有补中益气之法；阴气凝结，则有开冰解冻之法。”

【辨证精要】

1. 审气血热滞，察病之因

便秘虽虚实并见，但总的要务是恢复大肠传导功能，保持大便通畅。便秘之因，多在气、血、热、滞。在气者，临床症状多为虽有便意，但排出困难，或便后乏力，汗出短气；在血者，常以大便干结、面色无华、头晕目眩、心悸健忘为主症；在热者，多见大便干结，口干口臭，身热心烦，失眠多梦；在滞者，常表现为便而不爽，肠鸣矢气，嗳气频作，胁肋胀痛。因此，临床不可妄用攻下，应针对不同的病因病机辨证论治。

2. 辨阴阳虚实，析病之性

张仲景率先提出阳结、阴结的概念，明言“阳结，脉浮而数，不大便；阴结，脉沉而迟，大便反硬”。《兰室秘藏·大便燥结门》将便秘分为风燥、热燥、阳结、阴结。阳结为胃肠实热燥火所致的便秘，阴结为胃肠阴寒凝结，或精血亏虚，大肠干燥所致的便秘。肾主二阴而司开阖，故大便不通者，责之于肾。若肾阴不足，水不濡润，津枯肠燥，须润而滋之；若肾阳虚衰，火不温煦，阴寒凝结，须温而滋之。《景岳全书·秘结》云：“实秘者，能饮食，小便赤……胃虚而秘者，不能饮食，小便清。”阳结者，邪有余，宜攻宜泻；阴结者，正不足，宜补宜润。盖阴阳为便秘之总纲，至于虚秘、实秘，不过阴阳之别耳，虚属阴而实属阳也。

3. 论肝脾肺肾，明病之位

便秘常从肝、脾、肺、肾论治。木失条达，肝郁气滞，便秘可随情绪加重。夫土曰稼穑，不及为卑监，太过曰敦阜。中土卑监，脾肺气虚，大肠传送无力，便后乏力，汗出短气；中土敦阜，胃火炽盛，肠腑燥热津伤，大便干而坚硬，口干舌燥，或湿热困脾，大肠传导失职，脘腹胀满，大便黏滞难排。便秘伴四肢不温，腰酸腿痛，舌淡苔白，脉沉迟，多为肾阳虚；伴腰酸膝软，五心烦热，舌红苔少，脉细数，多为肾阴虚。

【分型论治】

1. 肠胃积热证

以大便干结，腹胀或痛，身热心烦，舌红，苔黄，脉滑数为辨证要点。治以泄热通腑，润肠导滞。方用麻子仁丸加减。方药组成：火麻仁20g，杏仁10g，白芍15g，大黄10g（后下），枳实15g，厚朴15g，生地黄15g，蜂蜜一汤匙。本方在麻子仁丸的基础上，加用生地黄增液润肠，蜂蜜常自备。

若便秘日久，伤及阴津，可加生地黄、玄参、麦冬养阴生津，润燥通腑。若肺热气逆，下移大肠，致大便秘结，可加瓜蒌、薤白、杏仁、紫苏子宣利上焦，清肺通便。

2. 阴血不足证

以大便干结，面色无华，头晕目眩，舌质淡，苔白，脉细为辨证要点。治以滋阴养血，润燥通便。方用润肠丸加减。方药组成：当归 20g，生地黄 20g，何首乌 15g，火麻仁 15g，桃仁 10g，大黄 10g，羌活 15g，厚朴 20g，枳实 20g，甘草 10g，黄柏 20g。本方在润肠丸的基础上加厚朴、枳实导滞通便，何首乌养血润肠通便，治疗老年便秘效果尤佳。

若伴有心悸气短者，可加用人参、黄芪益气通便。若阴津不足者，常用增液承气汤加减，可加入杏仁、白芍增液润肠，此方亦可治疗术后便秘。若阴血不足，虚火内炽，可加地黄、黄芩、黄连、黄柏以清虚热。

3. 气虚肠燥证

以虽有便意，但如厕努挣无力，便后乏力，食欲不振，肢倦懒言，舌质淡，脉沉缓为辨证要点。治以补脾益肺，润肠通便。方用补中益气汤加减。处方：黄芪 20g，党参 10g，白术 30g，炙甘草 10g，柴胡 15g，升麻 6g，当归 15g，陈皮 20g，清半夏 15g，干姜 10g，白芍 20g，薏苡仁 30g，山药 20g。本方在补中益气汤的基础上，加薏苡仁、山药补脾益肺，佐白芍敛阴生肠津，清半夏、干姜为脾胃病常用对药，可改善消化不良症状。

若乏力汗出者，可用黄芪汤加白术、党参。若气虚日久不得恢复，化血不足，进而导致血虚，可加当归、桃仁、羌活。血的运行有赖气之推动，若气虚无力运血，可导致血瘀，可加用川芎、红花、赤芍。

4. 气机郁滞证

以排便困难，口苦，胁肋胀痛，嗳气，腹胀，脉弦为辨证要点。治以疏肝解郁，顺气通便。常用六磨汤加减，方药组成：枳实 15g，木香 15g，槟榔 15g，沉香 3g，乌药 15g，大黄 6g（后下），柴胡 10g，炒白芍 15g。本方在原方基础上，加用柴胡、白芍，以调达肝木之郁结。

此证女子多见，便秘可随情绪加重，若伴有经前乳房胀痛，可加延胡索、厚朴行气止痛。若腹胀喘满尤甚，以肺气郁滞为主者，可加莱菔子、紫苏子消胀除满，或改用瓜蒌薤白半夏汤加减。若气郁日久，化火灼津，可加栀子、黄连清热通便。若大便带血，可加赤芍、防风、黄芪。《医林改错》载黄芪赤风汤“能使周身之气通而不滞，血活而不凝”。

5. 湿热积滞证

以大便黏滞，排便不畅，便后不尽感或无便意，舌苔黄腻，脉滑数为辨证要点。治以清热利湿，润肠通便。方用小承气汤加减，方药组成：大黄 6g（后下），枳实 20g，厚朴 20g，当归 15g，桃仁 10g，黄柏 30g，淡竹叶 15g，陈皮 20g，大枣 3 枚。此方在小承气汤原方的基础上，加当归、桃仁润肠通便，加黄柏、淡竹叶清热利湿保阴，陈皮行气导滞。

若食积化热，可加神曲、鸡内金，以达到清热燥湿、导滞通便的目的。若肛门灼热，小便发黄，可加黄连、黄芩、木通以通利二便。若四肢困重，脘腹胀满，可加杏仁、白豆蔻 、薏苡仁以祛湿除满。

6. 脾肾亏虚证

以排便困难，腰膝酸软，四肢不温，小便清长，便溏，脉沉迟为辨证要点。若以肾阳亏虚为主者，治以温补肾阳，填精润肠。方用济川煎加减，方药组成：肉苁蓉 10g，党参 15g，当归 30g，牛膝 15g，泽泻 15g，升麻 6g，炒枳壳 20g，瓜蒌 15g，大黄 10g，鸡内金 15g。本方在济川煎的基础上加用瓜蒌滑利肠道，大黄荡涤胃腑，鸡内金以形补形，消积通便。若以脾肾两虚为主者，则治以温补脾肾，润肠通便。方用济川煎合补中益气汤加减。方药组成：党参 10g，白术 20g，黄芪 20g，升麻 10g，柴胡 10g，陈皮 20g，当归 15g，甘草 10g，肉苁蓉 15g，泽泻 20g，枳壳 20g，牛膝 15g，生地黄 20g，苍术 20g，大黄 3g，白芍 15g，厚朴 20g。

若大便干结，头晕耳鸣，腰膝酸痛，舌红苔少，脉细数，常以知柏地黄丸加减，以滋阴润肠通便。若伴潮热盗汗，可加用知母、地骨皮滋阴清热。若伴心烦失眠，可加用远志、柏子仁。若老年便秘，常加用黑芝麻、何首乌滋阴填精，养血通便。

【常用药对】

1. 枳实、厚朴

枳实、厚朴为便秘常用对药，取张仲景承气汤之意。枳实苦温，破气消积，化痰除痞；厚朴苦温，化滞除满，宽肠下气。二者合用，既可消无形之气滞，又可化有形之痰阻，可治疗积滞内停，腑气不通之证。若气滞、痰阻、食积等化热，导致腑实不通者，均可用此对药治疗。现代药理学研究表明，枳实、厚朴可以促进消化液分泌，调整胃肠运动。

2. 黄连、栀子

《本草备要》中有关黄连的描述为“入心泻火，镇肝凉血……益肝胆，浓肠胃”。黄连苦寒，可泻心肝之火，除肠胃之热。栀子苦寒清降，既能清心泻火除烦，又能清宣三焦郁热。若肝胆郁滞，气郁化火，便秘腹痛，可在组方基础上加用黄连、栀子。二者合用可清肝泻火，有效改善便秘腹痛症状。现代药理学研究表明，黄连、栀子对胃肠道有兴奋作用，可以促进胃肠运动。

3. 莱菔子、紫苏子

莱菔子、紫苏子合用，取三子养心汤之意。原方为祛痰之方，这里取其降气之功。莱菔子消食除胀，宽肠下气，紫苏子降气化痰，润肠通便，且果仁类药富含油脂，具有滑利肠道的作用。莱菔子归肺、胃经，紫苏子归肺、胃、大肠经，肺和大肠相表里，二者对于肺金不肃引起的便秘尤为适宜。现代药理研究表明，莱菔子能促进胃肠平滑肌收缩，紫苏子具有抗结肠癌作用。

4. 山楂、鸡内金

山楂、鸡内金，二者皆属消食药。山楂消食导滞，化浊通便。鸡内金取类比象，以形补形，有消食健脾、通淋滑肠之功。小儿便秘多为食积所致，治疗原则为健脾和胃，消食化积，导滞通便。临床常用山楂、鸡内金配伍，以达到消积通便的目的。现代药理研究表明，山楂对胃肠运动具有双向调节作用，其水提取物可以引起胃肠平滑肌收缩，而醇提取物表现为拮抗作用。鸡内金对胃肠有推进作用。

5. 清半夏、干姜

清半夏、干姜相伍，二者取半夏泻心汤之意。前干后稀、排便困难的寒热错杂便秘或服他方不效的顽固性便秘，多由水热互结，湿阻气机，气机升降失调所致。半夏辛散，有降逆之功，可消痞散结；干姜辛温燥烈，有升浮之性，可温中散寒。二者合用，取其调和寒热、燮理气机之功，以达消痞散结、降浊通便之效。现代药理研究表明，半夏和干姜同用有利尿作用，且能改善应激性溃疡。

【医案选录】

1. 肠胃积热案

案一

患者，女，87岁，2018年12月1日初诊。

主诉：排便困难3个月。

现病史：患者3个月前久卧后出现排便困难，便质干结，甚时可半月不排大便，须服用乳果糖等通泻药物，大便才下，现已1周未行大便，遂来就诊。

刻诊：1周前服通泻药物下后，至今无便意，平素小便稍多，所下均为干硬粪块，伴腹胀，头晕，乏力，食欲不振，时时泛恶，睡眠尚可，口干，舌质红，苔白无津，脉浮细稍数。

诊断：便秘（肠胃积热证）。

方用麻子仁丸合润肠丸加减。

处方：炒火麻仁15g，苦杏仁10g，白芍20g，大黄6g，炒枳实15g，姜厚朴15g，当归15g，生地黄10g，牛膝15g，肉苁蓉15g，羌活10g，槟榔10g，党参15g，白术20g，炒薏苡仁20g，甘草20g。

2018年12月10日二诊：患者服上方7剂，大便已下，粪质干硬，头晕稍减轻，泛恶已不明显，时有心烦，舌质红稍暗，脉浮细。按上方，当归增至20g，加芒硝10g（融入），淡竹叶10g，更进14剂。二诊后未再就诊，随访诉大便已基本正常，2～3天1次，粪质已不甚干结，嘱其间断口服成药麻子仁丸以调摄善后。

按语：老年便秘多为大肠传导失司，大便在肠中停留过久，久郁生热，耗伤津液，致粪质干结，排便困难，或虽有便意而不下，或排便周期延长。临床见之，首辨虚实，再辨寒热。此案症见大便干结、口干、舌红等，证以肠胃积热为主，又见头晕、乏力、食欲不振等正虚之象，实属本虚标实之证，然急则治其标，仍以清胃肠燥热、通泻大便为主，结合脉浮细稍数，故辨为肠胃积热证，即之脾约证，论曰："趺阳脉浮而涩，浮则胃气强，涩则小便数，浮涩相搏，大便则硬，其脾为约，麻子仁丸主之。"脾约者，乃脾不能为胃行其津液，水液偏渗膀胱，致肠中无水行舟，症见大便干、小便数。方中炒火麻仁、白芍、苦杏仁益阴润肠，大黄通下导滞，炒枳实、姜厚朴下气除胀，以行肠中滞气；当归、生地黄清热养阴和血；牛膝、槟榔同为下行之品，牛膝扶正，槟榔祛浊，合羌活则降中有升，通过升清以降浊；党参、白术、薏苡仁补脾而解其约，津归正化，水足则舟行，大便自下；肉苁蓉性温而补肾润肠，有阳中求阴之意，兼防益阴凉润之药伤脾。二诊大便已下，便质仍硬，前症均有所改善，时有心烦，故加芒硝以软坚润燥，淡竹叶清心除烦，并增当归用量以加强润通之用。二诊后患者未就诊，随访大便已基本正常，患者年近九旬，恐病难速愈，故予麻子仁丸以善后调理。

案二

患者，男，37岁，2021年6月12日初诊。

主诉：间断排便困难1年，加重1周。

现病史：患者最近1年工作繁忙，经常加班和出差，饮食不规律，经常大便干结，未重视，1周前大便干结加重，遂来求诊。

刻诊：大便干结如羊屎状，5～7天1次，面色偏红，身热，口唇干燥，喜食凉物，心中烦躁，眠差，梦多，舌质红，苔黄燥，脉弦稍数。

诊断：便秘（肠胃积热证）。

治则：泄热通腑，润肠导滞。

方选麻子仁丸合增液承气汤加减。

处方：麻子仁20g，枳实15g，厚朴15g，大黄10g（后下），杏仁15g，芍药15g，甘草10g，芒硝6g（融入），当归15g，黄芩10g，黄连10g，麦冬15g，生地黄15g，玄参15g。

2021年6月25日二诊：患者服上方10剂，大便1～2日1次，干结减轻，燥热缓解，舌质红，苔黄，脉弦。上方去芒硝，继服15剂，大便日1次，后间断服用半年而愈。

按语：此案患者为中年男性，因工作繁忙、饮食不规律，导致糟粕不能及时排出体外，大肠腑气不通，郁久则化火伤津，形成胃肠燥热之证。症见大便干结如羊屎状，热性上炎，则见口唇干燥、喜食凉物等，热扰心神，则眠差、烦躁，其舌脉等均为胃肠燥热之征，故给予麻子仁丸合增液承气汤加减。方中大黄、芒硝通腑泄热，枳实、厚朴行气除满，杏仁和火麻仁富含油脂，功能润肠通便，芍药养阴和营；配伍苦寒之黄芩、黄连，以加强清热泻火之力，因热结日久，已耗伤津液，故佐用甘寒、咸寒之生地黄、麦冬、玄参，以滋阴增液，泄热通便，此三药配伍大黄、芒硝，即增液承气汤之药物组成。全方既能清热泻下，又可滋阴润燥，以助"增水行舟"。二诊时诸症好转，热结之象已不明显，遂减去咸寒之芒硝，间断服用半年而病瘥。

2. 阴血不足案

案一

患者，女，55岁，2017年9月2日初诊。

主诉：便秘30余年。

现病史：患者30年前产后出现大便困难，未重视，后症状逐渐加重，自行应用开塞露以助排便，停用则病复。

刻诊：大便干结，难以排出，严重时如羊屎状，3～4天1次，腹胀，面唇色淡，形体偏瘦，头晕，平时健忘，心悸、气短，眠差，时胸闷，口干喜饮，舌质淡红，少苔，脉沉细。

诊断：便秘（阴血不足证）。

治则：滋阴养血，润肠通便。

方用润肠丸合增液汤加减。

处方：麻子仁15g，桃仁15g，羌活10g，当归10g，大黄10g，玄参15g，麦冬15g，生地黄15g，枳壳10g，枸杞子10g，白术10g，党参10g，黄芪10g，白芍15g，瓜蒌仁10g，葛根15g。

2017年9月15日二诊：患者服上方10剂，便秘明显改善，1～2

日1次，便质已不干，腹胀减轻，心悸、气短、胸闷改善，仍健忘，倦怠乏力，舌质淡，苔薄白，脉弦细。改为补中益气汤加减。方药：黄芪20g，炒白术20g，陈皮20g，升麻6g，柴胡20g，党参15g，炙甘草15g，当归15g，炒白芍20g，大黄6g，桃仁10g。间断服药3月余，大便基本正常，随访半年未复发。

按语：此案便秘起于产后失血，阴血不足，肠腑失润失濡，则糟粕艰涩难下，甚则燥如羊屎状；血虚失荣失养，故见面唇色淡、头晕等；心血失充，血不养神，则见失眠健忘、时发胸闷等；阴虚生热，故口渴喜饮，其舌脉等均为阴血不足之象。《医宗必读·大便不通》曰："妇人产后亡血，及发汗利小便，病后血气未复，皆能秘结。"因此，方用润肠丸合增液汤加减。方中当归、生地黄相须而用，以滋阴凉血，养血和营；玄参、麦冬甘咸寒，以滋补阴津，配伍生地黄，即为增液汤；大黄泻下通腑，枸杞子养血润肠，火麻仁、桃仁、瓜蒌仁三者均富含油脂，可润肠通便；羌活能升散通行，而枳壳在理气之时偏于下行，可通行腑气；考虑患者阴血亏虚，日久伤气，且气能生血，故加入益气健脾之白术、党参、黄芪，使气足而血自生；更佐用一味葛根，既能生津以润燥，又可升举脾胃之清气，而有"提壶揭盖"之妙。诸药合用，共奏滋阴养血、润肠通便之功。二诊时，便秘明显改善，但倦怠乏力明显，其阴血已复，证以气虚为主，遂改用补中益气汤加减，加入活血润燥之桃仁及推陈出新之大黄，在治本的同时不忘治标，补中有攻，而扶正祛邪。

案二

患者，女，59岁，2019年12月1日初诊。

主诉：便秘3月余。

现病史：患者3个月前无明显诱因出现大便干结，症状逐渐加重。

刻诊：大便干结，已5日未排，腹部胀满，小便偏黄，面色少华，恶心，纳差，舌质红，苔薄白，花剥苔，脉沉细。

诊断：便秘（阴血不足证）。

治则：养血滋阴，润肠通便。

方用润肠丸加减。

处方：桃仁 10g，炒火麻仁 10g，当归 10g，大黄 6g，枳实 20g，姜厚朴 15g，生地黄 20g，天花粉 10g，炒白芍 20g，金钱草 20g，鸡内金 15g，生牡蛎 30g，茵陈 20g，党参 10g。

2019 年 12 月 8 日二诊：患者服上方 7 剂，大便干结明显改善，自觉排便较前顺畅，小便正常，恶心基本消失，腹胀改善，纳可，右脉沉滑数，左脉沉细数。按上方去茵陈，加生白术 20g，炒薏苡仁 30g。

2019 年 12 月 15 日三诊：患者服上方 7 剂，大便基本正常，一日 1 次，腹胀明显减轻，现时有右胁隐痛，舌质暗，有瘀斑，花剥苔，左脉弦，右脉沉稍数。处方：上方加党参 15g，柴胡 10g，川芎 20g。服此方半月余，症状基本消失，随访半年未复发。

按语：此案患者为中年女性，根据大便干结、排出困难，提示病位在大肠，其腹部胀满，面色少华，苔薄白，花剥苔，提示病性为气血两虚，小便偏黄说明下焦郁热。综合来看，证属气血亏虚，肠道失润，传导无力，可诊断为阴虚不足型便秘。《圣济总录》云：“大便秘涩，盖非一证，皆荣卫不调，阴阳之气相持也。”本证辨为气血两虚，可选润肠丸加减，因风邪不甚明显，故去原方中搜风散邪之羌活，方中桃仁、炒火麻仁质润多脂，可润肠通便；当归既补血又质润，为补血润肠之主药；生地黄、天花粉既可生津润肠，又可配合茵陈、金钱草清泄下焦郁热；用白芍“降下易动”之功疏泄腑气，畅通气机；配伍枳实、姜厚朴以理气消胀；生牡蛎敛阴软坚；更加鸡内金消食和胃；党参生肺脾之气，气旺能生血生津，肺与大肠相表里，肺气顺则大肠功能正常。本方集“润、补、攻”于一体，共奏以通为用之功。二诊诸症皆有减轻，故去茵陈，加生白术、炒薏苡仁以健脾祛湿通便。三诊主要症状基本消失，大便畅通，腹胀稍存，新加兼症右胁隐痛，且舌有瘀斑，瘀象仍存，故加入柴胡、川芎以行气活血，增党参用量，强补益气血之功。

案三

患者，男，29 岁，2019 年 4 月 13 日初诊。

主诉：大便干结难下 2 年，加重 1 周。

现病史：患者 2 年前长期熬夜后出现大便干结，规律作息症状可缓解，后每因工作久坐上症加重，需口服通便药物大便才下，近 1 周大便未行，遂来求诊。

刻诊：大便5日未排，腹胀，伴轻微刺痛感，得矢气稍减，便意频，但排便无力，便后汗出、头晕，时心悸，夜间盗汗，午后面部发热，晨起恶心、反酸，不欲饮食，眼睛干涩，耳鸣，眠浅易醒，小便短赤，舌质红，苔薄少，脉弦细稍数。

诊断：便秘（阴血不足、阴虚火旺证）。

治则：养阴清热，润肠通便。

方用当归六黄汤合润肠丸加减。

处方：当归20g，黄芪30g，黄连3g，黄柏20g，黄芩20g，生地黄15g，熟地黄15g，大黄10g，羌活15g，桃仁10g，火麻仁10g，知母15g，陈皮20g，枳壳20g，山楂10g。

2019年4月25日二诊：患者服上方10剂，大便已下，便质干结，腹胀、刺痛减轻，盗汗、午后面热基本同前，舌质红，边有瘀斑，苔薄少，脉弦细稍数。按上方加玄参10g，麦冬10g，红花3g。

2019年5月3日三诊：患者服上方7剂，排便较前轻松，便质变软，2天1次，腹胀、刺痛已不明显，盗汗、午后面部发热减轻，晨起恶心、反酸缓解，饮食渐进，仍眼干、耳鸣，小便稍黄，舌质红，瘀斑转淡，苔薄白，脉弦细。按上方，改黄柏为10g，黄芩10g，大黄6g，加菊花10g。再进14剂，随访诸症已平，1年内未复发。

按语：患者为青年男性，病起于熬夜久坐，阴伤气结，大肠传导失司，糟粕在肠中过久停留而致大便干结难下。阴血亏虚，肠失润降，行舟无水，故大便燥结；腑气不通，可见腹胀伴轻微刺痛。心阴不足则心悸，肝阴不足则眼干、耳鸣。水不足而火偏盛，故见午后面热、眠浅易醒、脉弦细稍数。四诊合参，辨为阴虚火旺证，治以养阴清热、润肠通便，方选当归六黄汤合润肠丸加减。方中生地黄、熟地黄、当归合用以养阴补血；黄芩、黄连、黄柏、知母合用以清热养阴润燥；大黄、枳壳合用以增通下行滞之用；黄芪、陈皮补气行气，增行舟之力，兼以固表止汗；桃仁、火麻仁专事润通；在大队通降药物中加羌活，寓升于降，以调升降之机；山楂消食健胃。如此水充火降，气顺舟行。二诊大便虽下，但便质仍干，故加玄参、麦冬以增水行舟；加红花以活血散瘀。三诊便质已软，火象减退，故黄柏、黄芩、大黄减量，并加菊花以清头面之风。三诊后未再就诊，随访诸症已平，嘱其规律作息，避免久坐，忌食辛辣，以防病复。

案四

患者，男，85岁，2020年12月27初诊。

主诉：便秘5年，加重3天。

现病史：患者5年来反复大便不畅，平素大便5～7日一行，质干，量少，3个月前行肠镜检查无异常。患者就诊前曾服承气汤类，便少，腹痛，日常外用开塞露后解少许硬便。

刻诊：腹胀腹痛，口内有秽气，矢气多，纳欠佳，眠差，烦躁易怒，时有腰膝酸软，小便正常，舌色鲜红，少苔，脉弦。

诊断：便秘（阴血不足证）。

治则：疏肝解郁，滋阴润肠。

方用一贯煎加减。

处方：生地黄15g，沙参15g，枸杞子15g，麦冬15g，当归10g，川楝子10g，白芍15g，山茱萸15g，牡丹皮10g，茯苓15g，淮山药15g，甘草10g。

2021年1月5日二诊：患者服上方7剂，现便次增多，但便质仍干结，且有腰膝酸软，舌色红，无苔，脉细而弱。在前方的基础上加牛膝15g，党参12g。

2021年1月13日三诊：患者服上方7剂，现大便1～3日一行，精神好转，食量增加，腰膝酸软明显减轻，舌色红，苔少，脉稍弱。嘱其服用中成药六味地黄丸2周，后随访半年未复发。

按语：患者以便秘为主诉，且年事已高，曾服用承气类方。《景岳全书·秘结》曰："秘结者，凡属老人、虚人……多有病为燥结者，盖此非气血之亏，即津液之耗。凡此之类，皆须详察虚实，不可轻用芒硝、大黄、巴豆、牵牛、芫花、大戟等药，及承气、神芎等剂。虽今日暂得通快，而重虚其虚，以致根本日竭，则明日之结，必将更甚，愈无可用之药矣。"治病求本，辨证论治，病患阴虚，津液不足，肾阴不足，腰膝酸软，不能制约肝木之亢，故情绪无常。遂与一贯煎滋阴疏肝，加白芍柔肝，山茱萸温补肝肾，牡丹皮、茯苓、山药之属与前方成六味地黄丸，以滋肾阴而制约肝木亢盛。二诊时虽有好转，但腰膝酸软明显，故加牛膝、党参滋阴，牛膝除补肝肾外，亦可引药下行，强壮腰膝。三诊时已大好，嘱其服用成药六味地黄丸加强疗效，合方滋阴疏肝，通便导滞。

3. 气虚肠燥案

案一

患者，女，36岁，2021年5月15日初诊。

主诉：便秘5年余。

现病史：患者平素排便困难，自行使用灌肠法排便。

刻诊：面色萎黄，倦怠乏力，少气懒言，精神不振，动辄头晕，偶有心慌，素日血压较低，手足凉，怕冷，纳差，不欲食，大便1周一行，便后有肛门下坠感，粪质干，舌质暗，苔薄白，脉沉。

诊断：便秘（气虚肠燥证）。

方用补中益气汤加减。

处方：黄芪20g，党参10g，炒白术20g，升麻10g，柴胡10g，当归15g，陈皮20g，炙甘草10g，川芎20g，槟榔15g，麻子仁15g，枳实20g，鸡内金15g，知母20g，黄芩20g，生地黄15g，肉桂3g。

2021年5月22日二诊：患者服上方7剂，倦怠乏力明显改善，头晕、心慌减轻，余症如前，舌质暗，苔薄白，脉沉。处方：上方去肉桂、生地黄、知母，加附片3g，薏苡仁20g，山药20g，大黄6g（后下）。更进14剂，日1剂，水煎分早晚两次温服。

2021年6月6日三诊：药后患者精神好转，怕冷减轻，食量稍加，可自行排便，2～3日一行，便质尚可，舌质暗，苔薄白，脉沉。二诊方黄芪改为30g，再进7剂，日1剂，水煎分早晚两次温服。随访2个月，大便基本正常，2天一行，质可。

按语：本案患者病程较长，素体津气亏虚，实乃不足之体质。《脾胃论》云："百病皆由脾胃衰而生也。"脾居中焦，为气血精津生化之源，脾失健运，不能消谷，故出现食欲不振；脾气亏损，气血生化不足，精不上荣，则面色萎黄；血脉失充，则头晕、心悸。脾虚营弱，五脏不安则倦怠乏力、精神不振。《灵枢·口问》云："中气不足，溲便为之变"。脾虚气弱津亏，不能濡养大肠，则出现无便意、便干。《脾胃论》云："内伤不足之病……惟当以甘温之剂，补其中，升其阳。"《素问·至真要大论》云："劳者温之……损者温之。"故以塞因塞用为治则，选用补中益气汤为主方，调理补中；佐以槟榔、麻子仁、枳实、鸡内金以寓通于补；患者久病，恐其"虚不受补"，助生火邪，故伍以知母、黄芩、生地黄等润燥清热之品；并佐以少量肉桂于补气益血方中，以鼓舞气血生长。二诊脾胃功能逐渐恢复，乏力、头晕减轻，但余症仍在。"冰冻三尺，非一日之寒"，主方不变，易肉桂为附子，增其温中散寒之力，佐薏苡仁、山药以健脾补气，缓缓补益的同时，加少量大黄泻下通腑。三诊便秘逐渐改善，但正气仍虚，故重用黄芪以补中气，以恢复脏腑功能为主。

案二

患者，女，31岁，2020年9月5日初诊。

主诉：排便无力3年。

现病史：患者3年前无明显诱因出现排便无力，便后有不干净感，伴汗出、乏力。

刻诊：排便无力，便后不尽之感尤甚，排便周期正常，日1次，现食欲尚可，食后腹胀，胃脘不适，眠差，头项强痛，舌质淡，体大有齿痕，苔薄白滑，脉沉。

诊断：便秘（气虚肠燥证）。

治则：益气润肠。

方用黄芪汤加减。

处方：黄芪30g，炒白术30g，陈皮20g，升麻10g，柴胡10g，党参10g，当归15g，川芎30g，五味子30g，羌活15g，地黄20g，桂枝10g，炒白芍15g，炒薏苡仁30g，炒白扁豆20g，炒枳壳20g，甘草10g。

2020年9月12日二诊：患者服上方7剂，上症改善，排便次数稍增，日2～3次，眠差，心烦，舌质淡，体大有齿痕，苔薄滑，脉沉。方药：黄芪20g，炒白术20g，陈皮20g，党参10g，川芎30g，茯神30g，山药20g，砂仁6g，桔梗10g，莲子10g，栀子10g，当归10g，淡竹叶15g，玉竹15g，珍珠母30g，煅牡蛎30g（先煎），甘草10g。再进7剂，后未再诊治，随访1年，自诉诸症已缓。

按语：此案患者为肺脾气虚，传导无力，致排便困难。肺与大肠相表里，肺气虚则大肠传送无力，虽有便意，如厕需竭力努挣，而大便并不干硬。肺脾气虚则运化失司，出现食后腹胀、胃脘不适等症。脾为气血生化之源，脾虚则健运无权，化源不足，故舌淡苔薄，脉沉，便后疲乏，气虚之象显露无遗。因此选用黄芪汤化裁，旨在益气润下。方中黄芪为补益脾、肺之要药；麻仁润肠通便；陈皮健脾理气。本案气虚明显，故加党参、白术以增强补气之力；佐用升麻、柴胡旨在升清气而降浊阴；配伍当归、白芍、桂枝旨在防气虚血滞；加五味子益气生津，加炒薏苡仁、炒扁豆仁以渗湿邪健脾运，再用炒枳壳以宽肠而疏利肠中滞气。全方补气与行气并行，则补而不滞。二诊便秘症状减轻，心烦失眠症状突出，在前方的基础上加茯神、珍珠母、煅牡蛎、莲子等以宁心安神，兼以收敛浮阳，并用栀子、淡竹叶等以清热除烦，加玉竹之品以滋阴生津。

案三

患者，女，26岁，2020年11月8日初诊。

主诉：便秘半年，再发加重1周。

现病史：患者半年前无明显诱因出现大便困难，未予重视，未系统治疗，1周前为求系统治疗，遂来我院门诊。

刻诊：大便干结，排出困难，3～4日1次，伴面色无华，口唇色淡，腹胀，消化差，失眠多梦，体检时血压偏低，舌质淡，体大有齿痕，苔薄白，脉沉。

诊断：便秘（气血虚证）。

治则：养血润燥，益气健脾。

方用当归补血汤、润肠丸合香砂六君子加减。

处方：当归20g，黄芪30g，炒火麻仁10g，大黄6g（后下），桃仁10g，羌活15g，生地黄30g，木香10g，砂仁6g，党参10g，茯苓15g，炒白术20g，炙甘草10g，清半夏15g，陈皮20g，桂枝10g，炒白芍

15g，炒枳实 20g。

2020 年 11 月 22 日二诊：患者服上方 7 剂，便秘缓解，现食后腹胀痛，口中有异味，舌质淡，体大有齿痕，苔白腻，脉沉。上方去桂枝、炒白术、党参、砂仁、木香，加厚朴 20g，黄柏 30g，炒薏苡仁 30g。随访半年，诸恙已瘥，未复发。

按语：此案患者为青年女性，以大便困难为主症就诊，故诊断为便秘。因其面色无华、口唇色淡，可知素体津血不足；因津血不足，血虚致大肠不荣，津亏致肠道失润，故大便干结；因气虚无力推动肠道，故大便排出困难；兼合舌脉，可知患者为血虚肠燥，脾胃虚弱之证。故以“养血润燥，健脾益气”为治疗大法，方选当归补血汤合润肠丸合香砂六君子加减，以当归补血汤补气生血，以润肠丸养血润肠、和中通便，兼香砂六君子以益气健脾，增桂枝、炒白芍滋补脾阴，枳实理气通便。全方共奏益气健脾、补血活血、润肠通便之效。二诊便秘缓解，仍饭后腹痛及口中异味，考虑其内有湿热，故增厚朴、炒薏苡仁燥湿消痰，黄柏清热燥湿。

案四

患者，女，74 岁，2020 年 10 月 10 日初诊。

主诉：大便不畅反复发作 20 余年，加重 2 个月。

现病史：患者于 20 年前无明显诱因出现大便干燥，排便困难，3 日一行，严重时 1 周未解，自行服用乳果糖、麻仁丸、大黄、番泻叶等药物治疗后，大便可 2 日一行，但停药后又出现便秘症状，故患者长期间断服用以上药物，近 2 个月大便不畅加重，服用上述药物无甚效果，且出现肛门坠胀感，劳累后加重，纳差，眠差，舌淡暗，苔薄白，脉沉。高血压病史 20 余年。

诊断：便秘（气虚肠燥夹瘀证）。

治则：补气健脾，化瘀通络。

方用补中益气汤加减。

处方：黄芪 20g，炒白术 15g，党参 15g，陈皮 15g，升麻 6g，柴胡 10g，赤芍 15g，当归 15g，厚朴 15g，川芎 20g，红花 10g，木香 15g，炙甘草 10g。

2020 年 10 月 17 日二诊：患者服上方 7 剂，便秘有所缓解，大便隔日 1 次，不成形，肛门坠胀时发，舌质略暗，苔薄白腻，脉弦。按上方改木香为 20g。

2020 年 10 月 24 日三诊：患者服二诊方 7 剂，大便每日 1 次，但质地较稀，劳累后仍有肛门坠胀感。二诊方黄芪加至 30g，升麻加至 10g，柴胡加至 15g，续服半月，并嘱其调畅情志，适度活动，后患者症状明显好转，排便恢复正常。

按语：本例患者为老年女性，年老体虚，兼之长期服用苦寒泻下之品，损伤中焦脾胃，健运失职，易出现气虚下陷之证。患者气虚无力推动血液运行致血瘀，瘀血又阻碍气机运行，如此因虚致瘀，因瘀致更虚，导致排便困难，可诊断为气虚血瘀型便秘，予补中益气汤加减。方中重用黄芪补中益气，配伍人参、炙甘草、白术补气健脾，增强其补中益气之功，用当归养血和营、润肠通便，陈皮理气和胃，化痰湿而醒脾气，使诸药补而不滞，并以少量升麻、柴胡升阳举陷，酌加赤芍、川芎、红花等辛温通络之品活血祛瘀，并配伍木香、厚朴调节肠道气机。二诊便秘缓解，仍有肛门坠胀，故增加木香的用量，以增强理气消胀之力。三诊大便转稀，仍有肛门坠胀，考虑气虚下陷，故增黄芪、升麻、柴胡之用量，以益气升阳举陷，服用半月后症除。

4. 气机郁滞案

案一

患者，女，36 岁，2019 年 10 月 27 日初诊。

主诉：排便困难、纳差 1 年余。

现病史：患者近 1 年来排便不畅，每因情绪变化而加重，大便 4 ～ 5 天 1 次，排便无力、量少，时有腹胀、嗳气，胸胁痞满，倦怠乏力，纳差，自行服用“健胃消食片”后稍有缓解，舌质淡，苔白稍腻，脉弦。经西医肠镜检查，未见明显异常。

诊断：便秘（气机郁滞证）。

治则：益气健脾，行气通秘。

方用六磨汤加减。

处方：枳实 15g，木香 15g，槟榔 15g，沉香 3g，乌药 15g，大黄

6g，神曲15g，麦芽15g，柴胡10g，炒白芍15g，炒白术15g，党参10g。

2019年11月3日二诊：患者服上方7剂，腹胀改善，纳增，便秘较前改善，排便顺畅，现口苦咽干，舌质淡，苔薄黄，脉弦。按上方加厚朴15g，黄芩15g，栀子10g。

2019年11月10日三诊：患者服上方7剂，饮食增加，食欲改善，咽干口苦好转，腹胀基本消失，倦怠乏力好转，大便通畅，舌质淡，苔薄白，脉沉。按原方继服2周。

按语：此案患者排便困难，兼腹胀、嗳气等，可辨证为“气滞便秘”，故给予六磨汤加减治疗。六磨汤出自《太平惠民和剂局方》，由木香、枳壳、乌药、沉香、槟榔、大黄组成，重在调肝理脾、通便导滞。木香调气，乌药顺气，沉香降气，三药气味辛通，能入肝脾以解郁调气；大黄、槟榔、枳实破气导滞；因有胸胁痞满，故加柴胡、白芍疏肝理脾；食欲减退，故加神曲、麦芽健脾消食，更配伍党参、白术健脾益气。二诊患者出现口苦咽干，大便仍不顺畅，遂加厚朴下气除满，黄芩、栀子清热泻火。三诊时大便基本顺畅，嘱咐患者继续服用2周以巩固疗效，并保持心情愉悦。

案二

患者，女，35岁，2020年10月18日初诊。

主诉：大便干结难下1月余。

现病史：患者1个月前无诱因出现大便干结难下，伴泛酸、打嗝，未行诊疗。

刻诊：大便干结，不易排出，便时头痛，日1次，心烦不寐，口鼻干燥，经期先后不定，舌质淡，苔薄黄，脉弦。

诊断：便秘（肝郁气滞证）。

治则：和解清热，润肠通便。

方用柴胡加龙骨牡蛎汤加减。

处方：柴胡20g，黄芩15g，清半夏15g，党参15g，甘草10g，茯苓15g，桂枝20g，龙骨30g，牡蛎30g，大黄6g（后下），黄连10g，川芎20g，香附30g，木香15g，陈皮15g，郁金30g，羌活15g。患者服药 2 周，症状基本消失。随访 6 个月未复发。

按语：此案患者为青年女性，根据患者出现大便干结，反酸、呃逆，口鼻干燥，心烦不寐，脉弦等症，可辨为便秘之肝气郁滞证，给予柴胡加龙骨牡蛎汤加减。患者泛酸、打嗝，乃肝气犯胃致胃失和降、气逆于上所致。用柴胡、黄芩以和解少阳、苦寒清热；半夏消痞散结，配以党参、陈皮理气健脾，以助脾运；烦躁不寐、脉弦乃心肝火旺之象，用桂枝、茯苓平冲降逆以安心神，龙骨、牡蛎平肝潜阳、镇静安神；大便干结难下，口鼻干燥，苔薄黄，均提示内热壅滞，用大黄、黄连泄热通便；便时头痛，佐以川芎、羌活入颠顶止头痛；经期先后不定，加香附、木香行气调经，郁金行气解郁，清热止痛。全方行气与通便并行，患者间断服用 2 周而病愈。

案三

患者，女，85 岁，2019 年 12 月 7 日初诊。

主诉：大便干结 2 月余。

现病史：患者 2 个月前无明显诱因出现大便干结，排便困难，伴心悸、胸痛，不欲饮食，遂在家属陪同下前来就诊。

刻诊：大便干结，不易排出，已 5 日未行，伴心悸、胸痛，两胁下胀痛，气短懒言，胸闷，眠差，不欲饮食，舌质暗，花剥苔，脉沉。

诊断：便秘（肺气郁滞证）。

治则：宽胸理气，润肠通便。

方用瓜蒌薤白半夏汤合小承气汤加减。

处方：瓜蒌 10g，薤白 10g，清半夏 6g，厚朴 6g，大黄 3g，陈皮 12g，豆蔻 3g，白术 6g，当归 10g，枳实 6g，党参 10g，生地黄 5g，干姜 3g。

2019 年 12 月 21 日二诊：患者服上方 14 剂，便质变软，排便较前通畅，每日一行，仍时有心悸，胸痛，不欲饮食，眠差，舌质暗，苔滑腻，脉沉。按上方去大黄，加茯苓 10g，泽泻 10g，神曲 10g，麦芽 15g。患者间断服药半月余，大便通畅，余症均缓，精神好转，随访半年未复发。

按语：此案患者为老年女性，年老体弱而疾病缠身，而当前苦于排便困难。根据心悸、胸痛胸闷、胁胀等可辨证为“气滞”。《素问·阴阳应象大论》曰:“年四十而阴气自半也，起居衰矣。”八旬老者而大便干结、花剥苔等均为阴虚的表现，结合主诉可诊断为便秘之肺气失宣、津亏肠燥证，故予瓜蒌薤白半夏汤合小承气汤加减。心悸、胸痛乃心胸中阳气不通，痰浊痹阻而发为胸痹心痛，方用瓜蒌薤白半夏汤宽胸理气、通阳宣痹。《金匮要略》曰:“胸痹不得卧，心痛彻背者，瓜蒌薤白半夏汤主之。”俾上焦开通，犹如提壶揭盖，心阳运，肺津布，下焦腑气亦随之通畅。虽大便干结不下，考虑年老体虚，不耐攻伐，故予少量小承气汤缓缓下之，更加生地黄、当归养阴以濡润肠道；年老脾虚，食欲欠佳，故仿理中之意，以党参、白术、干姜、陈皮、豆蔻固护中焦，以求生气不绝。诸药合用，攻补兼施，量少而缓图，正是虚人不耐大攻大补之用药法。二诊便干好转，大便较前通畅，故去大黄，仍纳少眠差，时有心悸、胸痛，故加茯苓、神曲、麦芽以健胃消食，泽泻利湿以去舌苔之滑腻。间断服药半月，大便通畅，饮食增加，精神改善而病瘳。

5. 湿热积滞案

案一

患者，男，71 岁，2020 年 6 月 14 日初诊。

主诉：便秘半年余。

现病史：患者半年前无明显诱因出现大便困难，应用开塞露可缓解，停用则反复。

刻诊：大便 3 ～ 4 日 1 次，排便不畅，便后未尽感，便质黏滞，无便意，脘腹胀满不适，口干口臭，舌质红，苔黄腻，脉弦滑数。

诊断：便秘（湿热积滞证）。

治则：清热除湿，通便导滞。

方用枳实导滞丸合调胃承气汤加减。

处方：枳实 20g，神曲 10g，黄连 10g，黄芩 20g，大黄 6g，白术 15g，泽泻 15g，茯苓 15g，清半夏 20g，厚朴 20g，生地黄 30g，芒硝 10g，栀子 10g，当归 15g，桃仁 10g，黄柏 30g，甘草 10g。

2020 年 6 月 21 日二诊：患者服上方 7 剂，大便已通畅，现 1 ～ 2 天 1 次，余症亦多有改善，舌质红，苔黄腻，脉弦稍数。上方去泽泻，加柴胡 10g，白芍 15g，改芒硝为 20g，栀子 15g。

2020 年 7 月 5 日三诊：患者服上方 14 剂，现大便日 1 次，舌质红，苔薄黄稍腻，脉弦滑。上方去大黄，加陈皮 20g，改白术为 20g，继服 7 剂，以巩固前期疗效。3 个月后随访，病情未见复发。

按语：本案病机既有火热，又有痰湿，合为湿热蕴结于中焦。《湿热病篇》曰："太阴内伤，客邪再至，内外相引，故病湿热。"湿热下移下焦，热伤肠道津液，耗散阴津，而湿不同于津液，并不能濡润肠道，而是和火热之邪胶着一起，使大便黏滞不畅，艰涩难通。叶天士《温热论》中提及："外邪入里，里湿为合，在阳旺之躯，胃湿恒多；在阴盛之体，脾湿亦不少，然其化热则一。"脾胃受邪，易化生湿浊并蕴而成热，从而湿热阻滞中焦，脾胃清浊不分，升降失常，导致肠道气机阻滞，则大便难下。所以此案便秘治疗关键在于恢复脾胃功能，消除中焦湿热之邪，以祛湿为要，乃治病求本之法，中焦得复，下焦自通。方用枳实导滞丸消食导滞、清热除湿，并用调胃承气汤泻下存阴，急治其标。方中大黄专攻积滞热结，使热从大肠而去；枳实行气导滞，消积除满；神曲消食和胃，助大黄攻积之力；黄芩、黄连性味苦寒而清热祛湿；泽泻、茯苓利水渗湿而止泻；白术健脾祛湿，使祛邪而不伤正。再配以"缓下存阴"之调胃承气汤，大黄、芒硝苦寒清热之力泻下热邪，再以甘平之甘草调和大黄、芒硝峻下之力，苦甘合化，使泻不伤正，再加生地黄、栀子、黄柏清热利湿养津，当归、桃仁润肠通便。诸药合用，消法和下法并用，取其"通因通用"之意。

案二

患者，女，62 岁，2017 年 4 月 1 日就诊。

主诉：排便困难 2 年余。

现病史：患者 2 年前无明显诱因出现排便困难，无便意，需借助乳果糖、开塞露等药物才可排便，大便日 1 次，既往支气管扩张史。

刻诊：大便干结，自觉烦闷，伴焦虑、烦躁、失眠，需每日口服安眠药 1 片，倦怠乏力，口干不欲饮，食后腹胀，纳可，眠差，入睡困难，眠浅易醒，梦多，用药后大便日 1 次，便干，便后肛门灼热感，小便黄，舌质红，舌体胖大，有齿痕，苔黄腻，脉弦滑，寸尺脉弱。

诊断：便秘（湿热积滞证）。

治则：清热利湿，润肠通便。

方用半夏泻心汤合小承气汤加减。

处方：清半夏15g，黄连6g，黄芩20g，干姜10g，炙甘草10g，党参10g，大黄6g（后下），枳实20g，厚朴20g，淡竹叶15g，木通10g，当归20g，陈皮20g，黄柏30g，大枣3枚。

2017年4月8日二诊：患者服上方7剂，腹胀减轻，排便较前顺畅，自行停用乳果糖、开塞露等药物，胸闷、气短，四肢肌肉困沉，舌质暗，苔薄黄稍腻，脉沉。按上方加黄芪20g，郁金20g，炒薏苡仁20g。

2017年4月22日三诊：患者服二诊方14剂，排便正常，日1次，成形，身困沉好转，纳可，食量增加，心情舒畅，胸闷、气短症状稍改善，现自觉咽部有痰，难咳，舌质暗，苔薄黄，脉沉。处方：当归20g，黄芪20g，熟地黄15g，生地黄15g，桔梗10g，玄参20g，浙贝母10g，麦冬10g，百合20g，甘草6g，川芎15g，皂角刺15g，桑叶15g，炒白芥子15g，炒杏仁10g。14剂，水煎服，早晚温服。随访6个月未复发。

按语：本案患者久用泻下、攻伐之剂，导致脾胃大伤，中土无权，水湿不运，从而出现口干、纳差、倦怠体困、便干等症状。脾居中焦，为人体气机升降之枢纽。久病不愈，脾胃升降功能失调，湿浊中阻，久而蕴生湿热，出现急躁烦闷、眠差梦多、便后肛门灼热感等症，加之既往支气管扩张史，长期胸闷、气短，故辨为本虚标实，标为湿热中阻，本为脾气虚、肺气虚。《济生方·胀满门》云："阴气当升而不升，阳气当降而不降，中焦痞结，必为胀满。胀满不已，变证多端……大小便为之变。"治疗选用半夏泻心汤为主方，以和阴阳、顺升降、调虚实，恢复肠道运转功能。大便燥结，热淫于内，选取大黄、枳实、厚朴，即小承气之意，通腑泄热，行气导滞，恢复肠胃传输。便秘日久，则血虚肠燥，加少量当归润肠补血。伍以黄芩、黄连、黄柏清上、中、下三焦湿热，在通便的同时肃清湿热之邪。二诊在原有基础上佐以补气开郁祛湿之品，续以辛开苦降、寒热平调、升清降浊为主。三诊便秘症状基本痊愈，胸闷、气短等亦减轻。《脾胃论》曰："脾胃虚，则九窍不通。"今脾主运化功能恢复，水精散布如常，则上可充肺部之气，下可运大肠之津液。“缓则治其本”，三诊选当归补血汤合百合固金汤，调肺气、补气血，缓缓扶正。

案三

患者，女，50岁，2020年11月1初诊。

主诉：便秘半年余。

既往史：患者近2年来无明显诱因出现排便困难，需借助开塞露等药物才可排便。

刻诊：自觉烦闷，口干不欲饮，食后腹胀，纳可，眠差，偶有排便时便干，便后肛门灼热感，小便黄，舌质红，舌体胖大，有齿痕，苔黄腻，脉弦滑，寸尺脉弱。

诊断：便秘（湿热积滞证）。

治则：泄热祛湿，通便导滞。

方选三仁汤合小承气汤加减。

处方：杏仁15g，白豆蔻6g，薏苡仁20g，竹叶10g，半夏10g，滑石30g（包煎），大黄6g（后下），枳实20g，厚朴20g，通草10g。

2020年11月8日二诊：患者服上方7剂，现自觉腹胀减轻，时有便意，大便干结改善，但四肢肌肉困沉，舌质淡，苔薄黄稍腻，脉滑。处方：上方加茯苓15g，炒白术15g。

2020年11月22日三诊：患者服二诊方14剂，现排便正常，2日1次，成形，乏力好转，眠可，心情舒畅，因近日天气转凉受冷，干咳，声剧，口渴，舌红，苔白腻，脉浮紧。给予桑杏汤加减。方药：桑叶6g，杏仁5g，沙参5g，香豆豉3g，茯苓10g。煮梨取水煎药，7剂，每日1剂，水煎分早晚2次口服。后随访半年，便秘未再发作。

按语：患者以便秘为主诉，脾胃为人体气机升降之枢纽，久病不愈，升降功能失调，湿浊中阻，久而蕴生湿热，出现眠差梦多、便后肛门灼热感等症。又因肠胃积热无以排出，日久粪质愈干结，而成湿热积滞之证，遂以小承气泄热通便，三仁汤祛湿清热，宣畅气机。方中杏仁宣肺降浊，白蔻仁行气畅中，薏苡仁利水渗湿，半夏燥湿和胃，枳实、厚朴下气除满，大黄泻下通便，导湿热从大便而去；滑石、竹叶、通草清热利湿，助薏苡仁引湿热从小便而去。诸药合用，前后分消，共奏清热除湿、泻下通便之功。二诊时患者便秘改善，但肢体困倦，因脾主四肢，此乃湿邪困脾之象，故按上方加茯苓、白术以增健脾祛湿之效。三诊便秘已除，主要为解决肺系疾病，以桑杏汤润燥止咳，后随访便秘未再复发。

6. 脾肾亏虚案

案一

患者，女，65 岁，2020 年 4 月 25 日初诊。

主诉：反复大便干结难下 2 年余，再发加重 1 周。

现病史：患者 2 年前无明显诱因出现大便干结难解，伴腹痛，虽多次中西药治疗，但收效甚微，停药则复，近 1 周症状有加重之势，故来就诊。

刻诊：排便困难，粪质干结如石，日 1 次，伴腰腹痛，遇冷加重，畏寒怕冷，手脚冰凉，头晕头痛，肢体乏力，眠差，舌质暗，有瘀斑，苔薄滑，脉沉弦。

诊断：便秘（肾虚精亏证）。

治则：温肾益精，润肠通便。

方用济川煎加减。

处方：当归 15g，牛膝 20g，肉苁蓉 15g，泽泻 20g，升麻 10g，枳壳 20g，火麻仁 10g，桃仁 10g，干姜 10g，陈皮 20g，防风 20g，党参 10g，羌活 20g，生地黄 20g，薏苡仁 20g，大黄 3g，红花 3g。

2020 年 5 月 9 日二诊：患者间断服上方 7 剂，便质稍软，现仍排便困难，便后肛门坠胀感，伴腹部胀痛，胃中痞满，烧心，口干，舌质暗，有瘀斑，苔薄滑，脉弦细。按上方去干姜、陈皮、党参、羌活、薏苡仁、大黄，加柴胡 15g，桔梗 20g，赤芍 20g，川芎 30g，瓜蒌 10g，玉竹 15g，麦冬 15g，沙参 15g，厚朴 15g。

2020 年 5 月 23 日三诊：患者间断服二诊方 7 剂，排便较前通畅，粪质已软，现仍腹胀痛，胃中灼热，急躁易怒，舌质暗，有瘀斑，苔薄黄稍腻，脉弦。方用丹栀逍遥散合润肠丸加减。方药：牡丹皮 15g，栀子 15g，当归 15g，白芍 20g，柴胡 10g，茯苓 15g，炒白术 20g，甘草

10g，薄荷 6g，羌活 15g，桃仁 10g，大黄 6g，枳壳 20g，生地黄 20g，瓜蒌 10g，丹参 30g。

2020 年 5 月 30 日四诊：患者服三诊方 7 剂，腹部胀痛较前明显减轻，胃中灼热感缓解，大便已畅，日 1 次，时有轻微腹痛，舌质暗，苔薄白，脉弦。按三诊方，加黄柏 20g，川芎 20g，干姜 10g。服药 1 周，诸症基本消失，随访半年未复发。

按语：此案患者为老年女性，根据大便干结、排便困难，伴见腰腹痛、畏寒怕冷、腹痛遇冷加重等，可诊断为便秘之肾虚精亏肠燥证，故予济川煎加减。《景岳全书·秘结》云："便秘有不得不通者，凡伤寒杂证等病，但属阳明实热可攻之类，皆宜以热结治法通而去之，若察其元气已虚，既不可泻而下焦胀闭，又通不宜缓者，但用济川煎主之，则无有不达。"二诊出现肛门坠胀感，故加柴胡、桔梗以升提之；烧心、口干及肠燥等症属阴津亏损之象，故加玉竹、沙参、麦冬等养阴之品，又腹胀痛，故加赤芍、川芎、瓜蒌、厚朴以增强行气活血之效。三诊大便如常，仍有腹胀痛，胃中灼热，急躁易怒，考虑肝气不疏而犯胃，予以丹栀逍遥散合润肠丸加减，以疏肝解郁、润肠通便。四诊腹胀痛已明显缓解，而时有腹痛，于上方加干姜、黄柏辛开苦降、平调寒热，川芎行气活血，继服 1 周而病除。

案二

患者，女，31 岁，2020 年 4 月 4 日初诊。

主诉：反复便秘 6 个月，再发加重 3 天。

现病史：患者 6 个月前无明显诱因出现排便困难，粪质时干时稀，小腹凉，间断服中药治疗，停药则反复，近 3 天未行大便，遂来就诊。

刻诊：大便 3 日未行，腹胀，小腹及手脚凉，房事淡漠，神疲乏力，舌质淡，苔薄滑，脉沉。

诊断：便秘（脾肾阳虚证）。

治则：温阳通便。

方用济川煎合补中益气汤加减。

处方：党参 10g，白术 20g，黄芪 20g，升麻 10g，柴胡 10g，陈皮 20g，当归 15g，甘草 10g，肉苁蓉 15g，泽泻 20g，枳壳 20g，牛膝

15g，生地黄 20g，苍术 20g，大黄 3g，白芍 15g，厚朴 20g。

2020 年 4 月 11 日二诊：患者服上方 7 剂，排便困难缓解，大便 2 天 1 次，腹胀减轻，现仍有手脚凉，房事淡漠，神疲乏力，舌质淡，苔薄滑，脉沉。按上方加车前子 15g，菟丝子 15g。

2020 年 5 月 9 日三诊：患者间断服上方 14 剂，现大便已基本正常，1 ～ 2 天 1 次，腹胀、手脚凉、房事淡漠、神疲乏力明显改善，舌质淡，苔薄滑，脉沉。按上方去大黄、车前子、白芍，继服 2 周，诸症几平，随访半年未复发。

按语：此案患者为青年女性，以“排便困难”为主症求诊，故诊断为便秘。症见小腹及手脚凉，房事淡漠，可辨为阳虚秘，同时伴神疲乏力等气虚的表现，《素问・至真要大论》云：“大便难……其本在肾。”肾司二便，肾气亏虚，下元不温，五液不化，肠道失润而大便不通，法当温肾润肠，故用济川煎合补中益气汤加减。方中肉苁蓉温肾益精，润燥滑肠；当归养血和血，辛润通便，牛膝补肾强腰，其性下降；枳壳宽肠下气，泽泻入肾泄浊；少加升麻以升清阳，使清升而浊降。张景岳称此方为“用通于补之剂”，故适宜于肾虚便闭者。补中益气汤补气升阳，脾主升清，胃主降浊，清阳升而浊阴降，脾胃功能恢复，则大便可调；又加生地黄、白芍养营血、润肠通便，加大黄增强泻下之力；脾虚易生湿，故舌苔薄滑，加苍术、厚朴燥湿行气，除腹胀。全方补泻兼施，故可治本虚标实之证。二诊诸症减轻，仍有手脚凉、房事淡漠等肾虚之象，故加车前子利水、菟丝子补肾。三诊诸症皆有改善，大便基本正常，故去大黄、白芍、车前子等治大便难之药，继服前方治本之补虚药，以补患者素体之虚，间断服药半月余而愈。

案三

患者，女，66 岁，2020 年 11 月 8 日初诊。

主诉：便秘半年，再发加重 1 周。

现病史：患者半年前无明显诱因出现便秘，未予重视，未系统治疗，1 周前为求系统治疗，遂来我院门诊。

刻诊：大便干结，排出困难，3 ～ 4 日 1 次，腹部胀痛，体倦乏力，偶有头晕，耳鸣，腰膝酸软，眠差，盗汗，舌质红，苔少，脉细弱。

诊断：便秘（肾阴亏虚证）。

治则：温肾益精，润肠通便。

方选济川煎合知柏地黄丸加减。

处方：肉苁蓉10g，党参15g，当归30g，牛膝15g，泽泻15g，升麻6g，炒枳壳20g，知母15g，黄柏15g，山药20g，牡丹皮15g，茯苓20g，大黄10g，远志15g。

2020年11月22日二诊：患者服上方14剂，腹部胀痛消失，便秘缓解，大便2～3日1次，仍大便偏干，伴眠差梦多，耳鸣。黄柏改为30g，加柏子仁6g。

2020年11月29三诊：患者服上方7剂，便秘明显缓解，便质可，大便2日1次，舌质红，苔薄白，脉细数。按上方再服14剂，随访半年，诸恙已瘥，未复发。

按语：此案患者为老年女性，因老年人脏腑虚衰，气血生化不足，素体肾虚，故腰膝酸软、头晕耳鸣；肾虚无力推动，则出现大便排出困难、腹部胀痛；病程迁延日久，导致津亏血少，出现大便干结、盗汗、眠差。兼合舌脉，可知患者为肾阴亏虚型便秘，故以“温肾益精，润肠通便”为治疗大法，方选济川煎合知柏地黄丸加减，以济川煎温润通便，以知柏地黄丸滋阴清热，增大黄荡涤胃腑，益智仁以安神。二诊便秘缓解，仍眠差梦多，故增黄柏用量，并加柏子仁养心安神补肾。三诊症续轻，守方继服半月后，诸症痊愈。

案四

患者，女，66岁，2017年7月29日初诊。

主诉：便秘5年余。

现病史：患者5年前无明显诱因出现大便秘结。

刻诊：便干难下，3～4天一行，夜尿频，每晚3～4次，自觉后背烘热，入夜尤甚，双下肢凹陷性水肿，眠差，入睡难，血糖偏高，空腹血糖8mmol/L，舌质暗，苔薄白，脉沉。

诊断：便秘（肾阴阳两虚证）。

治则：补肾助阳，滋阴通便。

方用肾气丸加减。

处方：生地黄 20g，山药 20g，牡丹皮 15g，泽泻 30g，山萸肉 15g，茯苓 15g，淡竹叶 15g，葛根 20g，川芎 20g，陈皮 20g，黄芩 20g，栀子 15g，猪苓 15g，炒枳实 15g，地骨皮 20g，当归 15g，附片 3g，肉桂 3g。

2017 年 8 月 5 日二诊：患者服上方 7 剂，诸症均缓，大便日 1 次，量少质干，夜尿减少，每晚 2 次，双下肢水肿减轻，舌质暗，苔薄白，脉沉。按上方去陈皮、栀子、猪苓、地骨皮，加干姜 10g，党参 10g，大黄 6g（后下）。

2017 年 8 月 12 日三诊：患者服二诊方 7 剂，大便日 1 ～ 2 次，质软，自觉双眼干涩、咽干，舌质暗，苔薄白，脉沉。按二诊方去大黄、栀子、附片，加黄柏 30g，川牛膝 20g，间断服用 3 月余，随访 6 个月未复发。

按语：《景岳全书》云："肾为胃之关，开窍于二阴，所以便之开闭，皆肾脏所主。"肾为水火之宅，内寓元阴元阳，大便传导功能的正常发挥需要肾阳的温煦和肾阴的滋润，阴阳一方的偏衰必会导致"阳损及阴"或"阴损及阳"的病理变化。本案为一老年糖尿病患者，肾阳亏虚，水液直趋下焦，津不上承，故消渴、小便数；肾主水，肾阳虚损，不能够气化水液，留滞为患，发为水肿；年老体弱，阴液自亏，不能够濡润脏腑，则后背自觉烘热，入夜尤甚；肾阴阳两虚则便秘。《金匮要略·血痹虚劳病脉证并治》云："虚劳腰痛，少腹拘急，小便不利者，八味肾气丸主之。"《金匮要略·消渴小便利淋病脉证并治》云："男子消渴，小便反多，以饮一斗，小便一斗，肾气丸主之。"所以治疗选用肾气丸，从肾气虚损着眼，平补肾阴肾阳。佐以地骨皮、川芎、当归，有地骨皮饮之意，养血滋阴清热；更加淡竹叶、黄芩、栀子增强清热之力；加猪苓使利水效增；伍葛根解肌生津；陈皮、枳实理气消积；怀牛膝引药下行。二诊症轻，按上方，去繁就简，减部分药物后，加干姜增其"少火生气"之力；党参与山药、山萸肉相伍，使补肝脾效增；便秘日久，加少量大黄泄热存阴。三诊消渴之症增剧，排便次数增加，去温里泻下之附子、栀子和大黄，加黄柏清热，川牛膝引火下行。患者间断服用 3 月余，随访诸症痊愈。

泄　泻

泄泻是以排便次数增多、粪便稀溏，甚至泻如水样为主要表现的病证，常伴有腹痛、腹胀、肠鸣等。本病可单独为病，亦可作为其他疾病的伴随症状。西医学的器质性疾病，如急性肠炎、炎症性肠病、吸收不良综合征等，功能性疾病如肠易激综合征、功能性腹泻等，均可归属于“泄泻”范畴。

《黄帝内经》称本病为“鹜溏”“飧泄”等，并首次论述其病因病机，曰：“因于露风，乃生寒热，是以春伤于风，邪气留连，乃为洞泄”“清气在下，则生飧泄”“湿胜则濡泻”。《难经》则提出了胃泄、脾泄、大肠泄、小肠泄、大瘕泄五种泄泻。张仲景在《金匮要略·呕吐哕下利病脉证治》中将泄泻、痢疾统称为下利，并据此提出相应方药。至于治法，张介宾提出了分利之法，《景岳全书·泄泻》云：“凡泄泻之病，多由水谷不分，故以利水为上策”。李中梓在《医宗必读·泄泻》中提出治泻九法，即淡渗、升提、清凉、疏利、甘缓、酸收、燥脾、温肾、固涩，对后世影响颇深。

【病机特点】

泄泻的病因包括感受外邪、饮食所伤、情志不调、禀赋不足及年老体弱、久病后脏腑虚弱等。泄泻多由于脾虚湿盛、脾失健运，导致水湿不化、肠道清浊不分，传化失司，而发为腹痛、腹泻等。李中梓在《医宗必读·泄泻》中有“无湿不成泻”之说。

泄泻的病因虽多，但与湿邪、脾胃关系最为密切。外邪之中，湿邪侵袭尤为显著。湿为阴邪，易损伤阳气，困遏脾土，导致运化失司，气机升降失常，清浊不分，从而引起泄泻，即《素问·阴阳应象大论》中所谓“湿盛则濡泄”。

内伤之中脾虚最为明显，脾主运化、升清，为喜燥恶湿之脏。若脾气虚衰，运化水液的功能障碍，则痰饮、水湿内生，困遏脾气，导致脾气不升，脾阳不振，从而引发泄泻。《景岳全书·泄泻》云：“泄泻之本，无不由于脾胃。”因此湿邪、脾虚是导致本病产生的关键因素，二者相互作用，互为因果。此外，久病入络，瘀阻络伤，也可致泄泻不止。如王清任在《医林改错》中云：“泻肚日久，百方不效，总是瘀血过多。”而肺金的宣肃不节、肾气的开阖失度及肝失疏泄等皆可引发泄泻。

【辨证精要】

1. 首辨疾病虚实

实证者，起病急骤，病程较短，多见脘腹胀满、腹痛拒按、泻后痛减，且多兼小便不利；实证兼有热象者，多泻下急迫，大便黄褐而臭，且伴有肛门灼热、里急后重等。虚证者起病较缓，病程较长，易反复发作，且腹痛不甚，喜温喜按，神疲肢冷；虚证兼有寒象者，大便清稀如水样，气味腥秽兼有完谷不化、腹痛肠鸣等。

2. 次辨脏腑虚损

泄泻病位在肠，与肝、脾、肾关系密切。第一，脾虚是泄泻起病的基础。李东垣指出：“内伤脾胃，百病由生。”饮食不节、劳倦过度导致脾胃虚损、运化失常，水反为湿，谷反为滞，从而发为泄泻。脾虚又可导致水湿停滞、困遏脾阳，使运化失权、泄泻不止。第二，肝气乘脾是引发泄泻的常见病机。素体情志不畅，导致肝失疏泄，横逆乘脾犯胃，脾胃运化失常，亦可发为泄泻。如《景岳全书·泄泻》云：“凡遇怒气便作泄泻者，必先以怒时夹食，致伤脾胃，故但有所犯，即随触而发，此肝脾二脏之病也。盖以肝木克土，脾气受伤而然。”第三，肾阳亏虚是泄泻的病机转归。肾为胃之关，主司二便，若肾阳不足、关门不利，则可发生洞泄、滑泄。如《景岳全书·泄泻》云：“肾为胃关，开窍于二阴，所以二便之开闭，皆肾脏之所主，今肾阳不足，则命门火衰，而阴寒独盛，故于子丑五更之后，当阳气未复、阴气盛极之时，即令人洞泄不止也。”此外，若病情缠绵，肾阳不能够温煦脾阳，脾阳不振，亦会出现五更泄泻不止。

【分型论治】

1. 湿热中阻证

以腹痛即泻，泻下急迫，粪便黄褐而臭，里急后重，舌质红，苔黄腻，脉滑数为辨证要点。治以清热化湿、理气健脾。方选葛根芩连汤合清中汤加减。方药组成：清半夏 20g，栀子 15g，茯苓 15g，黄连 10g，黄芩 15g，葛根 30g，白术 20g，枳实 20g，厚朴 15g，陈皮 15g，生甘草 6g。

若阴虚而有湿热者，则用苦味坚阴、淡渗利湿，苦味药多选黄连、黄柏，淡渗类多选茯苓、猪苓、泽泻等；若湿滞脾胃较重，则加苍术、厚朴以燥湿运脾；若兼腹胀、身困乏，则配伍车前子、淡竹叶、通草以利湿清热、疏导下焦，使湿热从小便而解；若兼痛风，尿酸较高者，可加蜂房、蝼蛄解毒除湿。

2. 脾虚湿盛证

以大便溏泻，完谷不化，不思饮食，食后脘闷不舒，舌质淡，体大有齿痕，苔白腻，脉濡缓为辨证要点。治以健脾益气、化湿止泻。方用参苓白术散加减。方药组成：党参 10g，炒白术 30g，茯苓 20g，白扁豆 30g，炒薏苡仁 30g，陈皮 10g，山药 20g，莲子 10g，桔梗 10g，砂仁 6g（后下），白豆蔻 6g，肉豆蔻 6g，甘草 10g。本方系参苓白术散加白豆蔻、肉豆蔻而成，白豆蔻可化湿行气，肉豆蔻能温中涩肠，增其涩肠止泻之效。

若久泻兼气虚下陷者，加柴胡、升麻、葛根以健脾升阳、祛湿止泻；若腹痛较重者，可加芍药甘草汤以止坠泻、疗腹痛、敛阴扶阳；若口淡乏味、脘腹不舒者，加焦三仙、鸡内金消食积、健脾胃；若气虚兼有血瘀者，则佐用丹参、三七、延胡索，增强其活血之功。

3. 肝气乘脾证

此证泄泻发作往往与情绪波动有关，常在抑郁、恼怒或精神紧张时发生，以腹胀肠鸣，便前腹痛，便后痛减，矢气频作，胁肋胀痛，脉弦为辨证要点。治以疏肝健脾，祛湿止泻。方用逍遥散合痛泻要方加减。

方药组成：柴胡15g，炒白术20g，白芍15g，防风10g，陈皮15g，川芎20g，香附10g，枳壳10g，炒山药30g，炙甘草10g，生姜10g，大枣10g。本方为逍遥散去薄荷及质润滑肠之当归，加炒山药以补脾止泻，加川芎、香附、枳壳者，乃取柴胡疏肝散之义，以增其疏肝行气之功。

若气滞较重者，则加青皮、陈皮疏肝理气；若兼腹胀、脘腹发凉，可配伍肉豆蔻以温中固肠止泻；若思虑较重、情绪低落，泄泻症状受情绪影响较大时，可佐用郁金、玫瑰花、木香、佛手等理气解郁、疏肝止泻。

4. 脾肾阳虚证

以大便水样，完谷不化，形寒肢冷，头昏耳鸣，腰膝酸软，脉沉为辨证要点。治以温肾健脾，固涩止泻，方选四神丸合金匮肾气丸加减。方药组成：补骨脂10g，吴茱萸6g，肉豆蔻10g，炒山药30g，酒山茱萸15g，熟地黄15g，牡丹皮15g，泽泻15g，茯苓10g，肉桂10g，制附子10g。本方为四神丸去五味子合金匮肾气丸而成，因山萸肉味酸，兼可补肝肾，故去酸味之五味子，易桂枝为肉桂，增其温补阳气之力。

若腹部畏寒者，可合用理中丸；若年老而以肾精不足为主者，可改用济川煎加减；阳虚较重者，则改用四神丸合附子理中丸加减；若久泻滑脱不止者，则改用真人养脏汤加减。

【常用药对】

1. 清半夏、陈皮

半夏味辛，性温，归脾、胃、肺经，能燥湿化痰，降逆止呕，消痞散结，《神农本草经》载其“主伤寒寒热，心下坚，下气，咽喉肿痛，头眩，胸胀，咳逆肠鸣，止汗”。因半夏归脾胃和肺经，所以常用于肺系疾病的湿痰寒痰、咳喘痰多、梅核气，消化系疾病呕吐反胃、胸脘痞闷、腹胀泄泻等。陈皮味苦、辛，性温，归肺、脾经，能理气健脾，燥湿化痰。二者相须为用，是治疗痰湿致病的经典药对。

2. 白术、茯苓

白术味苦、甘，性温，能健脾益气，燥湿利水，止汗，安胎，常用于脾虚食少、腹胀泄泻。茯苓味甘、淡，性平，能利水渗湿，健脾，宁心。白术和茯苓是健脾祛湿的常用药对。脾为阴土，喜燥而恶湿，且脾为生痰之源。白术、茯苓不仅能健脾益气，以绝湿邪产生之本，更能除湿以治标。

3. 枳实、白芍

枳实主气而破滞气，白芍主营血而敛营和血，二药合用，一散一收，气血同调，肝脾同治。《金匮要略》曰："产后腹痛，烦满不得卧，枳实芍药散主之。"《伤寒论》中四逆散也用到了枳实、芍药，二者合用，能行气和血，缓急止痛。

4. 桂枝、附子

桂枝能发汗解表、散寒止痛、通阳化气。《神农本草经》云其能"主上气咳逆，结气喉痹，吐吸，利关节，补中益气"。附子大辛、大热，有毒，能回阳救逆，补火助阳，散寒止痛。桂枝能补中益气，振奋中焦之阳，附子可温壮肾阳，故对于脾肾阳虚的泄泻，常需要此二味温之、补之，使脾阳运而肾关固。

5. 苍术、厚朴

苍术燥湿健脾、祛风散寒，厚朴燥湿消痰、下气除满。二味药皆是常用的燥湿药，《太平惠民和剂局方》中平胃散就是在以此二味药为主的基础上加陈皮、甘草、生姜、大枣而成。二者联用，能增强燥湿行气之功，多用于以湿盛为主的病证。

【医案选录】

1. 湿热中阻案

案一

患者，女，30 岁，2020 年 7 月 4 日初诊。

主诉：间断性腹泻 3 天。

现病史：患者 3 天前无明显诱因出现腹痛泄泻。

刻诊：腹痛腹泻，泻而不爽，气味臭秽，伴有不消化食物残渣，肛门灼热，伴口渴喜饮，小便短黄，舌质红，苔黄腻，脉滑数。

诊断：泄泻（湿热伤中证）。

治则：清热利湿。

方用葛根芩连汤加减。

处方：葛根 10g，黄连 15g，黄芩 20g，木香 10g，甘草 10g，车前草 15g，厚朴 15g，泽泻 20g，茯苓 20g，炒山楂 20g，炒麦芽 20g，川芎 20g。

2020 年 7 月 11 日二诊：患者服上方 7 剂，效佳，腹痛泄泻较前好转，现仍自觉口渴，舌质红，舌苔薄白，脉滑稍数。按上方加天花粉 10g。

2020 年 7 月 18 日三诊：患者服上方 7 剂，诸症均有所减轻，腹泻基本消失。按上方继服 14 剂，水煎服，日 2 次。随访 6 个月未复发。

按语：此案患者为青年女性，根据患者间断性腹泻 3 天，腹痛泄泻，泻而不爽，气味臭秽，肛门灼热，舌质红，苔黄腻，脉滑数，诊断为湿热伤中型泄泻。《素问·阴阳应象大论》曰："湿胜则濡泄。"《素问·至真要大论》曰："太阴之胜，湿化乃见，善注泄。"本案由于湿热邪气困阻脾胃，损伤中焦气机，故导致脾胃功能失运，运化失司，传化无常，表现为腹痛腹泻，泻而不爽，气味臭秽，伴有不消化食物残渣，肛门灼热，舌质红、苔黄腻，脉滑数等症状。四诊合参，可知湿热中阻为本病主要病机，故用葛根芩连汤加减治疗。方中葛根解肌清热、升清止泻；黄芩、黄连苦寒清热燥湿；木香理气化湿醒脾；甘草健脾和中；加车前草以增强清热除湿、利水止泻之功；加厚朴、泽泻、茯苓以行气利水止泻；因患者腹泻伴有不消化的食物残渣，故加炒山楂、炒麦芽以消食化积；川芎活血行气，为血中气药，《本草纲目》指出川芎能"燥湿，止泻痢，行气开郁"。二诊诸症均有所减轻，但患者自觉口渴，故在上方基础上加天花粉以生津止渴。三诊诸症基本消失，故按上方续服 14 剂调理善后。

案二

患者，男，55 岁，2016 年 4 月 30 日初诊。

主诉：间断性腹泻 1 年，加重 1 周。

现病史：患者 1 年前无明显诱因出现腹泻，自行口服止泻药物，具体用药不详，症状时轻时重，迁延至今，1 周前上症再发加重，不能自行缓解，遂前来就诊。

刻诊：腹泻，便前腹痛，泻后痛减，大便溏薄，黏滞不爽，日2～3次，伴右下腹疼痛，呈阵发性，随情志增减，舌质红，苔黄腻，脉弦滑。

诊断：泄泻（湿热中阻证）。

治则：疏肝健脾，祛湿止泻。

方用痛泻要方合葛根芩连汤加减。

处方：陈皮20g，炒白芍20g，防风20g，炒白术20g，葛根15g，黄连3g，黄芩10g，清半夏12g，炒枳壳15g，延胡索20g，牡丹皮15g，栀子10g，炒薏苡仁20g，炙甘草15g，柴胡15g。

2016年5月7日二诊：患者服上方7剂，便次减少，便质软，腹痛减轻，但仍便前腹痛，舌质红，苔白腻，脉弦。按上方去炒枳壳、柴胡，加川芎10g。

2016年5月14日三诊：患者服二诊方7剂，诸症基本消失，腹痛减轻，大便日1次，纳可，舌体淡，苔薄白，脉弦。按二诊方去清半夏、炒薏苡仁，更进14剂，症状几愈。随访1年未复发。

按语：此案患者为中年男性，以"腹痛腹泻"为主症求诊，故诊断为泄泻。病情与情志波动相关，伴见便前腹痛，泻后痛减，大便溏薄，黏滞不爽，舌质红，舌苔黄腻，脉弦滑。四诊合参，辨为泄泻之肝脾不和兼大肠湿热证。故选用痛泻要方合葛根芩连汤加减治疗，旨在疏肝健脾，祛湿止泻。正如张景岳所云："凡遇怒气便作泄泻者，必先怒时夹食，致伤脾胃，故但有所犯，即随触而发，此脾胃二脏之病也。盖以肝木克土，脾气受伤而然。"因此，方用痛泻要方药以疏肝健脾，且现代药理研究认为防风具有镇痛、止泻、抗菌、修复炎症组织等作用，白术双重调节消化道功能，炒白芍具有止痛、调节免疫力等功效，陈皮能促进胃肠节律性蠕动。患者便质溏黏，结合舌脉，为一派湿热征象，正如《素问·阴阳应象大论》所说的"湿胜则濡泻"，湿与热互结则见腹泻，故葛根芩连汤与痛泻要方合用以清泄里热。因患者平素急躁易怒，且患者右上腹疼痛易受情绪影响，故在上方的基础上加柴胡、牡丹皮、栀子以清热疏肝解郁；延胡索专理一身上下诸痛，故加之以止腹痛。二诊腹泻较前减轻，但仍有便前腹痛、舌尖红，故按上方减炒枳壳、柴胡，加川芎 10g 以增行气活血之功，使全方行而不滞。三诊诸症基本消失，按上方去清半夏、炒薏苡仁以防温燥渗利太过而损伤阴液，服药 2 周诸症皆愈。

案三

患者，男，45 岁，2020 年 12 月 27 日初诊。

主诉：腹泻半年余。

现病史：患者半年前无明显诱因出现腹痛即泻，3 ～ 4 次 / 日，症状时轻时重，未予重视，今来就诊以求全面治疗。

刻诊：腹痛即泻，泻后不爽，肛门灼热，大便臭秽，口干口苦，身重肢倦，时有恶心，纳呆，小便色黄，舌质红，苔黄腻，脉滑数。

诊断：泄泻（湿热中阻证）。

治则：清热化湿，理气健脾。

方用葛根芩连汤合清中汤加减。

处方：葛根 30g，清半夏 20g，黄连 10g，黄芩 15g，炙甘草 6g，党参 10g，炒枳实 20g，炒白术 20g，姜厚朴 15g，陈皮 15g，茯苓 15g，栀子 10g，白豆蔻 10g。

2021 年 1 月 10 日二诊：患者服上方 14 剂，效可，泄泻较前减轻，大便次数稍减，口苦缓解，现仍大便溏，胃口差，舌质红，苔薄黄，脉沉。按上方炒白术改为 30g，加柴胡 15g，炒白芍 20g，砂仁 6g，木香 6g。

2021 年 1 月 24 日三诊：患者服上方 14 剂，效佳，泄泻大减，日 1 ～ 2 次，诸症好转，现仍有口苦反酸，恶心，舌质淡，苔薄白，脉弦。按上方去白豆蔻，加吴茱萸 6g，再服药 2 周，症状基本消失，随访半年未复发。

按语：患者初起泄泻，日久未予重视，后出现腹痛即泻，大便不爽，根据其舌苔、脉象及相应的症状表现可判断患者为湿热之邪阻于中焦。“湿盛则濡泻”，患者初起泄泻为脾虚湿盛所致，湿邪困阻脾胃，运化失常，气机不畅。日久湿邪郁而化热，脾喜燥而恶湿，胃喜润而恶燥，现湿热相合郁于中焦，脾胃功能失常则出现恶心、口苦、纳呆；湿性重浊、黏滞，现湿热相合下迫于大肠则肛门灼热、大便臭秽且泻下不爽。患者病机为湿热中阻于脾胃，治疗重在调理脾胃，以葛根芩连汤合清中汤加减以清热化湿，理气健脾。二诊患者症状减轻，仍便溏，故增加炒白术用量以健脾理气。因脾土虚弱，土虚木乘，故加柴胡、白芍、木香以疏肝理气，调畅气机以助脾胃运化；并加砂仁芳香醒脾、化湿开胃。三诊患者诸症好转，仍有口苦、反酸、恶心，故加吴茱萸增强疏肝行气之力，吴茱萸合黄连又有左金丸之意，疏肝和胃以治反酸，而吴茱萸和白豆蔻皆能温中止呕，为防温燥太过，故减去白豆蔻。

2. 脾虚湿盛案

案一

患者，男，30岁，2019年1月19日初诊。

主诉：反复大便稀溏1年，加重3天。

现病史：患者1年前因嗜食冷物出现腹痛、腹泻，大便如水样，自行口服黄连素后便次稍减，未再行特殊治疗，其后饮食稍有不慎即泻，可自行缓解，3天前上症再发加重，为求系统诊疗，遂来门诊。

刻诊：大便烂如溏泥，稍食即泻，日3～4次，乏力倦怠，四肢沉重，时有头晕、汗出，平素易感冒，鼻塞流涕，睡眠尚可，小便量少，舌质淡胖，边有齿痕，苔白腻，脉沉细。

诊断：泄泻（脾虚湿盛证）。

治则：健脾利湿，益气固表。

方用参苓白术散合玉屏风散加减。

处方：党参20g，茯苓20g，白术20g，炒白扁豆20g，莲子20g，炒山药20g，砂仁6g，炒薏苡仁20g，桔梗20g，陈皮12g，防风20g，黄芪20g，辛夷12g，苍耳子20g，甘草6g。

2019年1月26日二诊：患者服上方7剂，大便基本成形，日2次，饮食稍进，仍嗜卧倦怠，时有头昏蒙，汗较前稍减，小便量少，余无特殊。方选三仁汤合二陈汤合玉屏风散加减，炒苦杏仁10g，炒薏苡仁10g，豆蔻3g，姜厚朴3g，淡竹叶10g，滑石10g，清半夏6g，黄芪10g，白术10g，党参10g，茯苓15g，陈皮6g，干姜3g，柴胡6g，甘草3g，再进14剂。二诊后患者未再诊治，随访大便已基本正常，余症已平，嘱其服用参苓白术散颗粒为日常调摄。

按语：此案患者病起于伤食，其后大便溏泄反复不愈，伴见食少，四肢倦怠，气短乏力，平素易外感，结合舌淡有齿痕，苔白腻，脉沉细，可辨为脾虚湿盛证。饮食伤脾，脾伤不运，水谷精微不归正化，反酿痰湿下趋大肠，大肠传导失司，水谷杂下而生泄泻；脾主升清，脾虚则清阳不升，故见头晕、乏力，肌肉四肢失养而见倦怠嗜卧；脾虚营卫化生无源，肌腠空疏，御外无力，则汗出、易外感。故其治在复健脾运，利湿止泻，兼以疏风行滞。方中党参、白术、茯苓、陈皮健脾行气；炒白扁豆、炒山药、炒薏苡仁、莲子健脾渗湿止泻；桔梗引清气上行，浊阴顺势下趋，清浊各行其道则泄泻可止；黄芪、防风合白术，益气固表止汗。防风用量独大，其用有三：一者合黄芪、白术敛中寓疏，兼御外邪；二者脾气主升，风药轻清，同气相召以升脾阳、健脾气；三者取“风可燥湿”之用，胜肠中之湿，兼行肠中滞气。辛夷、苍耳子祛风而通鼻窍。二诊大便已基本成形，下泻之势已止，仍嗜卧倦怠，头昏蒙，小便少，湿邪困阻之象明显，方以三仁汤合二陈汤通利三焦湿邪，但湿性缠绵，只宜缓图，故药量少而轻，徐徐求之。二诊后随访诸症已平，以参苓白术散以善后调摄。

案二

患者，女，62岁，2020年8月1日初诊。

主诉：大便溏泄3个月，加重1周。

现病史：患者3个月前无明显诱因出现大便溏稀，日2～3次，伴反酸烧心，右胁疼痛，周身酸困，未经诊治，症状时轻，1周前上症加重，遂来求诊。

刻诊：大便溏薄，日3～4次，记忆力差，神情恍惚，下肢水肿，舌质淡，体大有齿痕，苔薄白稍腻，脉沉滑。既往有丙肝病史。

诊断：泄泻（脾虚湿滞证）。

治则：健脾渗湿，利水止泻。

方用二陈平胃散合五苓散加减。

处方：苍术20g，厚朴20g，清半夏15g，陈皮20g，茯苓皮30g，甘草10g，黄连15g，吴茱萸6g，煅瓦楞子30g，浙贝母30g，牡蛎30g，白术30g，炒薏苡仁30g，猪苓30g，泽泻30g，桂枝10g。

2020年8月8日二诊：患者服上方7剂，烧心改善，便质稍实，日2次，现仍有轻微腹胀，矢气频，右上肢疼痛，舌质红，苔白腻，脉沉。上方去泽泻、猪苓，改生薏苡仁为30g，加黄柏30g，白芍15g，柴胡10g。

2020年8月22日三诊：患者服上方7剂，反酸减轻，健忘好转，便质尚可，日2次，现右胁下不适，隐痛，眠可，舌质淡，体大有齿痕，苔白腻，脉沉。上方去煅瓦楞子，加羌活15g。继服14剂，余症基本消失。随访6个月未复发。

按语：此案患者为老年男性，以“大便稀溏”为主症求诊，故诊断为泄泻。伴大便次数多，周身酸困，下肢水肿，右胁疼痛等症状，结合舌脉情况，辨为“脾虚湿滞证”，故以二陈平胃散合五苓散加减治疗。脾主运化，喜燥恶湿，湿邪困脾，脾失健运，胃失和降，则反酸；脾不升清，水湿下注大肠，则为泄泻；周身酸困，舌质淡，舌苔白腻，皆为湿邪困阻之象。而“太阴湿土，得阳始运”，故以二陈平胃散燥湿运脾为主，辅以行气和胃，使气行而湿化。因患者反酸烧心明显，故以黄连、吴茱萸辛开肝郁，苦降胃逆，疏肝清热，降逆和胃，又加煅瓦楞子、浙贝母以增加制酸之功；而水湿内盛，泛溢于肌肤，则为水肿；水饮上犯，阻遏清阳则神情恍惚，记忆力下降，故用五苓散温阳化气利水，加入牡蛎重镇安神。全方健脾祛湿以运中州，兼入下焦而利水，渗利之中寓化气之法。二诊大便好转，烧心减轻，脉滑之象已不明显，故去泽泻、猪苓；轻微腹胀，舌质红，故加黄柏泄热，白芍、柴胡以调肝理气。三诊症状均缓，仍右胁隐痛，考虑湿滞肝经，故煅瓦楞子改为羌活，以祛风胜湿止痛。服药2周，诸症已平，随访未复发。

案三

患者，女，20岁，2019年6月2日初诊。

主诉：水样泄泻1周。

现病史：患者1周前因饮食不慎出现水样泄泻，症状逐渐加重。

刻诊：水样泄泻，日4～5次，伴有腹胀、胃脘冷、腰膝酸冷，舌质淡，体大有齿痕，苔薄滑，脉沉。望诊可见其形体偏瘦，面色萎黄。

诊断：泄泻（中焦虚寒证）。

治则：温中祛寒，补气健脾。

方用理中丸合藿香正气散加减。

处方：党参 15g，炙甘草 10g，炒白术 30g，干姜 15g，广藿香 15g，大腹皮 15g，紫苏叶 15g，桔梗 10g，陈皮 20g，茯苓 15g，厚朴 15g，白芷 10g，清半夏 15g，当归 10g，黄连 10g。

2019 年 6 月 9 日二诊：患者服前方 7 剂，泄泻已止，大便稍溏，但仍有腹部冷痛，午后加重，肩颈疼痛，喜热饮，口唇发绀，舌质淡，体大有齿痕，苔薄滑。方用理中丸合补中益气汤加减，黄芪 30g，党参 15g，炒白术 20g，炙甘草 10g，柴胡 12g，升麻 10g，当归 15g，陈皮 20g，清半夏 15g，干姜 10g，炒薏苡仁 30g，炒山药 20g，川芎 15g，黄芩 10g。

2019 年 6 月 16 日三诊：患者服二诊方 7 剂，自觉胃脘发凉较前明显好转，大便成形，日 2 次，口干，口渴，舌质淡，体大有齿痕，苔薄黄，脉沉。方用参苓白术散加减，党参 10g，茯苓 10g，白术 10g，白扁豆 10g，陈皮 6g，山药 10g，莲子 10g，砂仁 3g，炒薏苡仁 10g，炙甘草 3g，桔梗 6g，清半夏 6g，干姜 3g。

2019 年 6 月 23 日四诊：患者服三诊方 7 剂，胃脘冷痛已基本消失，大便基本正常，日 2 次，但仍有口唇发绀，经期乳房胀痛，月经后期，舌质暗，体大有齿痕，苔薄滑，脉沉。按三诊方加川芎 20g，红花 6g，桂枝 12g。间断服药 1 月余，诸症平，随访 2 年无反复。

按语：此案患者为青年女性，平素形体羸弱，面色萎黄，又因饮食不慎出现水样泄泻，并伴有腹胀，胃脘冷痛，腰膝酸冷，故诊断为泄泻（中焦虚寒证），方用理中丸合藿香正气散加减。方中干姜大辛大热，温脾阳，祛寒邪，扶阳抑阴；人参性味甘温，补气健脾；白术甘温苦燥，健脾燥湿；温补并用，以温为主，温中阳，益脾气，助运化；藿香取其芳香之气而化在里之湿浊；半夏曲、陈皮理气燥湿，和胃降逆；大腹皮、厚朴行气化湿，畅中行滞；紫苏、白芷辛温发散，助藿香外散风寒，紫苏尚可醒脾宽中、行气止呕，白芷兼能燥湿化浊；黄连可清胃中之郁火，防止诸药过于温热。二诊患者泄泻已止，但本虚仍在，故用理中丸合补中益气汤，温中散寒，益气健脾，补虚弱之中气。三诊患者胃脘发凉较前明显好转，气虚之象也有所减轻，但大便次数仍稍多，故用参苓白术散加减益气健脾，渗湿止泻。四诊患者大便基本正常，但口唇发绀等瘀血之象仍未减轻，故加川芎、红花行气活血，桂枝助阳气，祛其瘀血。间断服药 1 个月后诸症瘥。

案四

患者，男，20 岁，2020 年 10 月 14 日初诊。

主诉：间断腹泻 3 年余。

现病史：患者 3 年前无明显诱因出现腹泻，未予重视，后症状反复发作。

刻诊：腹泻，日 2 ～ 3 次，无腹痛，食生冷油腻后腹泻加重，倦怠乏力，纳差，眠可，舌质淡，苔薄滑，脉弦细。行肠镜检查未见明显异常。

诊断：泄泻（脾胃虚弱证）。

治则：健脾温中，化湿止泻。

方用香砂六君子汤加减。

处方：木香 15g，砂仁 6g，清半夏 15g，陈皮 15g，党参 10g，炒白术 20g，茯苓 15g，炒山药 20g，厚朴 15g，苍术 15g，麦芽 15g，神曲 15g。

2020 年 10 月 21 日二诊：患者服上方 7 剂，腹泻较前改善，大便 1 天 2 次，纳增，舌质淡，体大有齿痕，苔薄白，脉弦。按上方改炒白术为 30g，炒山药 30g，加柴胡 10g，炒白芍 15g。

2020 年 10 月 28 日三诊：患者服二诊方 7 剂，大便基本成型，1 天 1 次，纳可，舌质淡，苔薄白，脉沉。守二诊方继服 7 剂。

按语：《医宗必读》曰："无湿不成泻。"泄泻之病多责于湿。湿为阴邪，易伤阳气，易困脾土，脾失健运，小肠不能分清泌浊而为泄泻；或水湿不化，下注于大肠而病泄泻；又因湿性黏滞，留连不去而成久泻。此案患者经常腹泻，舌体大，苔薄白，表明脾胃虚弱，中焦湿浊困脾，故诊断为脾胃虚弱证，方用香砂六君子汤加减。木香、砂仁芳香和胃行气；半夏、陈皮化痰除湿；茯苓、党参、甘草健脾燥湿、补气；苍术、厚朴除湿运脾；山药、炒白术健脾温中止泻，神曲、麦芽健脾消食和胃。二诊时，患者大便次数减少，仍有腹泻，故重用白术、山药温中，并加柴胡、白芍疏肝理气，以升发清阳而奏止泻之效。至三诊患者大便已基本恢复正常，故以原方巩固疗效。

3. 肝气乘脾案

案一

患者，女，61 岁，2018 年 11 月 24 日初诊。

主诉：间断腹痛泄泻 3 个月，加重 1 周。

现病史：患者 3 个月前与人争吵后出现腹痛泄泻，泻后痛减，情绪稳定后症状可自行缓解，未予重视，后每因情绪不畅则上症再发，1 周前食生冷后再次出现腹痛腹泻，为求系统治疗，遂来我院门诊。

刻诊：腹痛则泻，泻后痛减，胸胁部闷胀不适，平素情绪易急躁，时有气短、乏力，曾查心电图提示窦性心动过缓伴心律不齐，嗳气食少，食后干呕、头眩，眠浅易醒，小便尚可，舌质淡红，苔薄黄，脉弦。

诊断：泄泻（肝气乘脾证）。

治则：调和肝脾，疏风止泻，益气养阴。

方用逍遥散合痛泻要方合生脉散加减。

处方：当归 12g，茯苓 15g，白芍 20g，白术 20g，柴胡 12g，薄荷 6g，陈皮 20g，防风 20g，川芎 20g，麦冬 15g，党参 12g，五味子 10g，甘草 15g。

2018 年 12 月 1 日二诊：患者服上方 7 剂，腹痛腹泻明显减轻，现轻微腹胀，心前区时有憋闷疼痛，余无特殊，舌质暗红，苔薄少，脉弦。守上方，加桂枝 10g，香附 20g，川芎增至 30g。

2018 年 12 月 15 日三诊：患者服二诊方 14 剂，腹痛腹胀已不明显，大便次数稍增，便质稀溏，胸闷气短减轻，舌红稍暗，苔薄黄，脉沉弦。按二诊方，去薄荷、香附，改白芍为炒白芍 10g，加干姜 10g，黄芩 10g，续进 14 剂，并予复方丹参滴丸日常服用。随访 1 年，诸恙已瘥，未复发。

按语：此案之泄泻由情绪不畅诱发，且泻前腹痛，泻后痛减，伴胸胁部闷胀不适，嗳气食少，结合脉弦，其证机已明，为肝失条达，横逆犯脾，脾虚不运，痛泻则生。本病其因在肝，其变在脾，其位在肠，水谷不分混杂而下则为泄泻，故以“疏肝健脾，疏风止泻”为治法，方选逍遥散合痛泻要方加减，同时以生脉散益气养阴兼顾心气阴不足所致胸闷、气短。方中柴胡、薄荷疏肝气而调肝用，白芍、当归柔肝养血补肝体，切合“肝体阴而用阳”之特性，配川芎则补中有活，如此肝缓则痛止。白术、茯苓、陈皮合用以健脾利湿，脾运湿去则泻自止。《医宗必读》云：“无湿不成泻。”防风一味，其用有三：防风其性轻清，与脾气相召，清升则浊降，泄泻可止；同时防风味辛，合柴胡、薄荷则可行肝气散肝郁；且风药有燥湿之性，湿去则无以成泻。二诊痛泻已减，仍轻微腹胀，胸部憋闷，增桂枝、香附、川芎，以加强温通理气活血之功。三诊肝气已缓，故去薄荷、香附；并以便质稀溏为突出症状，可知脾虚仍在，故改白芍为炒白芍，增干姜、黄芩，体现“寒温并举”之法，服14剂后，诸症基本消退；时有胸闷、气短，以复方丹参滴丸善后，并逐渐减药。

案二

患者，男，44岁，2021年4月10日初诊。

主诉：反复腹痛腹泻1年，加重5天。

现病史：患者1年前无明显诱因出现腹痛腹泻，伴两胁下胀痛，可自行缓解，未予重视，5天前食火锅后上症加重，不能自行缓解，遂来就诊。

刻诊：腹痛则泻，日4～5次，便质偏溏，夹有不消化食物，两胁下胀痛，随情绪起伏，得嗳气稍舒，舌质暗，苔白腻，左脉弦，右脉沉。

诊断：泄泻（肝气乘脾证）。

治则：疏肝健脾，祛湿止泻。

方用丹栀逍遥散合半夏泻心汤加减。

处方：牡丹皮15g，栀子10g，当归15g，炒白芍15g，柴胡10g，茯苓15g，炒白术20g，炙甘草30g，薄荷6g，清半夏12g，黄连10g，黄芩15g，党参10g，炒薏苡仁30g，陈皮20g，紫苏梗30g。

2021年4月24日二诊：患者服上方14剂，腹痛、胁痛稍缓，便次减少，日2～3次，舌质红，苔白腻，脉弦。按上方加防风10g。

2021年5月1日三诊：患者服二诊方7剂，腹痛、胁痛已不明显，大便日1次，质可，舌体淡，苔薄白，脉弦。按二诊方去清半夏、炒薏苡仁。服药 2 周，余症基本消失。随访 1 年未复发。

按语：此案患者为中年男性，病情随情绪波动起伏，平素急躁易怒，两胁下胀痛，大便偏溏，夹有完谷，苔白腻，左脉弦，右脉沉，可辨为泄泻之肝脾不和证。故用丹栀逍遥散合半夏泻心汤加减治疗，旨在疏肝健脾，调中止泻。患者以腹痛腹泻为主症，伴见两胁下胀痛。《黄帝内经》曰："邪客于足少阳之络，令人胁痛不得息。"胁痛总病机必定为肝，肝气郁滞，不荣则气血经络失养，都可致胁痛。肝气犯脾，导致脾胃腐熟、运化功能失司，则大便偏溏，完谷不化。因此方用丹栀逍遥散以疏肝解郁、健脾养血，合用半夏泻心汤以收调中止泻之功。便质偏溏，完谷不化，且苔白腻，一派湿象，湿盛易阻滞气机，故在上方的基础上加陈皮、紫苏梗以加强行气健脾之功。二诊患者觉腹痛、胁痛稍缓，但仍大便偏溏，便前腹痛明显，便后痛减，按上方加防风 10g，取痛泻要方之意。三诊余症基本消失，胁痛减轻，大便日 1 次，质可，舌体淡，苔薄白，脉弦，按上方去清半夏、炒薏苡仁。服药半月，诸症皆平，随访未复发。

案三

患者，男，51 岁，2020 年 12 月 6 日初诊。

主诉：间断泄泻半年余，再发加重 1 周。

现病史：患者半年前无明显诱因出现泄泻，稍饮食不慎即发。既往有乙型肝炎（小三阳）病史。

刻诊：手脚冰凉，大便溏，日 2 ～ 3 次，眠可，舌质红，有芒刺，舌苔薄黄，脉沉。

诊断：泄泻（肝气乘脾证）。

治则：疏肝健脾止泻。

方用四逆散合小柴胡汤加减。

处方：柴胡 10g，炒白芍 15g，炒枳壳 20g，炙甘草 10g，半夏 15g，党参 15g，黄芩 20g，生姜 15g，大枣 10g，黄柏 20g，炒白术 20g，陈皮 20g，栀子 10g，桂枝 10g。

2020 年 12 月 20 日二诊：患者服上方 6 剂，效可，近日血压偏高，大便仍稀溏，日 2 ～ 3 次，舌质红，苔薄黄，脉沉。改用丹栀逍遥散加减。方药：牡丹皮15g，栀子10g，当归10g，炒白芍10g，柴胡10g，茯苓20g，炒白术20g，甘草10g，薄荷10g（后下），黄柏30g，红花3g，陈皮20g，清半夏15g，炒枳实20g，天麻30g，钩藤30g，葛根20g，夏枯草20g，生姜15g。继续服用半月余，后续随访病已愈，未见复发。

按语： 患者为中年男性，以泄泻半年为主诉，既往有肝炎病史，平素手脚冰凉，舌质红，有芒刺，舌苔薄黄，脉沉。此属肝失条达，气机郁滞，导致阳气内郁，不能达于四末，而见手足冰凉；肝气郁结，疏泄失常，木郁土壅，致脾失健运，升清降浊失常，“浊气在下，则生飧泄”，故发为泄泻；患者舌红，苔薄黄，有芒刺，皆阳气内郁之象。故给予四逆散合小柴胡汤加减。《伤寒论》曰：“少阴病，四逆，其人或咳，或悸，或小便不利，或腹中痛，或泄利下重者，四逆散主之。”在此用四逆散调和肝脾、透邪解郁，以治疗阳气内郁而致的手足不温、泄泻，加桂枝温通经脉，助阳化气；炒白术、陈皮健脾燥湿以止泻。阳气郁于内易化火，用小柴胡汤疏解少阳枢机，增强其疏肝透邪之效，并且可疏散体内郁热，加黄柏、栀子增强清热燥湿之力。二诊根据其舌苔、脉象，可见患者体内郁热之象稍减，主要病机还是肝郁脾虚湿盛。选丹栀逍遥散以疏肝解郁，健脾和营；又加葛根升阳止泻，助脾气升清；清半夏、陈皮燥湿化痰，收敛止泻；炒枳实行气且止泻通便。现患者血压偏高，加天麻、钩藤、夏枯草以清肝火、平抑肝阳以降血压。

案四

患者，女，30岁，2020年8月22日初诊。

主诉：腹痛、腹泻1个月。

现病史：患者1个月前郁怒后出现腹痛、腹泻，症状时轻时重。

刻诊：饮食稍有不慎则腹泻，伴恶心、呕吐，平素急躁易怒，月经先期，痛经，右胁下疼痛，眠可，舌质淡，苔薄滑，脉弦。

诊断：泄泻（肝气乘脾证）。

治则：疏肝和胃，健脾止泻。

方用痛泻要方合黄芪建中汤加减。

处方：防风20g，陈皮20g，炒白术30g，炒白芍20g，黄芪30g，桂枝 10g，炙甘草 15g，姜黄 15g，当归 10g，炒薏苡仁 30g，北柴胡 10g。患者服用半月余，症状基本消失。随访 6 个月未复发。

按语： 此案患者为青年女性，根据患者出现右下腹痛甚，情绪急躁易怒，饮食不慎后恶心欲呕吐，伴腹泻、月经先期、痛经、右胁下疼痛、脉弦等症状，可知其证机为肝气犯胃、脾气虚寒，故给予痛泻要方合黄芪建中汤加减。患者腹痛泄泻，情绪急躁易怒，乃土虚木乘，肝脾不和，脾失健运所致。如《医方考》所云："泻责之脾，痛责之肝；肝责之实，脾责之虚，脾虚肝实，故令痛泻。"治以补脾柔肝，祛湿止泻为主。故用白术健脾以御木乘，燥湿以止泄泻；白芍养血柔肝，缓急止痛。二者配伍，可达"土中泻木"之效。患者舌质淡、苔薄滑，乃脾虚生湿之象，用陈皮理气燥湿，醒脾和胃；防风入脾经以助止泻；辅以薏苡仁加强利水渗湿之功。患者饮食不慎后恶心欲呕吐，月经先期，为脾气虚弱不能运化而无以统血之故，用黄芪健脾益气，桂枝温经通脉。患者痛经，右胁下疼痛，脉弦，为肝气郁滞之象，用姜黄破血行气，通经止痛；并少佐柴胡疏肝解郁，升阳举陷。全方泻木扶土，使脾健肝和而痛泻自止。患者间断服用 2 周而病愈。

4. 脾肾阳虚案

案一

患者，男，65 岁，2020 年 9 月 10 日初诊。

主诉：间断性泄泻 2 年余，再发加重 1 周。

现病史：患者 2 年前无明显诱因出现泄泻，伴肠鸣、腹痛。

刻诊：晨起腹泻，泻后痛减，便质稀溏，日 2 ～ 3 次，平素纳差，神疲乏力，饮食稍有不慎腹泻即加重，手足不温，舌质淡，体大有齿痕，苔白腻，脉沉。

诊断：泄泻（脾肾阳虚证）。

治则：温补脾肾，涩肠止泻。

方用四神丸合理中丸加减。

处方：补骨脂 30g，肉豆蔻 15g，吴茱萸 15g，五味子 15g，炒白术 30g，党参 10g，茯苓 15g，清半夏 15g，陈皮 20g，砂仁 6g，炙甘草 10g，干姜 10g，桂枝 10g，生姜 10g，大枣 5 枚。

2020 年 9 月 16 日二诊：患者服上方 7 剂，仍有泄泻，然次数减少，腹痛减轻，倦怠乏力，纳差，舌质淡，苔白，脉沉。按上方改桂枝 10g 为肉桂 6g，加木香 10g，炒麦芽 15g，白扁豆 20g。

2020 年 9 月 30 日三诊：患者服二诊方 14 剂，腹泻、腰酸乏力明显减轻，偶有上火之象，其他无不适。按二诊方加黄芩 10g，继续服用半月余，泄泻症状消失，其余症状均改善，后续随访痊愈，未再就诊。

按语：患者为中老年男性，其本体素虚，久泻伤及肾阳，肾阳虚弱不能蒸化水液，故出现肠鸣辘辘、腰膝酸软之象；肾阳虚弱，火不暖土，脾阳亦虚，脾虚不运，清气不升反降，留于肠道而致泄泻，脾阳不足不能温暖四肢肌肉，则手足不温、倦怠乏力等。患者属脾肾阳虚之五更泻，治疗应以温补脾肾、涩肠止泻为主，方选四神丸合理中汤加减。四神丸温暖脾肾，涩肠止泻；理中丸温中散寒，补气健脾。患者纳少，舌质淡，苔白腻，加半夏、陈皮理气化痰；茯苓利水渗湿，健脾止泻；砂仁化湿开胃，温脾止泻；桂枝通阳化气，温经通脉，助体内阳气的提升。二诊患者好转，然体内虚象仍较重，于是改桂枝为肉桂，以补肾壮阳，散寒止痛；患者体内本虚且湿盛明显，再加补益之药，恐其出现气滞之象，于是加木香健脾行气；纳食不佳加炒麦芽以健脾开胃，白扁豆健脾化湿开胃。三诊患者症状均好转，但出现上火之象，加黄芩清热，继续服用半月余痊愈。

案二

患者，女，37 岁，2020 年 9 月 27 日初诊。

主诉：间断泄泻 3 年余，再发加重 1 周。

现病史：患者 3 年前无明显诱因出现泄泻，伴腹痛，1 周前饮食寒凉之品而致泄泻加重。

刻诊：每日天亮时腹泻，伴有肠鸣，大便溏，每天 3～4 次，纳差，眠差易醒，时感胸闷，体倦乏力，腰膝酸软，平素畏冷，脾气急躁，舌质红，体大有齿痕，苔薄黄，脉沉数。

诊断：泄泻（脾肾阳虚证）。

治则：温补脾肾，补脾柔肝，涩肠止泻。

方用四神丸、小建中汤合痛泻要方加减。

处方：盐补骨脂15g，吴茱萸6g，肉豆蔻15g，五味子10g，五倍子20g，桂枝10g，炒白芍15g，炙甘草10g，盐益智仁20g，防风20g，陈皮20g，炒白术30g，肉桂10g，黄连15g，香附30g。

2020年10月4日二诊：患者服上方7剂，腹痛减轻，睡眠改善，大便溏，每天2～3次，仍有肠鸣，矢气多，经期短，经量少，脉沉微。按上方改香附为20g，加木香10g。

2020年10月25日三诊：患者服二诊方14剂，偶有腹痛，大便次数明显减少，仅在饮食不慎后出现腹痛，伴大便次数增多，舌质红，苔黄稍腻，体大有齿痕，脉沉。按二诊方，加黄柏20g。

2020年11月15日四诊：患者服三诊方14剂，上述症状全部改善，大便每天2次，伴有腰沉，体倦，怕冷，舌质淡，体大有齿痕，苔薄白，脉沉，尺脉弱。三诊方改五倍子为30g，加附子3g，黄芩20g，去黄柏。服用1周后大便基本恢复正常，继续服用半月后症状消失，患者痊愈。随访6个月未复发。

按语:《景岳全书》曰“五脏之伤，穷必及肾。”本案患者泄泻日久，由最初的脾阳不足迁延及肾，导致脾肾两虚，脾失温煦不能腐熟水谷，命门火衰而致五更泄泻。方选四神丸温肾健脾，固涩止泻，另加五倍子涩肠，益智仁温补脾肾，肉桂散寒止痛。然脾肾阳虚仍以脾虚为主，且患者脾气急躁，时感胸闷，平素体倦乏力，泄泻腹痛，此为中焦虚寒，肝木乘土的肝脾不和之象。方选小建中汤加减以温补中焦之虚，缓急止痛，加上痛泻要方的炒白芍、炒白术、陈皮、防风健脾柔肝，祛湿止泻。两方合用，温涩并用，以温为主；脾肾并补，重在治肾，兼以调和肝脾，以治肝脾不和、脾肾阳虚而致的腹痛泄泻。因患者平素脾气急躁，眠差易醒，恐体内有郁火，加黄连清热、香附疏肝理气的同时，又可制约全方温热之性。二诊患者腹痛明显减轻，睡眠亦改善，然仍有肠鸣且矢气多，于是加木香调中导滞、行气止痛，使全方补而不滞，并与香附合用，共奏疏肝理气之功。三诊上述症状明显改善，苔黄稍腻，加入清热燥湿、滋阴降火的黄柏。四诊出现腰沉、体倦、怕冷，故去寒凉之黄柏，加大涩肠止泻五倍子的用量，附子温肾壮阳，补本体之虚，后随访患者痊愈。

案三

患者，男，48 岁，2018 年 6 月 7 日初诊。

主诉：便溏 1 年。

现病史：1 年前无明显诱因出现便溏，近期加重，伴有腹痛，查肠镜未见明显异常。

刻诊：晨起腹泻，倦怠乏力，手脚发凉，夜尿频，纳一般，大便溏，1 天 3 ～ 4 次，舌质淡，体大有齿痕，苔薄白，脉沉滑。

诊断：泄泻（脾肾阳虚证）。

治则：温肾健脾，固肠止泻。

方用四神丸合金匮肾气丸加减。

处方：肉豆蔻 15g，生地黄 20g，山药 30g，酒萸肉 10g，泽泻 15g，附子 3g，茯苓 15g，桂枝 10g，补骨脂 20g，五味子 10g，炒白术 20g，干姜 10g。

2018 年 6 月 14 日二诊：患者服上方 7 剂，泄泻较前好转，日 2 ～ 3 次，自觉胃中发热，口腔上火，舌质淡，体大有齿痕，苔薄黄，脉沉。按上方加牡丹皮 15g，黄芩 15g。

2018 年 6 月 28 日三诊：患者服二诊方 14 剂，泄泻明显减轻，腹痛消失，手脚发凉较前改善，上火症状消失，夜尿减少，舌质淡，苔薄白，脉弦。守上方继续服用。

按语：《景岳全书》指出："肾为胃关，开窍于二阴，所以二便之开闭，皆肾脏之所主。"《医方集解》亦指出："久泻皆由命门火衰，不能专责脾胃。"肾为一身阳气之根，肾阳虚衰，不能温暖脾土，脾失温煦，不能正常升清降浊，加之肾阳虚衰，不能固摄二便，故久泻不止，夜尿频多。《素问・生气通天论》指出："阳气者，精则养神，柔则养筋。"脾肾阳虚，故倦怠乏力；脾主四肢，阳气不能温养四末，故手脚发凉；舌质淡，体大有齿痕，苔薄白，脉沉，皆属脾肾阳虚之候。故以四神丸温肾暖脾，固肠止泻，以治其标，又合金匮肾气丸补肾助阳，化生肾气以治其本。加干姜、白术，又有理中汤之意，以温中阳，补脾气，助运化。二诊因患者泄泻较前好转，但自述上火，乃虚不受补，虚火上炎之故，加黄芩、牡丹皮以清气分、血分之虚热。三诊患者诸症基本消失，嘱咐患者再服 7 剂以求巩固。

案四

患者，男，65 岁，2020 年 12 月 27 日初诊。

主诉：腹泻 2 年余。

现病史：患者 2 年前无明显诱因出现泄泻，症状时轻时重，未予重视，为求系统治疗，遂来我院门诊。

刻诊：腹泻，日 4 ～ 5 行，时有腹痛，遇寒加重，喜温喜按，大便溏薄，夜尿多，腰膝酸冷，耳鸣，形寒肢冷，神疲乏力，气短懒言，舌质淡，苔白滑，脉沉细。

诊断：泄泻（脾肾阳虚证）。

治则：温补脾肾，涩肠止泻。

方用理中汤合四神丸合肾气丸加减。

处方：党参 15g，白术 20g，炙甘草 6g，干姜 10g，补骨脂 15g，吴茱萸 3g，肉豆蔻 15g，五味子 10g，炒山药 20g，制附子 3g，肉桂 6g，熟地黄 15g，牡丹皮 15g，泽泻 15g，茯苓 20g。

2021 年 1 月 10 日二诊：患者服上方 14 剂，效可，泄泻、腹痛较前减轻，大便次数稍减，腰膝酸冷好转，现仍大便溏，夜尿多，喜温怕冷，舌质淡，苔薄白，脉沉。按上方，白术改为炒白术 30g，加制附子 6g。

2021 年 1 月 24 日三诊：患者服二诊方 14 剂，效佳，泄泻好转，日 1 ～ 2 行，大便质可，精神佳，诸症好转，舌质淡，苔薄白，脉弦。按上方去肉豆蔻、五味子，再服药 2 周，症状基本消失，随访半年未复发。

按语：此案泄泻伴腰膝酸软、夜尿频，可知为肾阳亏虚，温煦失职；肾为先天之本，脾为后天之本，肾阳虚衰则不能温养脾阳，故出现久泻不止、大便溏薄、神疲乏力等脾阳不足的症状；命门火衰，阴寒偏盛，则见形寒肢冷、腹痛遇寒加重。结合舌脉，可知患者为“脾肾阳虚”之证，故以“温补脾肾，涩肠止泻”为治疗大法，方选理中汤合四神丸合肾气丸加减，以理中汤温中祛寒，以四神丸温肾散寒、涩肠止泻，以肾气丸补肾助阳。二诊药已中病，诸症好转，但仍有阳虚的表现，故依前法，加大制附子用量以增强温补肾阳的功效。三诊泄泻好转，故去肉豆蔻、五味子，继服 14 剂而病瘥。

痢　疾

痢疾，是以腹痛、里急后重、下痢赤白脓血为主要表现的病证，是一类或具有传染性的疾病，多发于夏秋季节，中医学又将其称为“肠澼”“久利”“滞下”“大瘕泄”“休息痢”等。

《素问·通评虚实论》最早通过“腹痛”“便血”“下脓血”等症状描述痢疾，并将其命名为“肠澼”；在《素问·至真要大论》中尚有“赤白”“赤沃”等与痢疾相关的病名。《难经》将痢疾称为“小肠泄”或“大瘕泄”，并指出痢疾的主要表现为“里急后重”。《金匮要略·呕吐哕下利病脉证治》将泄泻与痢疾划分为同一范畴，统称为“下利”，如“下利已差，至其年月日时复发者，以病不尽故也。当下之，宜大承气汤”“下利谵语者，有燥屎也，小承气汤主之”“下利便脓血者，桃花汤主之”及“热利下重者，白头翁汤主之”等。《诸病源候论》中痢疾更多被称为“痢”或“下利”，并将不同类型的泄泻下利详细描述为水谷痢、泄痢、冷痢、热痢及脓血痢、赤白痢等。《杂病心法要诀·痢疾总括》中对不同痢疾加以分述：“大瘕泄者，里急后重，数至圊而不能便，茎中痛也……大肠泄者，食已窘迫，大便色白，肠鸣切痛也。”《三指禅·痢症脉论》则系统总结了痢疾病名的演变过程，论曰：“《素问》谓之肠澼，《难经》谓之里急后重，汉谓之滞下，晋谓之秋燥，唐谓之痢。至于其名，便血曰澼，痛甚曰急，壅塞曰滞，皱裂曰燥，不利曰痢。痢之情形已显示于称名之表。”

【病机特点】

1. 感受外邪，表里俱虚

痢疾多由感受风、寒、湿、热等邪气引起，如《三因极一病证方论·滞下三因证治》云:"病者滞下，人皆知赤为热，白为寒，而独不知纯下清血为风，下豆羹汁为湿……风停于肤腠后，乘虚入客肠胃，或下瘀血，或下鲜血。"此即素体本虚而受外邪侵袭，进而邪气入里，冷热之邪客于肠间，而发为痢疾。

2. 湿热蕴结，饮食积滞

嗜食肥甘厚味，或偏好贪凉饮冷等损伤脾胃，或脾胃素虚，运化失常，导致饮食积滞，湿热郁蒸，可发为痢疾。《医方考》云:"痢，滞下也。患痢大都责于湿热，热伤气，故下白；热伤血，故下赤；热伤大肠，则大肠燥涩，故里急后重。"而李中梓则在《病机沙篆》中进一步指出:"痢症起于夏秋，湿热郁蒸因乎天也，生冷停滞由乎人也……土气受伤，无以制湿，湿蒸热壅以致拂逆，气不宣通，因而肠胃反窒，里急后重，小便赤涩。"说明湿热是导致痢疾产生的重要原因之一。

3. 内伤七情，肝旺克脾

情绪失调与痢疾的发病也有一定的关系，抑郁恼怒，忧思气结，均可致使肝失疏泄，气机郁滞，肝郁克脾，脾运失司，从而导致气滞血涩，饮食难化，胶着难解，日久可渐成下痢赤白黏冻。正如《辨证录·痢疾门》所言:"人有夏秋之间，腹痛作泻，变为痢疾……此是肝克脾土也。"

4. 久痢虚损，阴虚夹湿

血痢日久，可损伤阴血，或泻痢日久，津液耗损，均可伤及阴血，进而形成阴虚已伤而湿热未尽之虚实夹杂之候。《丹溪心法》云:"血痢久不愈者，属阴虚，四物汤为主，凉血和血，当归、桃仁之属；下痢久不止，发热者，属阴虚，用寒凉药，必兼升散药并热药。"可见，阴血虚损是痢疾后期的病机转归。

总之，痢疾的病机多是正虚为本，邪盛为标，而湿邪贯穿始终，且常与热邪、风邪、寒邪合而为病，日久出现脾胃虚损、脾失运化、脾虚下陷、肾阳不足、泻痢不止、阴血虚损等证候。

【辨证精要】

1. 透过症状别阴阳

痢疾之病，多具痢下赤白、里急后重等特征性症状。大抵赤多为热，白多为寒，里急后重多为湿热。然而，某一单纯的症状并不具备阴阳属性，应当整体把握，不可但见一症便言寒热，尤其当赤白相兼，难以分辨赤白多少，或者下利脓血、里急后重等症状不明显时，应当结合舌脉等综合辨证，方为要旨。以里急后重为例，大凡外邪侵袭所致里急后重者，每于便后痛减。若腹痛窘迫并伴有肛门灼热者，属热证；若腹冷痛拘急，喜温喜按者，属寒证；若腹痛拒按兼腹部坚满者，属实证；腹微痛，绵绵不休，喜揉按，虽痛而并无努责者，属虚证；后重而便后转甚者，属气陷；每每虚坐努责者，属阴血虚。张景岳云："凡里急后重者……热痢、寒痢、虚痢皆有之，不得尽以为热。"

2. 细察邪正明转归

中医之痢疾多见于西医溃疡性结肠炎等慢性病，其病势缠绵，常迁延难愈，且多有明显的发作期和缓解期。因此，明辨邪正盛衰，方能指导疾病不同阶段的遣方用药，也对判断痢疾的预后转归十分重要。尤其在发作期，若下痢脓血次数减少，腹痛、里急后重等症状逐渐减轻者，为正气胜邪，此为将愈之候；凡下痢但见脓血不见粪质者，则病情较重，兼见粪质者，其病情较轻；下痢脓血次数减少，但全身其他症状不见减轻，甚至出现腹胀、烦躁、呕吐食少、气息喘促，甚则神昏谵语、脉紧实者，为急危证候，需多加关注，此时，当以驱邪为主，扶正为辅。在本病缓解期，虽无明显症状，但仍要时时顾护胃气，以扶正为主。

【分型论治】

1. 湿热壅滞证

以痢下赤白，腹痛，里急后重，肛门灼热，舌红，苔黄腻，脉滑数为辨证要点。治以清热燥湿，调气和血。方用芍药汤合木香槟榔丸加减。方药组成：白芍 20g，当归 15g，黄芩 15g，黄连 6g，黄柏 20g，槟榔 15g，大黄 10g，枳壳 15g，木香 15g，陈皮 20g，薏苡仁 30g，甘草 6g。本方为芍药汤去官桂，合木香槟榔丸，去原方中三棱、莪术、牵牛子、芒硝等，加薏苡仁以增其利水渗湿之效。

若兼腹痛，痛如针刺，舌质紫暗者，可保留木香槟榔丸原方之三棱、莪术以活血化瘀；若舌苔黄厚，纳差者，加焦三仙、莱菔子等消食行气；如伴口腔溃疡者，另用玄明粉每日漱口。

2. 肝热脾湿证

以痢下赤白，里急后重，口干口苦，胸胁胀满，舌红，苔薄黄，脉弦为辨证要点。治以疏肝健脾，清肠止痢。方用痛泻要方、葛根芩连汤合香砂六君子加减。方药组成：炒白术 20g，炒白芍 20g，防风 20g，陈皮 20g，葛根 30g，黄芩 10g，黄连 6g，木香 15g，党参 10g，茯苓 15g，清半夏 15g，黄柏 20g，生甘草 6g。本方为痛泻要方合葛根芩连汤、香砂六君子汤去砂仁，加黄柏以清下焦湿热。

若兼脘腹胀满、嗳气重者，加香附、枳壳以疏肝行气；若胁痛较重，则佐用金铃子散（川楝子、延胡索）以疏肝泄热止痛；伴口苦、尿黄，下利脓血较多者，此为邪热较盛，可合用白头翁汤（黄柏、秦皮、黄连、白头翁）。

3. 脾虚湿盛证

以痢下赤白，白多赤少，不思饮食，肛门重坠，舌淡胖，苔白滑，脉濡软为辨证要点。治以温运脾阳，消食导滞。方用二陈平胃散合四君子汤等加减。方药组成：苍术 15g，厚朴 15g，陈皮 20g，清半夏 12g，茯苓 30g，木香 10g，白豆蔻 6g，生山药 30g，生白术 20g，党参 16g，炙甘草 6g，生姜 10g，大枣 10g。本方中二陈平胃散燥湿行气，合四君子汤健脾益气，佐以木香、白豆蔻行气化湿，以除后重之症，加生山药以健脾止泻。

若气坠较重，便中夹有白黏液者，加苏叶、杏仁等开肺气，以化湿降浊；若兼肠鸣腹痛、腰膝酸软、畏寒者，可加赤石脂、干姜、补骨脂，以温补脾肾；若伴腹痛里急者，可合用小建中汤以温中缓急止痛。

4. 上热下寒证

以痢下赤白黏冻或脓血，手足厥冷，反酸嘈杂，饥不欲食，脉沉细为辨证要点。治以清上温下，燥湿止泻，方用乌梅丸加减。方药组成：乌梅 30g，细辛 3g，川椒 10g，黄连 6g，黄柏 15g，制附子 6g，干姜 10g，桂枝 10g，党参 15g，当归 10g，木香 10g，槟榔 15g。方中用乌梅丸清上温下，加木香、槟榔以增强行气除满之功。

若反酸、烧心较重者，则合用左金丸（吴茱萸、黄连）以泄热和胃；食欲不振者，可配伍麦芽、神曲、鸡内金以消食化滞；若大便次数较多者，加炒白术、茯苓、薏苡仁等以祛湿止泻。

5. 阴虚夹湿证

以痢下赤白，脓血黏稠，或下鲜血，虚坐努责，心烦，舌绛少苔，脉细数为辨证要点。本证乃久痢湿热尚未完全去除，而阴血已伤。治以清肠化湿、养阴和营。方用黄连阿胶汤、四物汤合半夏干姜散加减。常用药物为黄芩 15g，黄连 10g，炒白芍 20g，阿胶 6g（烊化），当归 10g，川芎 15g，清半夏 12g，干姜 10g。本方用黄连阿胶汤滋阴清热，四物汤以养血和营，因湿气未完全去除，故去原方中滋腻之熟地黄，并合用半夏干姜散以祛湿降逆，防阿胶等养血药留恋湿气。

若伴口渴、舌干、尿少者，此为津液不足，可加天花粉、地骨皮、知母等滋阴清热；身热烦躁者，则配伍淡豆豉、淡竹叶清热除烦；如气阴两伤，而见心悸、气短者，可合用生脉饮（党参、麦冬、五味子）以养阴益气；若下利鲜血较多者，可佐用槐花炭、侧柏炭、地黄炭，以增其止血之效。

6. 寒湿中阻证

以痢下赤白，白多赤少，倦怠、乏力，食少，腹部喜暖，舌淡，苔白腻为辨证要点。治以温中散寒、调气化滞，方以连理汤加减。处方：黄连 10g，党参 15g，黄芪 10g，陈皮 15g，炒白术 15g，干姜 15g，炙甘草 6g，木香 15g，槟榔 10g。此方乃连理汤加木香、槟榔而成，以增其行气祛湿之力。

若气虚较重，痢疾时发时止，经久不愈者，此为休息痢，可加山药、炒白扁豆以增强健脾祛湿止痢之功；若大便带血者，则加当归、白芍，以养血和营；若舌苔厚腻，此湿邪较盛，则可配伍苍术、厚朴、陈皮等，取平胃散之意，以行气燥湿，和胃消滞。

【常用药对】

1. 黄连、黄柏

黄连苦寒，功擅清热燥湿止痢，且能凉血止血、消肿溃疮等，《名医别录》言其主“久下泄、脓血”；黄柏亦可清热燥湿、凉血止血、解毒止利。黄连和黄柏皆是苦寒药，寒能胜热，苦能坚阴，而黄柏又较黄芩更善走下焦，黄连、黄柏合用能燥湿止痢而厚肠，共奏清热解毒、凉血止痢之效。

2. 白头翁、秦皮

白头翁擅长清热解毒，凉血止痢，《中华本草》称其“不论湿热毒痢、休息冷痢、阴虚热痢等均可使用”。秦皮苦涩收敛，能清热燥湿、收涩止痢。白头翁止痢偏于清泄，而秦皮收敛止痢，偏于收涩。二者为用，则一泄一敛，一清一收，泄以清热，涩以止痢，标本兼治，以达到清热止痢之功。

3. 赤石脂、干姜

赤石脂甘温、酸涩，能涩肠固脱。干姜辛热，可温阳散寒。《本草正》曰干姜主治“下元虚冷，而为腹痛泻利，专宜温补者，当以干姜炒黄用之……痢血者，炒用之”。赤石脂与干姜相配伍，既能温阳散寒止痛，又能温肾固摄止利，二者亦是桃花汤的重要组成，尤其适用于阳虚寒凝所致之痢疾。

4. 牡丹皮、桃仁

牡丹皮归心、肝、肾经，能清热凉血、散瘀消肿，《本草汇言》云其为“血中气药也，凡一切气血为病，统能治之”。而桃仁活血破瘀，善泄血分之壅滞，偏于破散，作用较峻猛。二者相配伍，一峻一缓，共奏活血祛瘀、消痈排脓之效。

5. 大黄、芒硝

大黄苦寒，能泄热通便、推陈致新、攻逐瘀结、凉血止血；芒硝咸寒，善软坚散结。二者合用，能泄热祛瘀，荡涤胃肠，使邪气从肠腑而下，从而通畅气机，恢复肠腑通降功能。

【医案选录】

1. 湿热壅滞案

案一

患者，男，22 岁，2019 年 3 月 2 日初诊。

主诉：间断便脓血 1 年，加重 1 周。

现病史：患者 1 年前因暴饮暴食出现腹痛，便意频急，排便次数增多，泻下之物夹杂少量脓血，于当地医院治疗（具体不详），症状时有反复。1 周前，因饮食不洁，腹痛、腹泻症状加重，遂来求诊。

刻诊：腹痛里急，便溏夹脓血，日 4 ～ 5 次，便后自觉肛门灼热，平素嗜食肥甘厚味，小便短赤，纳差，眠可，舌质红，体大有齿痕，苔厚腻薄黄，脉沉滑稍数。

诊断：痢疾（湿热壅滞证）。

治则：清热燥湿，调气和营。

方用芍药汤加减。

处方：白芍 20g，当归 15g，黄芩 15g，黄连 6g，黄柏 20g，槟榔 15g，大黄 10g，枳壳 15g，木香 15g，陈皮 20g，炒薏苡仁 20g，甘草 6g。

2019 年 3 月 9 日二诊：患者服上方 7 剂，腹痛减轻，大便日 2 ～ 3 次，粪质溏稀，夹杂少量脓血，时有头晕，倦怠乏力，纳差，眠可，舌质红，体大有齿痕，苔白腻，脉沉滑。守上方改白芍为 10g，黄柏 10g，大黄 6g，薏苡仁 30g，加炒山楂 15g，炒神曲 15g。

2019 年 3 月 23 日三诊：患者服二诊方 14 剂，腹痛明显减轻，大便基本成形，日 2 次，夹有少量黏液，倦怠乏力症状减轻，舌质红，体大有齿痕，苔白稍腻，脉沉滑。守二诊方加干姜 6g，间断服用 1 月余。随访 1 年，诸症已平，未复发。

按语：患者病起于饮食不洁，嗜食肥甘厚味，而致脾胃损伤，湿浊内生，蕴而化热，湿热壅滞肠道，加之陈积之物不下，大肠传导失司，脂膜血络受损而出现腹痛里急，下利便脓血。如《证治汇补》曰："无积不成痢……"故病初应"通因通用"，去除肠中积滞，而湿热无以内生。

方选芍药汤加减，以大黄、槟榔通下导积，消有形之邪，并用枳壳行肠中滞气，除无形之邪，如此湿热无盘踞之根；黄芩、黄连、黄柏三者合用，以燥湿清热；白芍、当归行血和营以治血，木香、陈皮行气除湿以治气，气顺血和则后重便血可愈；再以炒薏苡仁、甘草补脾和中。二诊腹痛、便脓血均有减轻，仍纳差、体倦，苔白腻，热邪得清而湿邪缠绵不去，且脾虚之象更显，故减大黄、白芍、黄柏用量，薏苡仁加量，更加炒山楂、炒神曲以健胃消积。三诊症续轻，守上方加干姜，一者防黄芩、黄连、黄柏之寒而再生结滞，再者温运脾阳以防食积湿浊再聚，三者取温药能通能动之功，以助调气行血。间断调服月余，诸症几愈，嘱其注意日常饮食调摄，以防病复。

案二

患者，男，24 岁，2017 年 9 月 16 日初诊。

主诉：泄泻伴脓血 3 天。

现病史：患者平素便溏，近期因饮食不规律后排便次数增多，日 5 ～ 6 次，且时有脓血。

刻诊：便前腹痛，便后痛减，大便夹脓血，呈黏稠胶冻状，伴腥臭味，肛门灼热，小便短赤，纳眠差，口渴喜饮冷，舌质红，苔黄腻，脉滑数。

诊断：痢疾（湿热壅滞证）。

治则：清肠利湿止痢。

方用芍药汤合白头翁汤加减。

处方：芍药 30g，当归 15g，黄连 15g，槟榔 10g，木香 10g，炙甘草 10g，大黄 9g，黄芩 15g，金银花 12g，穿心莲 10g，荆芥 10g，防风 10g，莱菔子 10g，山楂 10g，神曲 10g，白头翁 10g，黄柏 30g，秦皮 10g，地榆 10g，牡丹皮 10g，侧柏叶 10g。

2017 年 9 月 30 日二诊：患者服上方 14 剂，症轻，大便次数减少，脓血减少，舌质红，苔薄黄稍腻，脉滑数。处方：上方去黄柏、秦皮、侧柏叶，继服 14 剂。随访 1 年未复发。

按语：患者为青年男性，饮食不规律，平素便溏，其脾胃功能较弱，就诊时值夏秋之际，温度较高且时有降雨，气候热郁湿蒸，湿热之邪内侵人体，蕴于肠腑，易于发生此病。《景岳全书·痢疾》曰：“痢疾之病，多病于夏秋之交，古法相传，皆谓炎暑大行，相火司令，酷热之毒蓄积为痢。”湿热下注大肠，搏结气血，酿为脓血，而为下痢赤白；肠道气机阻滞则腹痛，里急后重；肛门灼热、小便色黄、舌苔黄腻、脉象弦数等俱为湿热内蕴之象。治宜清肠利湿止痢。方中芍药柔肝调血，缓急以止泻痢腹痛，为治痢要药。黄芩、黄连均性味苦寒，入大肠经，功擅清解肠中热毒，燥湿止痢；大黄泄热破瘀，攻积通便，“通因通用”以除肠中积滞瘀血，与芩、连相伍，清中有泻。木香、槟榔共用行气导滞，排除肠中积滞，“调气则后重自除”，当归能够养血和血，助芍药养血益阴，与大黄合用，又可行瘀，即“行血则便脓自愈”；炙甘草和中调药，与芍药相配，又能缓急止痛。痢疾初起，金银花和穿心莲可加强清热解毒，荆芥、防风共用以散表邪，佐用莱菔子、山楂、神曲辅助消食导滞；肛门灼热，口渴喜饮冷，说明热象较重，白头翁、黄柏、秦皮共用以清里热；地榆、侧柏叶能够凉血止血。纵观全方，总以清热利湿，调和气血。二诊时，患者热象减轻，寒凉药物易伤脾胃，故适当减轻寒凉药物用量，恐用药太过，适得其反。

案三

患者，男，35岁，2020年1月5日初诊。

主诉：间断腹痛、便脓血5年余，加重1周。

现病史：患者5年前无明显诱因出现大便脓血，于当地医院诊断为溃疡性结肠炎，服用美沙拉嗪治疗，症状时轻时重，1周前因食生冷水果而症状加重。

刻诊：腹痛，里急后重，便脓血，日3～4次，血色暗，赤多白少，小腹下坠感，肛门灼热感，伴胃脘胀满，纳差，时有口苦，小便灼热，舌质红，苔薄黄腻，脉弦稍数。

诊断：痢疾（湿热壅滞证）。

治则：清热化湿，调和气血。

方用芍药汤合清中汤加减。

处方：白芍20g，黄芩20g，大黄6g，肉桂6g，槟榔10g，木香10g，当归15g，清半夏15g，陈皮20g，茯苓15g，甘草10g，黄连10g，栀子15g，草豆蔻15g，槐角15g，地榆20g，防风20g，枳壳20g，黄柏20g。

2020年1月12日二诊：患者服上方7剂，腹痛、便脓血情况改善，血色由暗转红，脓血减少，但便次仍未改善，日数次，舌质红，苔薄黄稍腻，脉弦滑。上方去大黄，加大黄炭10g，棕榈炭15g，改黄连为15g，当归10g，黄柏30g。

2020年1月19日三诊：患者服二诊方7剂，症轻，现大便日5～6次，便脓血情况较多集中在午后，舌质红，苔薄黄稍腻，脉滑稍数。处方：槐角丸加减。方药：牡丹皮15g，栀子20g，当归10g，白芍20g，柴胡10g，茯苓15g，炒白术20g，甘草10g，薄荷6g，槐角20g，防风20g，枳壳15g，地榆20g，知母15g，黄芩15g，陈皮20g，黄柏20g，紫苏梗20g。间断服用3月余，大便基本正常，随访1年，未再复发。

按语：《景岳全书》云："凡治痢疾，最当察虚实，辨寒热，此泻痢最大关系。"本案患者症状主要表现为腹痛，里急后重，下痢脓血，提示病位在肠腑。肛门灼热，苔薄黄腻，脉弦稍数，说明病性属湿热，为实证。小腹重坠表明湿热多聚于下焦，整体辨证为湿热壅滞证，痢下赤多白少说明热重于湿。《医碥》曰："痢由湿热所致，或饮食湿热之物，或感受湿热之气，积于肠胃，则正为邪阻，脾胃之运行失常，于是饮食日益停滞，化为败浊，胶黏肠胃之中，运行之机益以不利，气郁为火，与所受湿热之气混合为邪，攻刺作痛。"指出痢疾多因饮食不洁或四时不正之气引发，使肠腑积滞，传导失常，酿生湿热，湿热毒邪直攻肠腑。对于湿热下注之实证痢疾，宜清热化湿、调气行血，正所谓"行血则便脓自愈，调气则后重自除"。《医宗必读》云："至治法，须求何邪所伤，何脏受病，如因于湿热者，去其湿热，因其积滞者，因于气者调之，因于血者和之，新感而实者，可以通因通用。"本案中用芍药汤合清中汤以清热化湿，调气和中，方中黄芩、黄连相须，伍以栀子和性寒之大黄，可清热燥湿解毒，以除致病之因；其中，大黄更可使湿热积滞从大便中去，体现"通因通用"之意；清半夏、茯苓、草豆蔻健脾祛湿，以复致病之本；芍药、当归合用养血和营，体现"行血则便脓自愈”，同时又可防湿热毒邪耗伤肠腑阴液，使祛邪而不伤正；佐用少量肉桂既可助白芍、当归养血和营，又可防呕逆拒药；木香、槟榔、陈皮、甘草行气导滞和中，使“调气则后重自除”。两方再配槐角丸加黄柏增其清热之效，并有止血下行、升提中气、防气机下陷之功。全方寒热并用，气血并治。二诊时便色转鲜红，提示中焦积滞多已除去，故去大黄，改用大黄炭、棕榈炭，并减黄连、当归用量，增加黄柏用量，既增止血凉血之意，又可清下焦之热邪。三诊时湿热之邪已去大半，改用丹栀逍遥散以健脾养血，疏肝清热，降“清泻”之力，增“调补”之功，使邪去正存，以图复本。

2. 肝热脾湿案

患者，女，27 岁，2021 年 1 月 24 日初诊。

主诉：反复便脓血 5 年，再发加重 3 天，既往有溃疡性结肠炎史。

现病史：患者 3 天前因生气复发便血。

刻诊：胸胁、脘腹胀满，稍食油腻则呕，脐周发凉、隐痛，倦怠乏力，便溏，日 5 ～ 6 次，腹痛欲便，便后痛减，舌质淡红，苔薄白，有瘀斑，脉沉稍数。

诊断：痢疾（肝热脾湿证）。

治则：疏肝理气，健脾祛湿。

方用葛根芩连汤合痛泻要方合香砂六君子汤加减。

处方：陈皮 20g，炒白术 30g，炒白芍 20g，防风 20g，木香 15g，砂仁 6g，党参 10g，茯苓 15g，炙甘草 10g，清半夏 15g，炒白扁豆 30g，麸炒山药 20g，葛根 30g，黄芩 10g，黄连 6g，牡丹皮 15g，栀子 10g，柴胡 10g。

2021 年 1 月 31 日二诊：患者服前方 7 剂，胸胁胀闷较前减轻，黏液、脓血均消失，现大便色黑，质溏，日 2 ～ 3 次，稍食油腻则呕，晨起腰酸乏力，四肢畏寒，近日出现口角溃疡，舌质淡，体大有齿痕，苔薄白，脉沉稍数。按上方去清半夏，加益智仁 15g，覆盆子 20g。

2021 年 2 月 7 日三诊：患者服二诊方 7 剂，便次减少，腹痛减轻，现四肢畏寒，活动后心悸气短，舌质淡，体大有齿痕，苔薄白，脉沉。处方：炒白术 30g，陈皮 20g，炒白芍 20g，防风 20g，木香 15g，砂仁

6g，党参 10g，茯苓 15g，炙甘草 10g，炒白扁豆 30g，炒山药 20g，桂枝 10g，制吴茱萸 3g，柴胡 10g，益智仁 15g，覆盆子 30g，五味子 15g，黄芩 15g。间断服用三诊方 3 月余，症状基本消失，随访半年未复发。

按语：此案系肝热脾湿型痢疾。肝失疏泄，肝郁化火，木旺乘土，脾虚不运，湿邪内生，进一步阻滞气机，故善太息，胸胁脘腹胀满，稍食油腻则呕；肝郁克脾则腹痛欲便，便后痛减。治宜疏肝理气、健脾燥湿，方用痛泻要方合香砂六君子汤加减。痛泻要方有抑木扶土之效，方中白术健脾补虚，白芍柔肝养血，陈皮理气醒脾，防风升清止泻。香砂六君子汤适宜于脾胃气虚，寒湿气滞，脘腹胀痛之证，党参、白术补脾益气之力显著，茯苓与白术相伍健脾渗湿，木香善行大肠之滞气，砂仁化湿行气温中，半夏既擅燥湿运脾，又能和胃止呕，陈皮行气除胀，炙甘草甘温益气。葛根芩连汤中葛根升阳止泻，黄芩、黄连清热燥湿，以除肝热。此外，根据腹痛隐隐、倦怠乏力、大便溏薄等脾虚症状，配伍炒白扁豆、炒山药以健脾化湿；最后加入肝之引经药柴胡以疏肝理气，牡丹皮、栀子兼清虚热，清温并举。二诊时黏液、脓血均消失，故去半夏。《医宗必读·痢疾》云："痢之为证，多本脾肾……在脾者病浅，在肾者病深……未有久痢而肾不损者。"患者出生时为早产儿，盖禀赋素虚，先天脾胃娇嫩，运化无力，致湿浊留滞中焦，下流大肠而发病，而肾与脾密切相关，命门之火能帮助脾胃腐熟运化水谷，故加入益智仁、覆盆子暖肾益肝。三诊时诸症较前缓解，但仍有四肢畏寒、活动后心悸气短等症状，故去牡丹皮、栀子、黄芩等清解郁热之品，又增加覆盆子用量至 30g，加五味子 15g，以增强固涩之功。

3. 脾虚湿盛案

患者，男，50 岁，2020 年 11 月 1 日初诊。

主诉：间断腹痛、便脓血半年，再发加重 5 天。

现病史：患者半年前嗜食冷物后出现腹痛，大便溏泄，伴有黏液，自行服药后缓解，未再行特殊治疗，其后饮食稍有不慎即泻，可自行缓解，5 天前上症再发加重，为求系统诊疗，遂来门诊。

刻诊：腹痛绵绵，大便溏泄，日 3 ～ 4 次，伴黏液脓血便，白多赤少，不思饮食，肛门重坠，肢体困重，倦怠乏力，易汗出，舌质淡，体大有齿痕，苔白滑，脉濡软。

诊断：痢疾（脾虚湿盛证）。

治则：益气健脾，燥湿和胃。

方用二陈平胃散合四君子汤加减。

处方：苍术15g，厚朴15g，陈皮20g，清半夏12g，茯苓30g，木香10g，白豆蔻6g，生山药30g，生白术20g，党参10g，炙甘草6g，生姜10g，大枣10g。

2020年11月8日二诊：患者服上方7剂，症状有改善，大便次数稍减，双下肢乏力，舌质淡，体大有齿痕，苔白滑，脉濡软。按上方改党参为15g，加薏苡仁30g，黄芪20g。

2020年11月22日三诊：患者服二诊方14剂，脓血便次数减少，日1～2次，双下肢无力好转，遇冷后腹痛，大便次数增多，舌质淡，体大有齿痕，苔白滑，脉濡软。按二诊方加桂枝10g，炒白芍15g。服药半个月，患者自觉症状改善，按原方继续服用半月余，症状消失。后续随访半年未复发。

按语：《素问·太阴阳明论》曰："食饮不节，起居不时者，阴受之……阴受之则入五脏……入五脏则䐜满闭塞，下为飧泄，久为肠澼。"指出本病病因与饮食不节有关。患者系脾虚湿盛型痢疾，饮食不节，嗜食冷食而伤脾胃，致脾气亏虚，运化无力，湿邪困阻，故见饮食稍有不慎即泻、不思饮食、肛门重坠、肢体困重、倦怠乏力等，其舌脉等均为脾虚湿盛之征。治宜益气健脾，燥湿和胃，方用二陈平胃散合四君子汤等加减。二陈平胃散善治湿郁生痰所致之证。方中陈皮、茯苓、半夏、甘草即二陈汤方，功能燥湿化痰，行气消滞。苍术、厚朴芳香燥湿，同治湿阻中焦。苍术兼以健脾，湿阻兼脾虚食少便溏者多用。厚朴兼以行气，湿阻兼气滞胀满者宜之。诸药合用，共奏消积宽中、化痰止咳之功。四君子汤补益脾胃之气，以复其运化受纳之功。方中党参益气健脾养胃；脾喜燥恶湿，脾虚不运，则易生湿，故用甘苦温的白术，健脾燥湿以助运化；茯苓渗湿健脾；炙甘草补气和中，调和诸药。两方合用，又加白豆蔻、生姜、大枣等温中健脾行气之药，共奏益气健脾、燥湿和胃之功。二诊时大便次数减少，但双下肢仍然乏力，系湿邪缠绵，气虚乏力，故加黄芪甘温益气、薏苡仁健脾除湿。三诊时诸症较前缓解，但仍有受凉后腹痛、大便次数增多，故加桂枝、白芍以温里驱寒，缓急止痛。方证相应，随证加减，故而痊愈。

4. 上热下寒案

患者，女，55 岁，2020 年 1 月 5 日初诊。

主诉：反复腹痛、便脓血 3 年，加重半月。

现病史：患者 3 年前无明显诱因出现腹痛，里急后重，伴有少量赤白黏液，未予重视，无特殊处理，后自行缓解，3 年来反复发作，且次数越来越频繁，半月前因劳累而再发加重，遂来就诊。

刻诊：腹痛隐痛，里急后重，大便日 3 ～ 4 次，伴有赤白脓血，胸胁胀满，时有口苦，易发口疮，手足冷，畏寒，纳差，舌质红，苔薄黄腻，脉沉细。

诊断：痢疾（上热下寒证）。

治则：清上温下，燥湿止泻。

方用乌梅丸合四逆散加减。

处方：乌梅 30g，细辛 3g，川椒 10g，黄连 6g，黄柏 15g，制附子 6g，干姜 10g，桂枝 10g，党参 15g，当归 10g，柴胡 12g，炒白芍 20g，炒枳实 20g，甘草 6g，木香 10g，槟榔 15g。

2020 年 1 月 12 日二诊：患者服上方 7 剂，腹痛改善，口苦、胸胁胀满好转，大便日 3 ～ 4 次，夹有少量赤白黏液，畏寒，纳差，舌质红，苔薄黄稍腻，脉沉细。按上方去木香、槟榔，加炒山楂 15g，炒麦芽 15g。

2020 年 1 月 26 日三诊：患者服二诊方 14 剂，大便日 1 ～ 2 次，里急后重感消失，偶有脓血便，饮食转佳，舌质红，苔薄黄稍腻，脉沉细。按二诊方改乌梅为 20g，炒枳实 15g。

2020 年 2 月 9 日四诊：患者服三诊方 14 剂，腹痛、里急后重、赤白脓血便等诸症基本痊愈。按三诊方续服半月以巩固疗效。随访半年未复发。

按语：本案患者是中年女性，根据“腹痛，里急后重，下痢脓血”等症状，提示病位在肠腑。“时有口苦，易发口疮，舌质红，苔薄黄腻”

提示上焦有热，“手足冷，畏寒，脉沉细”提示下焦有寒，综合判断，本病为上热下寒之痢疾。乌梅丸是张仲景为厥阴病寒热错杂之蛔厥证而设，为厥阴病之主方。喻嘉言曰：“乌梅丸中苦辛温并用，以安蛔、温胃、益虚，久痢便脓血亦主此者，能解阴阳错杂之邪故也。”徐大椿曾誉其为“治久痢圣药”。故用乌梅丸加减，以清上温下，燥湿止痢，又因胁胀口苦，更加四逆散以增强疏肝散肝之功。方中乌梅味酸而涩，酸性收敛，一则敛肺气，二则涩大肠，肺与大肠相表里，酸涩可助涩肠以止泻；且酸入肝，合白芍可补肝体抑肝木，合柴胡以助肝升发疏泄。黄连、黄柏苦寒，用以清在上之热。黄连清热燥湿，厚肠而止利，为止痢要药。黄柏清热燥湿，可清肠中湿热。细辛、干姜、附子、蜀椒、桂枝均为辛温之品，共奏散寒止痛、温通经脉、去除里寒之用。久利易耗气伤血，当归、党参补益气血，扶正以祛邪。“调气则后重自除”，故佐用枳实、木香、槟榔以调理气机。诸药合用，共奏清上温下、燥湿止泻之功效。二诊时腹痛改善，又增纳差，故加炒山楂、炒麦芽健胃消食。三诊诸症皆好转，病去大半，故减乌梅、枳实之量以图缓慢调理，调服半月后而病瘳。

5. 阴虚夹湿案

患者，男，53 岁，2019 年 3 月 2 日初诊。

主诉：反复便脓血 2 年，再发加重 1 周。

现病史：患者 2 年前无明显诱因出现腹痛，便意频急，大便次数增多，泻下之物夹杂少量脓血，遂于当地医院查肠镜，提示溃疡性结肠炎，经西医治疗上症缓解，但停药后反复，1 周前因饮食不慎加之劳累，上症再发加重，遂来求诊。

刻诊：腹痛绵绵，大便日 2 ～ 3 次，夹杂赤白脓血，脓血黏稠，或下鲜血，虚坐努责，心烦，眠差，小便黄，舌质红，体大有齿痕，苔少，脉细数。

诊断：痢疾（阴虚夹湿证）。

治则：清肠化湿，养阴和营。

方用黄连阿胶汤合四物汤加减。

处方：黄芩 15g，黄连 10g，炒白芍 20g，阿胶 6g（烊化），当归

10g，川芎 15g，清半夏 12g，干姜 10g，黄柏 20g，槟榔 15g，炒薏苡仁 20g，甘草 6g。

2019 年 3 月 9 日二诊：患者服上方 7 剂，腹痛减轻，睡眠改善，大便较前顺畅，仍时有赤白脓血，或下鲜血，不欲饮食，乏力困倦，时有头晕，舌质红，体大有齿痕，少苔，脉细数。按上方去槟榔，改黄柏 10g，加炒山楂 15g。

2019 年 3 月 23 日三诊：患者服二诊方 14 剂，无明显腹痛，饮食、睡眠较前好转，精神改善，大便仍时有少量赤白黏液，舌质红，苔薄白，脉细数。按二诊方加牡丹皮 15g。

2019 年 4 月 6 日四诊：患者服三诊方 14 剂，无腹痛，饮食、睡眠、精神可，大便少有黏液，舌质淡，苔薄白，脉细数。按三诊方去黄柏，间断服药 1 个月后，大便正常，无腹痛及脓血便，患者痊愈。随访 6 个月未复发。

按语：本证乃久痢，湿热尚未完全去除，而阴血已伤。患者以“腹痛、便脓血”为主症求诊，故诊断为痢疾。饮食起居不慎，脾胃损伤，湿浊内生，蕴而化热，热灼血络，脂膜血络受损，故见下利赤白脓血；阴血暗耗，久痢伤阴，则心烦、眠差、小便黄；参合舌脉，证属阴虚夹湿。方选黄连阿胶汤合四物汤加减，以清肠化湿、养阴和营。方中黄芩、黄连、黄柏三者合用，以燥湿清热；阿胶、白芍、当归、川芎行血和营以治血，槟榔理气，气顺血和则后重便血可愈；再以半夏、干姜、炒薏苡仁、甘草健脾化痰祛湿。二诊腹痛减轻，睡眠改善，但饮食不佳，倦怠乏力，故去槟榔，防其伤气，减黄柏之量，以防苦寒太过，更佐用炒山楂以健胃消积。三诊诸症续轻，但舌质仍红，故加牡丹皮以清热凉血。四诊湿热大减，故去黄柏，间断调服 1 个月而病瘳。

6. 寒湿中阻案

患者，女，50 岁，2020 年 11 月 1 初诊。

主诉：腹痛、便脓血 1 年，再发加重半月。

现病史：患者 1 年前无明显诱因出现腹痛、大便脓血，于当地诊所治疗后好转，但易反复发作，半月前外出聚餐后，上症再发加重，遂来求诊。

刻诊：腹痛，里急后重，大便夹有白色黏液，精神倦怠，嗜卧乏力，腹胀食少，面白，形寒肢冷，舌淡苔白，脉沉细。自诉既往有痢疾史，时发时止，白多赤少，迁延难愈。

诊断：痢疾（寒湿中阻证）。

治则：温中散寒，调气化滞。

方选连理汤加减。

处方：姜黄连10g，党参15g，黄芪10g，陈皮15g，炒白术15g，干姜15g，炙甘草6g，木香15g，当归10g，苍术15g，槟榔10g。

2021年12月1日二诊：患者服上方月余，腹痛缓解，但大便稀溏，头晕乏力，舌淡苔白，脉沉。按上方加升麻10g，柴胡10g，茯苓15g，继服14剂后，大便基本正常，嘱其饮食清淡，随访半年未复发。

按语：《寿世保元·痢疾》曰："凡痢初患，元气未虚，必须下之，下后未愈，随症调之。痢稍久者，不可下，胃气败也。痢多属热，亦有虚与寒者，虚者宜补，寒者宜温。"本案患者系寒湿中阻型痢疾，其素脾虚，寒湿结于肠腑，气血壅滞，脂膜血络受损，化为脓血，大肠传导失司，发为痢疾。证以寒为主，故见大便黏液多，即白多赤少，其精神倦怠、嗜卧乏力、面白形寒肢冷等，均为寒湿阻滞之象，参合舌脉，故诊断为寒湿中阻型痢疾。治以温中健脾、调气化滞，方用连理汤加减。方中干姜大辛大热，直入脾胃，温中散寒，振奋脾阳，升阳而止泻；白术、苍术健脾燥湿，与党参、黄芪相配，增强健脾益气之功；黄连清热燥湿，以除郁热，木香、槟榔行气燥湿止痢；炙甘草缓中以益胃，兼调和诸药，为佐使之用也。诸药相合，使胃气内充，则清阳敷布，而寒滞自化，升降如常。二诊患者症轻，仍大便稀溏，头晕乏力，考虑久病损耗正气，清阳无力上升，故在原方基础上加升麻、柴胡类，以升举清阳，佐以茯苓健脾祛湿。诸药合用，共奏扶正祛邪、调和阴阳、除湿化浊之功。

嘈 杂

嘈杂，又称饥嘈、心嘈，是指胃中空虚，似饥非饥，似痛非痛，莫可名状的一种病证，可单独出现，也可与胃痛、吐酸、痞满、呃逆等兼见。

嘈杂病名首见于宋代陈自明的《妇人大全良方·妇人心胸嘈杂方论》，论曰："心胸嘈杂，妇人多有此证。原疾之由，多是痰也，皆血液泪汗变成。"宋代陈无择认为嘈杂为痰饮所致，故其在《三因极一病证方论》中有"中脘有饮则嘈"之论。元代朱丹溪也认为嘈杂病因为痰，其在《丹溪心法·嘈杂》中云："嘈杂，是痰因火动……治痰为先。"明代叶文龄认为本病乃食积引起，其在《医学统旨·嘈杂》中云："嘈杂之由，为其恣食无节，或酒面炙煿黏滑难化之物。"王肯堂《证治准绳·杂病·嘈杂》云："嘈杂与吞酸一类，皆由肺受火伤，不能平木，木挟相火乘肺，则脾冲和之气索也。谷之精微不行，浊液攒聚为痰为饮，其痰亦或从火木之成化酸，肝木摇动中土，故中土扰扰不宁而为嘈杂如饥状"，认为嘈杂乃肺弱肝旺，肝木乘脾，脾虚生痰，从火木之化而成。张景岳认为本病之根源在于脾虚，故在治疗之时强调健脾，如其在《景岳全书·嘈杂》中云："嘈杂一证，多由脾气不和或受伤脾虚而然，所以治此者，不可不先顾脾气。"虞抟《医学正传》描述了嘈杂的临床表现："夫嘈杂之为证也，似饥不饥，似痛不痛，而有懊憹不自宁之状者是也。"清代程钟龄指出本病需与虚烦鉴别，其在《医学心悟·嘈杂》中云："更有元气大虚，心中扰乱不安者，名曰虚烦，此与嘈杂不同，当按其虚，而重补之"。叶天士也指出嘈杂病位在胃而非在心，故《临证指南医案·嘈》有"心嘈者，误也，心但有烦而无嘈，胃但有嘈而无烦"之谓。林珮琴则认为胃燥为本病之关键病机，并提出了具体治法，其在《类证治裁·嘈证论治》中指出:“若胃过燥，则嘈杂似饥，得食暂止，治当以凉润养胃阴，如天冬、麦冬、玉竹、柏子仁、石斛、莲、枣之品……若热病后胃津未复，亦易虚嘈，治当以甘凉生胃液，如生熟地黄、当归、沙参、蔗汁之属”。

【病机特点】

1. 脾虚湿蕴，湿热交结

本病多因饮食不节、劳倦内伤等引起。若素体脾胃虚弱，痰湿内蕴，又恣食黏腻肥甘难以消化之品，食物停滞胃腑，日久化热，或过食辛辣香燥之品而内生郁热，均可导致中焦湿热交结，邪热灼伤胃络而引发嘈杂。

2. 肝郁化火，胃阴耗损

肝主疏泄，性喜条达，若情志不遂，恼怒过度过久，则肝气疏泄太过，肝木横逆胃土，或忧虑抑郁过度过久，则肝气疏泄不及，肝郁日久，化热乘土，均可导致肝胃不和，胃失和降，从而诱发嘈杂。若长期恣食寒凉，损伤脾胃阳气，脾胃阳气不足，胃失温养，或热病后期，耗伤阴津，胃失濡养，也可导致嘈杂的发生。

【辨证精要】

1. 辨食气痰热

脾胃同居中焦，共主腐熟运化，胃属阳腑，脾为阴脏。病在于胃，多为热证、实证，所谓“阳道实”“实则阳明”。实证嘈杂，多缘于食、气、痰、热，临证中应注意食、气、痰、热等病理产物的独立性和相兼性。痰与湿相类，易与热合，呈现中焦湿热证，或与食积并见，而成湿停食滞证。气滞早期多表现为单纯的肝气郁滞，然郁久化火，则与热相兼，而呈肝郁化火之象。

2. 审阴阳虚损

病在于脾，多为寒证、虚证，所谓“阴道虚”“虚则太阴”。虚证嘈杂，多缘于脾胃阳虚或热病、郁火伤阴，呈现脾胃虚寒证和胃阴亏虚证。值得注意的是，虚证多表现为虚中夹实，临证应细察其合并兼夹，辨证治之。对于虚实夹杂、本虚标实者，则当扶正祛邪，标本兼治。

【分型论治】

1. 中焦湿热证

以嘈杂，胃脘灼热，恶心脘痞，泛酸纳呆，舌红，苔黄腻，脉滑数为辨证要点。治以清热化湿和胃，方用半夏泻心汤合乌贝散化裁。药物组成：姜半夏15g，黄连12g，黄芩12g，干姜15g，党参15g，浙贝母12g，乌贼骨12g，煅瓦楞子12g，炙甘草6g。本方为半夏泻心汤合乌贝散去甘味之大枣，防其甘甜生湿腻胃，并配伍煅瓦楞子增强制酸和胃之功。

若嗳腐吞酸，食积不化者，可加焦三仙等消食化滞，或改用保和丸加减；若胃热较重，症见口干、口苦、口黏者，可配伍栀子、黄柏等清热祛湿；如恶心呕吐、口苦者，可改用温胆汤加减。

2. 肝郁化火证

以嘈杂，胸胁胀痛，嗳气，口苦，烦躁易怒，舌红，苔薄黄，脉弦数为辨证要点。治以疏肝清热和胃，方用丹栀逍遥散合左金丸化裁。药物组成：当归15g，白芍15g，柴胡15g，茯苓20g，白术15g，苍术15g，薄荷6g（后下），牡丹皮12g，栀子12g，黄连12g，吴茱萸6g，炒神曲10g，八月札10g，炙甘草3g。本方用丹栀逍遥散疏肝泄热，左金丸清热和胃，更配伍炒神曲消食化滞，佐用八月札以增其疏肝理气、清热消食之功。

若舌苔厚腻，肝胆湿热较重者，可加龙胆草、黄柏以清热祛湿；泛酸较重者，可配伍煅乌贼骨、煅瓦楞子以制酸止痛；伴嗳气频繁者，则佐用旋覆花、代赭石以疏肝降气。

3. 脾胃气虚证

以胃脘嘈杂，口淡，泛吐清涎，喜温喜按，乏力便溏，舌淡胖有齿痕，苔白，脉弱为辨证要点。治以温补脾阳，益气和胃，方用六君子汤合乌贝散化裁。药物组成：党参15g，茯苓15g，白术15g，苍术15g，姜半夏12g，陈皮12g，浙贝母12g，乌贼骨12g，炙甘草6g，生姜10g，大枣10g。本方用六君子汤健脾理气，兼以祛湿，合乌贝散以制酸和胃，并佐用苍术以加强燥湿健脾之效。

若气虚较重，周身乏力者，则配伍黄芪以益气健脾，或易党参为人参以大补元气；若寒盛，腹泻较重者，可加肉桂、肉豆蔻等以温中涩肠。

4. 胃阴亏虚证

以嘈杂，饥不欲食，胃脘隐隐灼痛，口燥咽干，舌红，苔少，脉细数为辨证要点。治以养阴益胃，方用麦门冬汤合沙参麦冬汤化裁。药物组成：麦冬 15g，北沙参 15g，太子参 15g，姜半夏 12g，山药 15g，玉竹 15g，枇杷叶 12g，扁豆 15g，佛手 6g，炒谷芽 10g，炙甘草 3g。方中以山药代替麦门冬汤中粳米，以太子参易党参，以其质润，兼可生津。更去沙参麦冬汤之桑叶，加枇杷叶以和降胃气，配伍佛手、炒谷芽以疏肝和胃。

若阴虚胃热较盛者，可佐用少量黄连、栀子以清泄胃热；烧心、泛酸较重者，可合用左金丸清肝泻火和胃。

【常用药对】

1. 干姜、黄连

干姜味辛性热，温中散寒；黄连味苦性寒，清热燥湿。两药联用，一脏一腑，一热一寒，一升一降，一散一收，充分体现了寒热并用、阴阳共调、辛开苦降、斡旋中土的“执中致和”治疗理念，对于湿热中阻之嘈杂疗效显著。

2. 浙贝母、乌贼骨、煅瓦楞子

浙贝母味苦性寒，清热化痰，散结消痈；乌贼骨性温味咸，收敛止血，制酸止痛；煅瓦楞子味咸性平，消痰化结，制酸止痛。三药联用，药性平和，不热不凉，具有较好的止酸作用，在辨证论治的基础上加用此组药，对于嘈杂有较好的临床疗效。

3. 黄连、吴茱萸

黄连与吴茱萸配伍联用即为《丹溪心法》之左金丸。黄连味苦性寒，清肝泻火；吴茱萸味辛性热，和胃降逆。两者联用，具有清泄肝热、降逆和胃之效，对于肝气亢逆犯胃之嘈杂具有较好疗效。

4. 黑附片、炮姜

黑附片味大辛，性大热，有毒，功擅补火温阳；炮姜味苦，性温，功擅温中散寒。两药联用，温阳散寒作用增强，且炮姜之苦味潜敛作用可以抵御黑附片之温窜作用，从而预防黑附片的副作用，用于脾胃虚寒所致之嘈杂颇有良效。

5. 沙参、太子参

沙参味甘微苦，性微寒，功擅养阴益胃；太子参味甘微苦，性平，功擅补气生津。两者联用，滋养胃阴之力更强，且养阴不助湿，无碍脾胃之纳运功能。气能生津行津，太子参之补气作用能够增强两药之补益阴津功效。

吐　酸

吐酸，又称泛酸、反酸、吞酸、咽酸等，是指酸水由胃中上泛吐出或随即咽下的一类病证。吐酸之名，首见于《黄帝内经》，《素问·至真要大论》云："诸呕吐酸，暴注下迫，皆属于热。"张仲景认为本病为胃火所致，《伤寒论·辨脉法》有"胃气有余，噫而吞酸"之论。隋代巢元方《诸病源候论》云："噫醋者，由上焦有停痰，脾胃有宿冷，故不能消谷，谷不消则胀满而气逆，所以好噫而吞酸，气息醋臭。"认为本病乃因胃有宿食所致。金代刘完素《素问玄机原病式》云："酸者，肝木之味也，由火盛制金，不能平木，则肝木自甚，故为酸也。"认为吐酸缘于火热。清代李用粹认为吐酸之因有寒热两端，故其在《证治汇补》中云："大凡积滞中焦，久郁成热，则木从火化，因而作酸者，酸之热也；若客寒犯胃，顷刻成酸，本无郁热，因寒所化者，酸之寒也。"后世对吐酸病因论述甚多，但大多认为本病之起责之于胃热、胃寒和食积。

【病机特点】

情志不遂，郁怒伤肝，肝郁化火，横逆犯胃，或恣食辛炙厚味，热蕴胃脘，均可导致胃气上逆而发生吐酸；寒邪直中阳明，寒犯胃腑，或饮食不节，食物积滞胃腑，也可导致胃失和降而出现吐酸。

【辨证精要】

吐酸之因，责之于热、寒、食三端，而胃失和降、食物上逆为其病机核心。因于热者，宜清热和胃降逆；因于寒者，宜温胃散寒降逆；因于食者，宜消食和胃降逆。临证应详辨其因，分而治之。

【分型论治】

1. 胃热炽盛证

以吐酸，胃脘灼热，嗳气臭腐，消谷善饥，口苦口臭，舌红，苔黄，脉弦数为辨证要点。治以清泄胃热、降逆止酸，方用左金丸合乌贝散化裁。药物组成：黄连 15g，吴茱萸 6g，浙贝母 6g，乌贼骨 12g，煅瓦楞子 12g，陈皮 12g，栀子 12g，枳实 12g，竹茹 6g，生甘草 6g。

2. 脾胃虚寒证

以吐酸，喜唾清水涎沫，口淡不渴，神疲乏力，四肢不温，大便溏薄，舌淡，苔白，脉沉弱为辨证要点。治以温中散寒、降逆止酸，方用附子理中汤合乌贝散化裁。药物组成：黑附片 12g（先煎），干姜 15g，党参 15g，白术 15g，苍术 15g，浙贝母 12g，乌贼骨 12g，煅瓦楞子 12g，炙甘草 6g。

3. 食滞胃脘证

以吐酸，嗳气臭腐，脘腹胀满拒按，大便酸腐臭秽或夹杂不消化食物，舌红，苔厚腻，脉弦滑为辨证要点。治以消食导滞、和胃止酸，方用保和丸合乌贝散化裁。药物组成：山楂 15g，神曲 15g，炒莱菔子 15g，茯苓 20g，姜半夏 15g，竹茹 6g，陈皮 15g，连翘 12g，枳实 12g，浙贝母 12g，乌贼骨 12g，煅瓦楞子 12g。

【常用药对】

1. 姜半夏、竹茹

姜半夏味辛、性温而燥，功擅燥湿化痰，降逆止呕；竹茹味甘、性微寒而润，功擅清热化痰，除烦止呕。两药联用，一寒一热，一燥一润，相制而用，性质平和，而和胃化痰功效增强，对于食滞胃脘、痰食胶结之嘈杂疗效明显。

2. 陈皮、枳实

陈皮味辛、苦，性温，能理气燥湿，调中快膈，降逆止呕；枳实味苦、辛、酸，性微寒，可消积导滞，化痰除痞。两者联用，和胃降逆功效加强，对于食滞胃脘所致之嘈杂具有较好疗效。

【医案选录】

1. 中焦湿热案

案一

患者，女，52岁，2020年4月4日初诊。

主诉：反复胃脘嘈杂1年余，再发加重4天。

现病史：患者1年前无明显诱因出现胃脘嘈杂，伴有胸闷膈满，饮食减少，得食则胀，嗳气稍舒，时轻时重，反复发作，1年来多次接受中西药治疗，停药或饮食不慎则复发，4天前饮食不慎胃脘嘈杂再发加重，遂来就诊。

刻诊：胃脘嘈杂，伴胸膈满闷，纳少，得食则胀，大便偏干，日一行，眠差健忘，月经淋沥不尽，舌质暗，苔黄腻，脉沉。

诊断：嘈杂（中焦湿热证）。

治则：清热祛湿，健脾和胃。

方用清中汤加减。

处方：陈皮20g，清半夏15g，茯苓15g，甘草10g，黄连15g，栀子20g，草豆蔻15g，川芎30g，当归15g，羌活20g，厚朴20g，薏苡仁30g，白术15g，泽泻20g。

2020年4月11日二诊：患者服上方7剂，胸膈满闷、眠差均较前减轻，饮食稍加，现仍有胃脘烦闷不适，大便尚可，舌质暗，苔黄腻，脉沉。按上方改黄连为10g，加栀子10g，黄柏20g。

2020年4月18日三诊：患者服二诊方7剂，胃脘嘈杂、胸膈满闷明显减轻，现倦怠乏力，纳谷不香，晨起面微浮肿，舌质淡，苔白滑，脉沉。更方为六君子汤合五苓散加减，方药：陈皮20g，清半夏15g，党参15g，白术30g，茯苓15g，甘草10g，苍术20g，厚朴20g，猪苓15g，泽泻30g，桂枝10g，草豆蔻15g，羌活20g，川芎20g，当归10g。

2020年4月25日四诊：患者服三诊方7剂，倦怠乏力、面微浮肿较前好转，舌质淡，苔白腻，脉沉。按三诊方去桂枝，加黄芪20g，防己15g。服药2周，症状基本消失，随访半年未复发。

按语：此案患者为中年女性，根据主诉胃脘嘈杂可诊断为“嘈杂”。《医学正传》云：“夫嘈杂之为证也，似饥不饥，似痛不痛，而有懊侬不自宁之状者是也。其证或兼嗳气，或兼痞满，或兼恶心，渐至胃脘作痛。”故此病应早治疗，根据胸膈满闷、饮食减少、苔黄腻等可辨证为“中焦湿热证”，给予清中汤加减。清中汤为二陈汤加黄连、栀子、草豆蔻，其中二陈汤燥湿健脾，又加白术、薏苡仁、泽泻等加强健脾祛湿之效，黄连、栀子清热除湿，草豆蔻温运中焦，又加厚朴以助之，症显瘀象，故予川芎、当归以活血。二诊胸膈满闷减轻，胃脘嘈杂不减，故加栀子、黄柏清郁热，又为避过于寒凉，减黄连之量。三诊胃脘嘈杂、胸膈满闷明显好转，而出现倦怠乏力、纳谷不香、面浮肿等脾虚湿盛之象，故更方为六君子汤合五苓散健脾祛湿为主治之。四诊倦怠乏力、面部浮肿较前好转，恐桂枝生热，故去之，加黄芪、防己行水，以治面部之浮肿，继服半月而愈。

案二

患者，男，48岁，2020年10月25日初诊。

主诉：胃脘部嘈杂1年余，再发加重1个月。

现病史：患者1年前无明显诱因出现胃脘部嘈杂，症状逐渐加重。

刻诊：胃脘部空虚，似饥非饥，时作时止，伴呃逆，嗳气，大便黏滞，日行1～2次，夜尿频多，舌质暗，舌尖红，苔黄腻，体大有齿痕，脉弦。

诊断：嘈杂（中焦湿热证）。

治则：清胃降火。

方用自拟行中汤合升降散加减。

处方：清半夏20g，黄连10g，黄芩15g，干姜10g，炙甘草10g，党参10g，桂枝10g，炒白芍15g，大黄6g，姜黄15g，蝉蜕10g，炒僵蚕10g，黄柏30g，炒枳实20g，厚朴15g，制吴茱萸3g，炒白术20g。

2020年11月1日二诊：患者服上方7剂，胃脘部嘈杂感明显减轻，呃逆、嗳气较前好转，大便已成形，日1次，现仍饮食不慎后出现胃脘不适，舌质红，苔黄腻，脉沉。按上方改炒白术30g，加栀子10g。

2020年11月22日三诊：患者服二诊方14剂，症状皆有所减轻，现胃脘偶有嘈杂，腹部发凉，舌质暗，苔白腻，体大有齿痕，脉沉。按二诊方改干姜15g，加川芎20g，去栀子，继服21剂，随访6个月未复发。

按语：此案患者为中年男性，根据胃脘部空虚、似饥非饥、莫可名状，提示病位在胃；其舌尖红，苔黄腻，提示病性为湿热。诊断为中焦湿热证，方用自拟行中汤加减。行中汤是在半夏泻心汤的基础上，更加入破气消积、化痰散痞的枳实，下气除满的厚朴，健脾燥湿的炒白术、陈皮。诸药合用，在和胃降逆、散结消痞的基础上，增加健脾燥湿理气的作用。全方平调寒热以和其阴阳，补泻兼施以顾其虚实。因伴有嗳气、呃逆，故合升清降浊、散风清热的升降散，以调和气机；又因其本为脾胃虚弱，内寓小建中汤以温中补虚。方中制吴茱萸与黄连配伍，既能清泻肝火、降逆止呕，又能消积止泻；黄柏重用以清热燥湿。二诊症状减轻，又因舌苔仍有热象，故加入栀子以清热。三诊主要症状基本消失，热象已除，故去栀子，加川芎以活血行气。

案三

患者，女，54岁，2020年5月2日初诊。

主诉：胃中嘈杂1周。

现病史：患者1周前无明显诱因出现胃中嘈杂，口臭心烦，遂来就诊。

刻诊：胃脘嘈杂，似饥非饥，呕吐酸水，伴有口中异味，心烦意乱，眠差多梦，大便黏滞，日1次，舌质淡，苔黄腻，脉滑数。

诊断：嘈杂（湿热中阻证）。

治则：清热除烦，和胃化湿。

方用温胆汤加减。

处方：陈皮20g，清半夏15g，茯苓15g，甘草10g，竹茹15g，枳实20g，厚朴20g，牡丹皮15g，栀子10g，黄柏20g，苍术15g，白术20g，薏苡仁30g，龙骨30g，牡蛎30g，川芎20g。

2020年5月9日二诊：患者服上方7剂，口中异味、呕吐酸水较前改善，仍有胃脘嘈杂，心烦多梦，舌质淡，苔薄黄，脉滑数。按上方加麦冬20g，竹叶10g。

2020年5月23日三诊：患者服二诊方14剂，口中异味基本消失，胃脘嘈杂好转，心烦多梦、呕吐酸水明显改善，大便可，日1次，舌质淡，苔薄白，脉沉。按二诊方去苍术、黄柏，继服1个月，症状基本消失，随访1年未复发。

按语：此案患者为中年女性，根据胃脘嘈杂、似饥非饥、呕吐酸水、口中异味、大便黏滞、苔黄腻、脉滑数等可辨证为“湿热”，结合主诉可诊断为嘈杂之中焦湿热证。《赤水玄珠·嘈杂门》曰：“夫嘈杂之为证，似饥不饥，似痛不痛，而有懊侬不自宁之态是也。或兼嗳气，痞满恶心，渐至胃脘作痛，数者多挟痰火。”一系列症状皆痰热作祟，故予温胆汤清热除烦，和胃化湿。方中又加牡丹皮、栀子、黄柏清热燥湿除烦，苍术、白术、薏苡仁健脾燥湿，龙骨、牡蛎既制酸又镇静安神，厚朴、川芎行气活血。诸药合用，共奏清痰热、除烦呕、健脾胃之功。二诊口中异味减轻，呕吐酸水改善，但胃中嘈杂未见明显缓解，仍有心烦多梦，故加麦冬滋养胃阴，和竹叶以清心除烦。三诊诸症皆有改善，湿渐去，热渐消，故去苍术之燥湿，黄柏之清热，继续服用1周，诸症基本消失，嘱其平日注意养胃护胃，规律饮食，以防复发。

2. 肝郁化火案

案一

患者，女，53岁，2020年12月26日初诊。

主诉：自觉胃中空空、似痛非痛1月余，加重3天。

现病史：患者1个月前恼怒后出现胃部似痛非痛，空空如也，未引起重视，3天前上症加重，遂就医。

刻诊：胃中似痛非痛，似饥非饥，偶有反酸，食后减轻，面部、下肢浮肿，日2次，舌红，苔薄黄，脉沉。

诊断：嘈杂（肝郁化火证）。

治则：疏肝理气，清热祛湿。

方用柴胡疏肝散加减。

处方：柴胡15g，炒白芍15g，川芎30g，炒枳壳15g，陈皮20g，炙甘草10g，香附30g，炒白术30g，茯苓20g，防风30g，黄芩10g，清半夏15g，栀子10g，玉竹15g，当归10g。

2021年1月9日二诊：患者服上方7剂，反酸明显减轻，胃隐痛感稍减，大便基本正常，但自觉头重昏蒙，嗅觉减退，舌红，苔薄滑，脉弦。上方去玉竹，加苍术15g，羌活15g，白芷10g，牡丹皮15g。

2021年2月27日三诊：患者服二诊方7剂，自述症状消失，遂未再诊，停药20余天后，病有反弹迹象，故再诊。现症见胃中嘈杂，伴呃逆，舌红，苔薄白稍滑，左脉弦，右脉沉。处方：柴胡15g，炒白芍15g，川芎30g，炒枳壳15g，陈皮20g，炙甘草10g，香附30g，炒白术30g，防风30g，桂枝10g，清半夏15g，栀子10g，茯苓20g，当归10g，苍术15g，羌活15g，藿香15g，砂仁6g。1周后患者未再诊，微信随访，述诸症已除。

按语：此案为中年女性，病起于恼怒之后，伴反酸、恶心，乃肝胆气郁，肝气犯胃。三焦为疏通全身气机、运化水湿之道，而脾胃为一身气机之枢纽，刻诊患者面部、腿部有浮肿迹象，提示病机为肝气乘脾，脾湿不运，水湿聚集。故治以疏理全身气机为主，方以柴胡疏肝散为基础方，疏肝理气，加黄芩以清解郁热，辅以白术、茯苓等健脾祛湿利水之品，再加防风祛风胜湿，以疏表邪。水湿瘀积，容易化热，湿易聚为痰，故以清半夏燥湿化痰以治其标，再辅以少量当归活血理气，佐用玉竹等药防辛燥药伤阴。二诊时患者胃中嘈杂之证大有减轻，但自述头重昏蒙，考虑湿郁为甚，气机升降失常，故加大祛湿力度，去方中玉竹养阴滋腻之品，加苍术、羌活、白芷增其祛湿之力，再加牡丹皮助活血散热。患者停药20余天后再次就诊，后以原方加藿香、砂仁养胃滋阴，服之即效。本案主要为肝气犯胃诱发的一系列症状，把握病机肝失疏泄为要，病源既除，诸症皆效。

案二

患者，女，64岁，2020年9月12日初诊。

主诉：泛酸、嘈杂6个月，加重1周。

现病史：患者6个月前无明显诱因出现胃脘嘈杂，未行诊疗。既往有脂肪肝、干燥综合征病史。1周前因饮食不慎上症加重，遂来我院就诊。

刻诊：饮食不慎则泛酸，甚则烧心，面色暗淡不鲜，眼周色暗，自述睡眠差，伴右胁隐痛，胃酸，时有心悸，莫可名状，大便偏干，日1次，舌质暗，苔薄白稍滑，脉沉稍数。

诊断：嘈杂（肝郁化火证）。

治则：调和肝胃，和中化痰。

方选丹栀逍遥散合温胆汤加减。

处方：牡丹皮15g，栀子20g，当归15g，白芍15g，柴胡10g，茯苓15g，炒白术20g，甘草10g，薄荷6g，苍术15g，厚朴20g，陈皮20g，浙贝母30g，煅瓦楞子30g，牡蛎30g，清半夏15g，竹茹15g，枳实15g，生地黄30g。

2020年9月19日二诊：患者服上方7剂，效可，反酸减轻，心悸消失，眠可，现有痰难咳，平素脚凉手麻，口淡乏味，舌质暗，苔薄滑，脉沉。上方改栀子为10g，加黄连10g。

2020年9月26日三诊：患者服二诊方7剂，泛酸嘈杂几愈，睡眠改善，已不咳痰，近日偶有牙痛，纳差，便溏，活动后胸闷，舌红，苔薄白稍腻，脉沉。二诊方改炒白芍10g，当归10g，厚朴15g，生地黄20g，加天麻20g，再进7剂，诸症几平。

按语：《景岳全书·杂证谟·嘈杂》曰："嘈杂一证，或作或止，其为病也，则腹中空空，若无一物，似饥非饥，似辣非辣，似痛非痛，而胸膈懊侬，莫可名状，或得食而暂止，或食已而复嘈，或兼恶心，而渐见胃脘作痛。"此案病位在胃，与肝脾相关。肝气郁滞，肝郁化火，而成肝胃郁热，症见反酸、嘈杂，方用丹栀逍遥散合温胆汤加减。方中牡丹皮、山栀清肝泄热；陈皮、柴胡疏肝理气，舒展少阳三焦气机；配当归养血活血，补肝之体，行血之滞；白术健脾，补脾之虚，防肝之侮；内热最易伤阴，此时投药慎用香燥，故佐以竹茹、牡蛎之品滋阴泄热，潜阳补阴，重镇安神；最后配以芍药敛肝；郁火易灼津为痰，加苍术、厚朴、清半夏、浙贝母等祛痰；煅瓦楞子消痰化瘀、软坚散结、制酸止痛。二诊嘈杂、泛酸改善，按上方减栀子用量，加黄连以清热燥湿。三诊前症悉除，更添新症，偶有牙痛，加天麻，主为祛痰息风，再进7剂，诸症悉平。

案三

患者，女，51岁，2019年12月7日初诊。

主诉：反复胃脘嘈杂半年余，再发加重1周。

现病史：患者半年前无明显诱因出现胃脘嘈杂，伴反酸、烧心，可自行缓解，后上症时发时止，未行特殊治疗，1周前胃脘嘈杂再发加重，自行服药后未缓解，遂来就诊。

刻诊：胃脘嘈杂，伴反酸，咽喉至剑突下灼热感，咽部异物感，双目干涩，耳懵，嗜睡，大便偏干，每日1次，平素畏寒怕冷，舌质暗，苔薄黄，脉弦。

诊断：嘈杂（肝郁化火证）。

治则：疏肝解郁，清热和胃。

方用丹栀逍遥散合半夏泻心汤加减。

处方：牡丹皮15g，栀子20g，当归12g，白芍20g，柴胡12g，茯苓15g，白术20g，炙甘草10g，薄荷6g，清半夏15g，黄芩15g，黄连10g，干姜10g，党参10g，黄柏20g，川芎20g，陈皮20g。

2019年12月14日二诊：患者服上方7剂，反酸、咽喉至剑突下灼热感明显减轻，眼睛干涩、耳懵、嗜睡皆有所改善，仍胃脘嘈杂，咽部异物感，下午5点左右胃部胀满，大便可，每日1行，舌质暗，苔黄腻，左脉弦，右脉沉。按上方去牡丹皮、栀子，加厚朴20g，金钱草30g，泽泻30g。

2019年12月28日三诊：患者服二诊方14剂，反酸、咽喉至剑突下灼热感消失，已无眼干涩、耳懵、嗜睡等症状，胃脘部偶有胀满，仍有咽喉异物感，大便可，日1次，舌质淡，苔薄白稍腻，左脉弦，右脉沉。按二诊方去厚朴、金钱草、泽泻，加草豆蔻15g，桂枝10g。

2020年1月11日四诊：患者服三诊方14剂，诸症基本消失，舌质淡，苔薄白，脉沉细。按三诊方去薄荷，改白芍15g，川芎15g，党参15g，加知母15g。间断服药半月余，以巩固疗效。

按语：此案患者为中年女性，根据胃脘嘈杂伴反酸，咽喉至剑突下有灼热感，眼睛干涩，耳发蒙，大便偏干，结合苔薄黄，脉弦，可辨为肝郁化火证。《妇人大全良方·妇人心胸嘈杂方论》云：“夫心胸嘈杂，妇人多有此证。”《张氏医通·嘈杂》曰：“嘈杂与吞酸一类，皆由肝气不舒……中脘有饮则嘈，有宿食则酸。”女子以肝为先天，围绝经期女性更易肝气不舒，郁而化火，乘土犯胃，则生胃脘嘈杂。肝火犯胃，夹胃中浊物上逆，故出现反酸、咽喉至剑突下灼热感；而眼睛干涩、耳懵、大便干等，皆为肝郁化火之象，故予丹栀逍遥散合半夏泻心汤加减。丹栀逍遥散疏肝健脾，兼清郁火，半夏泻心汤寒热平调以和胃；又因舌质暗，故加川芎以活血，陈皮与半夏为对药，以健脾祛湿；黄柏助丹栀逍遥散清肝火，《长沙药解》言黄柏“清乙木之郁蒸”。二诊诸症减轻，胃脘胀满之症突显，参舌苔黄腻，考虑中焦湿热，故加金钱草、泽泻以清利湿热，加厚朴以下气消胀。三诊仍有胃脘胀满，咽喉异物感，黄腻苔已退，考虑湿热已去，故去厚朴、金钱草、泽泻，平素畏寒怕冷，加草豆蔻以温中行气、桂枝以温经通阳。四诊症状基本消失，故按上方去薄荷之辛散，减川芎、白芍之量，增党参之量，合知母养阴以善后。

案四

患者，女，40 岁，2020 年 1 月 17 日初诊。

主诉：胃脘不适 3 年余，加重 3 天。

刻诊：胃脘部嘈扰不宁、痞胀、反酸，情绪不畅时嘈杂加重，伴胁部胀痛、口苦、纳差，平素烦躁易怒，喜太息，入睡困难，二便调，舌质暗，舌下络脉略紫暗，苔白腻，脉弦滑。

诊断：嘈杂（肝郁化火证）。

治则：疏肝健脾清热。

方用柴胡疏肝散合左金丸加减。

处方：柴胡 15g，白芍 15g，川芎 10g，枳实 10g，陈皮 10g，香附 10g，吴茱萸 18g，黄连 3g，鸡内金 12g，煅瓦楞子 15g（先煎），半夏 15g，甘草 6g。

2020 年 1 月 27 日二诊：患者服上方 10 剂，嘈杂略好转，但仍有胁肋部胀满不适，伴口苦、口干，纳差，舌质红，苔白腻，脉弦滑。按上方，加龙胆草 10g，川楝子 10g，神曲 6g。14 剂续进，药后患者胃脘部嘈杂感明显减轻，嘱其再服药 1 周，并饮食清淡，后随访半年，嘈杂未再发作。

按语：肝主疏泄，若忧郁恼怒，则肝失调达，横逆犯胃，致肝胃不和，气失顺降，而致嘈杂。《张氏医通·嘈杂》认为："嘈杂与吞酸一类，皆由肝气不舒，木挟相火乘其脾胃，则谷之精微不行，浊液攒聚，为痰为饮，其痰亦或从火木之成化酸。"所以在治疗嘈杂时既要注意疏肝，又要顾护脾胃。方中以柴胡、白芍入肝疏肝气；川芎、枳实、陈皮、香附疏理气机，醒脾开胃，防止水谷精微不运，而生湿生痰；吴茱萸、黄连止木亢侮土，配伍煅瓦楞子制酸止痛；鸡内金消食除胀，半夏健脾燥湿，甘草调和诸药。二诊嘈杂将愈，木旺明显，遂在原方的基础上加龙胆草、川楝子以清肝泄热，加神曲健脾消食、顾护胃气。

案五

患者，男，25岁，2020年5月17日初诊。

主诉：嘈杂3个月。

现病史：患者胃中嘈杂不适，伴有口干吐酸，饥饿或心烦时易引发胃痛。

刻诊：腹胀，不欲饮食，眠差，入睡困难，情绪急躁，小便微黄，舌质红，苔腻偏黄，脉弦细。

诊断：嘈杂（肝郁化火证）。

治则：疏肝泄热，理气和胃。

方用清中汤合丹栀逍遥散加减。

处方：清半夏20g，黄连10g，豆蔻15g，栀子10g，茯苓15g，陈皮20g，竹茹15g，牡丹皮15g，当归10g，炒白芍15g，柴胡12g，白术20g，薄荷6g（后下），生地黄20g，麦冬15g，炒苍术20g，姜厚朴20g，延胡索30g，炙甘草10g。

2020年5月24日二诊：患者服上方7剂，胃中嘈杂已明显减轻，余症亦均有不同程度的改善，唯觉腹胀仍较明显，舌质淡，有齿痕，苔薄黄，脉弦。上方去苍术，加党参10g。

2020年6月7日三诊：患者服二诊方14剂，诸症皆显著好转，情绪亦觉较前舒畅，舌质红，体大有齿痕，苔薄白，脉弦。方改用丹栀逍遥散加减，处方：牡丹皮15g，栀子10g，当归10g，白芍15g，柴胡10g，茯苓15g，白术20g，甘草20g，薄荷6g（后下），陈皮20g，清半夏 15g，党参 10g，黄柏 20g，干姜 10g，黄连 6g。按此方继服半月后，诸症皆消，随访半年，未复发。

按语：本案患者是青年男性，从症状“胃中嘈杂不适，饥饿或心烦时易引发胃痛，情绪急躁，脉弦”提示病位在肝、胃，“小便微黄，口干，苔腻偏黄”说明病性为热。可见本病病机为肝胃不和，郁而生热。肝属木，主疏泄，具有调畅全身气机和促进脾胃运化的作用。肝因情志抑郁等原因致疏泄不及或疏泄太过，可导致肝气闭郁，郁而化火，肝气亢逆，横逆克脾，失去对脾胃功能的调节，脾胃运化功能受损，即“木旺克土”，则可引发嘈杂。王肯堂《证治准绳·嘈杂》云：“嘈杂与吞酸一类，皆由肺受火伤，不能平木，木挟相火乘脾，则脾冲和之气索矣。”叶天士《未刻本叶氏医案》亦载：“木火郁于中焦，脘痛嘈杂。”黄宫绣《脉理求真·添加四言脉要》曰：“嘈杂、嗳气本属脾气不运，故切忌脉弦急，恐木克土故也。”因此方用清中汤清化中焦湿热、和胃降逆，丹栀逍遥散疏肝理气，清泻肝火；中焦郁热日久，易损伤胃中阴津，故加生地黄、麦冬以滋养顾护胃阴，使全方既清热又不伤阴，更配伍苍术、厚朴、延胡索理气消胀。诸药合用则肝气疏、郁热解、脾胃健、升降复，正胜邪退，则病能向愈。

3. 脾胃气虚案

案一

患者，女，33 岁，2020 年 11 月 29 日初诊。

主诉：间断胃脘嘈杂半年余，再发加重 3 天。

现病史：患者半年前无明显诱因出现胃脘嘈杂，症状时轻时重。

刻诊：胃脘嘈杂不舒，伴呃逆，嗳气，头晕，眠差，夜间多梦，大便溏，日 2 ～ 3 次，舌质淡，体大有齿痕，苔薄滑，脉弦。

诊断：嘈杂（脾胃气虚证）。

治则：燥湿和胃，健脾行气。

方用香砂六君子汤合当归补血汤加减。

处方：木香 10g，砂仁 6g，清半夏 15g，陈皮 20g，党参 10g，炒白术 30g，茯苓 20g，甘草 10g，炒苍术 20g，姜厚朴 20g，炒薏苡仁 30g，黄芪 30g，当归 10g，羌活 15g，川芎 20g，葛根 20g，姜黄 15g，桂枝 10g。

2020年12月7日二诊：患者服上方7剂，胃脘嘈杂减轻，仍有呃逆，嗳气，头晕，月经周期正常，大便日1次，舌质淡，体大有齿痕，苔薄滑，脉弦。方选香砂六君子汤合柴胡疏肝散、当归补血汤加减。处方：木香10g，砂仁6g，清半夏15g，陈皮20g，党参10g，炒白术30g，茯苓20g，甘草10g，柴胡10g，枳壳20g，炒白芍15g，川芎30g，醋香附30g，当归10g，黄芪30g，桂枝10g。

2020年12月21日三诊：患者服二诊方14剂，上述症状均好转，现饮食不慎而致泄泻，日4次，口干，饮食不化，眠差，舌质红，体大有齿痕，苔薄滑，脉弦滑。按二诊方去黄芪、枳壳，加鸡内金15g，黄连10g。继续服用14剂，后续随访症状消失。

按语：患者因饮食不慎出现胃脘嘈杂不舒、呃逆、嗳气，根据舌质淡、体大有齿痕、苔薄滑，考虑素体脾胃虚弱，复因饮食不慎伤及脾胃，扰乱中宫所致。中焦气机本因脾升胃降而畅，现脾胃虚弱，脾气虚弱运化无力，饮食水谷不化，易生湿邪而阻碍气机运行，胃气虚弱不降反升而致呃逆、嗳气。其头晕可由脾主升清不及，水谷精微无法输送至头面所致，又可因脾虚湿盛聚而化痰，痰邪上扰清窍所致。脾虚不升，痰湿内盛，水液留于肠道而致泄泻。“胃不和则卧不安”，其胃脘嘈杂不舒，胃气失和，阴阳失调，则眠差、多梦。整体病机为脾胃虚弱，湿邪内盛，遂给予香砂六君子汤合当归补血汤加减，以益气健脾，化湿和胃。配伍苍术、厚朴、薏苡仁、羌活，增加化湿行气之力；合用当归补血汤补气生血，也可增加安神之功，川芎活血行气，葛根升阳止泻，桂枝温阳化气，以助其温化湿邪。二诊症轻，仍有头晕，观其舌淡，苔薄滑，脉弦，考虑湿邪未除，气机不畅，气血精微不达头面。按上方加柴胡疏肝散增加调理气机之功。三诊又因饮食不节致使泄泻加重，观其舌质红，乃郁热之象，遂加黄连以清热，佐鸡内金以健脾和胃，鸡内金亦可利湿通淋，使湿邪从小便走，达到“利小便以实大便”的功效。

案二

患者，女，32岁，2020年9月13日初诊。

主诉：胃脘不适半年余，加重3天。

现病史：患者半年前无明显诱因出现胃脘部空虚不适，3天前因食辛辣刺激食物后加重。

刻诊：胃脘部空虚不适，无疼痛和胀满，似饥不饥，似痛非痛，难以名状，偶有烧心、反酸感，口干口苦，纳差，无明显饥饿感，食后脘胀，少气懒言，神疲肢倦，二便调，眠差，舌淡红，苔薄黄而少，脉弦。

诊断：嘈杂（脾胃气虚证）。

治则：健脾和胃。

方用四君子汤加减。

处方：白术 10g，太子参 15g，茯苓 10g，柴胡 6g，神曲 6g，煅瓦楞子 15g，木香 6g，炒扁豆 15g，甘草 6g。

2020 年 9 月 20 日二诊：患者服上方 7 剂，胃脘部空虚不适好转，仍有口干、口苦，舌淡红，苔少，脉弦。按上方，加天花粉 10g，麦冬 10g，白芍 10g，继服 14 剂，症状基本消失，后随访半年，嘈杂未再发作。

按语：本案患者因饮食不节损伤胃气，脾胃失养，气失顺降而致嘈杂。其脾胃素虚，胃气未复，又食辛辣刺激致胃虚气逆，扰乱中焦而加重本病。证属脾胃气虚，故以四君子汤加减，以益气健脾和胃。方中白术、太子参、茯苓健脾益胃，木香、炒扁豆理气醒脾，“健脾”之中寓有“运脾”。患者偶有轻微烧心、反酸感，以瓦楞子增其制酸之力，腹胀纳差乃脾运不及，配伍神曲健脾胃，消胀满；口干口苦乃少阳胆气不和，故与柴胡和解少阳。诸药合用，共奏健脾益胃、理气和中之功。二诊时胃脘部空虚不适好转，病将愈，仍存口苦、口干之状，遂加天花粉、麦冬益胃生津，白芍与柴胡相配敛阴柔肝。诸药合用，健脾益气，养阴生津，使胃气渐复。

4. 胃阴亏虚案

案一

患者，女，42 岁，2021 年 1 月 31 日初诊。

主诉：间断胃中嘈杂 3 月余，再发加重 1 周。

现病史：患者 3 个月前无明显诱因出现胃中嘈杂，伴反酸，胃痛，自行服用健胃消食片后稍缓解，1 周前食火锅后症状加重，遂来求诊。

刻诊：嘈杂时作时止，食后腹胀，饥不欲食，口干口黏，偶有胃痛，左肋时有隐痛，大便偏干，日 1 次，舌质红，少苔，脉弦。

诊断：胃中嘈杂（胃阴亏虚证）。

治则：滋阴润燥，益胃和中。

方用益胃汤合芍药甘草汤加减。

处方：北沙参 15g，麦冬 15g，生地黄 20g，玉竹 15g，玄参 10g，浙贝母 30g，牡蛎 30g，牡丹皮 15g，栀子 10g，北柴胡 10g，炒白芍 15g，香附 30g，黄柏 20g，陈皮 15g，清半夏 15g，炒白术 20g。

2021 年 2 月 7 日二诊：患者服上方 7 剂，反酸明显减轻，胃中嘈杂稍减，口干，大便正常，仍有食后腹胀，体倦乏力，不思饮食，舌质淡，苔薄白，脉沉。按上方加党参 10g，茯苓 15g，山药 30g，白蔻仁 10g，继服 14 剂，诸症好转，随访半年未复发。

按语：本案患者之嘈杂因进食火锅后加重，乃辛辣之品损伤胃阴，胃腑失润而致。脾胃为气血生化之源，胃阴不足，则五脏六腑之阴皆不足，肝络失养，故伴左胁隐痛，肠腑失润，则大便干结，其舌脉等均为胃阴不足之象，故运用益胃汤合芍药甘草汤加减治疗。方中生地黄、麦冬味甘性寒，功擅养阴清热、生津润燥，为甘凉益胃之上品；北沙参、玉竹养阴生津，加强生地黄、麦冬益胃养阴之力，芍药、甘草酸甘化阴，缓急止痛；玄参、浙贝母、牡蛎益阴软坚；更配伍牡丹皮、栀子、黄柏清热泻火；柴胡、香附疏肝解郁，理气止痛；陈皮、半夏为常用对药，以燥湿化痰和胃，防诸滋阴药滋腻碍胃；佐以炒白术益气健脾，以助脾胃。诸药相合，共奏养阴益胃、滋阴润燥之功。二诊诸症好转，但仍有胃脘胀满，考虑其脾气仍虚，运化功能较差，故加党参、茯苓、山药、白蔻仁，以益气健脾、温中行气，继服 14 剂而病瘥。

案二

患者，女，54 岁，2019 年 5 月 26 日初诊。

主诉：胃脘嘈杂 1 年余。

现病史：患者 1 年前无明显诱因出现胃脘嘈杂，症状逐渐加重，曾有胃出血、肾结石、高血压、系统性红斑狼疮、带状疱疹病史。

刻诊：胃脘嘈杂，胁痛，眠差，盗汗，大便偏干，日 1 次，手足心热，两目酸胀，头痛，眉棱骨疼痛，右侧脚掌足跟疼痛，口干，纳可，舌质淡，体大有齿痕，苔薄白，有裂纹，脉弦细数。

诊断：嘈杂（胃阴不足、阴虚火旺证）。

治则：养阴益胃，润燥降火。

方用益胃汤合知柏地黄丸加减。

处方：北沙参 15g，玉竹 15g，麦冬 15g，生地黄 20g，当归 15g，川牛膝 20g，川芎 30g，栀子 15g，知母 15g，黄柏 20g，山茱萸 15g，山药 20g，牡丹皮 15g，泽泻 20g，茯苓 15g。

2019 年 6 月 9 日二诊：患者服用上方 7 剂，胃脘嘈杂较前减轻，胁痛减轻，头痛减轻，大便溏，日 4 ～ 5 次，眠差，自觉焦虑，舌质淡，苔薄黄，脉弦细。按上方去沙参、麦冬，加白芍 20g，防风 20g，白术 20g。

2019 年 6 月 23 日三诊：患者服用二诊方 14 剂，嘈杂、反酸、头痛基本消失，心烦较前减轻，现大便日 4 ～ 5 次，晨起恶心、乏力、口苦，眠可，舌质淡，体大有齿痕，苔白腻，脉弦细。方用参苓白术散加减，党参 15g，茯苓 15g，白术 20g，白扁豆 10g，陈皮 20g，山药 20g，甘草 10g，莲子 12g，砂仁 6g，炒薏苡仁 30g，桔梗 10g，苍术 20g，厚朴 15g，葛根 30g，川芎 30g，白豆蔻 15g，栀子 15g，炒白芍 20g。服上方 14 剂，大便恢复正常，日 1 次，晨起乏力较前改善，后间断服药半年余，诸症愈，随访 1 年未复发。

按语：此案患者为老年女性，根据其胃脘嘈杂、胁痛，并伴有眠差、盗汗、手足心热、大便干等可辨证为阴虚；又兼见足跟作痛、两目酸胀、头痛等表现，故进一步辨为胃阴不足兼肝肾阴虚、阴虚火旺，遂用益胃汤合知柏地黄丸加减，以养阴益胃，滋补肝肾。方中益胃汤能养阴清热，生津润燥，其甘凉清润，清而不寒，润而不腻，药简力专，知柏地黄丸滋补肝肾，滋阴降火，更配伍当归、川芎养血和血，怀牛膝平补肝肾。诸药合用，共奏养阴降火之效。二诊症轻，其大便稀溏，故去沙参、麦冬，防其滋腻碍胃；加白芍、防风、白术，取痛泻要方之义，以调和肝脾，止其泄泻。三诊症续轻，然大便次数较多，故易方为参苓白术散，以益气健脾，渗湿止泻，间断服用半年余而病除。

噎膈

噎膈是指食物吞咽困难，哽噎不顺，或咽下即吐的病证。噎即哽噎，指吞咽食物不畅；膈即膈拒，指食物不能下咽至胃或食入即吐。噎为膈之渐，膈为噎之甚，两者联系密切，难以截然分开，故常并称而谓之噎膈。

早在《黄帝内经》时期即有关于噎膈的相关记载。如《素问·至真要大论》云："饮食不下，膈咽不通，食则吐"；《灵枢·四时气》云："饮食不下，膈塞不通，邪在胃脘"；《素问·通评虚实论》亦云："膈塞闭绝，上下不通，则暴忧之病也"。隋代巢元方将噎膈分为五噎、五膈，其在《诸病源候论·五噎候》中云："夫五噎，谓一曰气噎，二曰忧噎，三曰食噎，四曰劳噎，五曰思噎"，《诸病源候论·五膈气候》云："五膈气者，谓忧膈、恚膈、气膈、寒膈、热膈也"。唐宋时期，孙思邈补充了《诸病源候论》遗缺，在《备急千金要方》中具体描述了气噎、忧噎、劳噎、食噎、思噎的不同症状；陈自明在《妇人大全良方》中论述了"血膈"之治，并首次将瘀血列为致膈病因。金元时期，李东垣、朱丹溪等又提出了许多独到新颖的见解，如李东垣以气血为切入点论治噎膈，其在《医学发明·膈咽不通四时换气用药法》中云："咽膈之间，壅遏之甚，不得交通者，皆冲脉上行，逆气所作也"，"塞者，五脏之所主，阴也，血也；噎者，六腑之所主，阳也，气也"；朱丹溪《丹溪心法》则将"液燥血亏"作为噎膈病因，并提出了养津血、降阴火的治疗大法。明清时期，医家对噎膈的认识日趋深入，如李梴《医学入门·膈噎论治》云："膈噎……其槁在上焦贲门者，食不能下，下则胃脘当心而痛，须臾吐出乃止"，开创性地认为噎膈病位在于"贲门"；叶天士《临证指南医案·噎膈反胃》亦明确指出"脘管窄隘"为噎膈病之病理关键。

【病机特点】

1. 痰气交阻，痰瘀互结

本病的基本病机为气、血、痰互结于食道、胃脘。其发生发展与肝、脾、肾功能失调密切相关。气能行血，亦能布津，若情志不遂，恼怒伤肝，致使肝气失于疏泄，或长期情绪抑郁，忧思伤脾，脾气郁结，则均可导致气滞、痰阻、血瘀。痰气交阻，痰瘀互结，则可发为噎膈。饮食不节，过食强食，则脾胃受伤，健运失职，也可内生痰湿，阻滞气机，诱发本病。

2. 阴虚津伤，阴损及阳

长期恣食肥甘油腻、辛辣燥热之品，湿热痰浊交结内蕴，阻滞食管，耗伤阴津，或过食粗糙、霉变、腌制、熏烤食品，直接损伤食道、胃脘，也为本病的常见病因。津伤日久，阴损及阳，终致阴阳两伤。此外，劳倦内伤，房事不节，或久病失治，年老体衰，脏腑气血阴阳不足，抗病能力下降等，亦为本病发病之潜在内因。

【辨证精要】

1. 重视早期轻症，完善西医检查

噎膈之病，需关注早期症状，从而早诊断、早治疗。早期轻型患者仅表现为胸骨后不适，食物下咽有滞留感或轻度哽塞感，此时应尽早完善相关西医检查，若检查为食管癌等恶性病变时，宜中西医结合治疗。重型患者则表现为持续性、进行性的吞咽困难，咽下哽塞，食入即吐，吐出物为白色黏痰或黏液，可伴有胸骨后或肩胛骨区持续性钝痛和进行性消瘦等，此时西医放化疗等相关治疗手段应视患者体质情况适可而止，当以中医辨证论治为主。

2. 谨审正邪盛衰，以明病势进退

本病之病理性质有虚实两个方面，属本虚标实之证。标实表现为气滞、痰阻、血瘀，本虚表现为脾肾虚亏，津液枯槁。病之初期，以痰气交阻于食道与胃为主，病情较轻；中期多为瘀血内生，气、血、痰交结不解，化热伤阴为主；晚期则阴津枯槁，失于濡养，或阴损及阳，阳气衰微，推动无力，不能生津行津，气、血、痰交阻更甚，病情日趋危笃。临证当细察病性之虚实、证候之兼夹及病程之久暂，以辨别正邪之盛衰，而明病之进退，才能扶正祛邪，灵活调整，分而治之。

【分型论治】

1. 痰气阻膈证

以吞咽哽噎阻塞，胸膈痞满，泛吐痰涎，口燥咽干，病情随情绪变化而增减，脉弦滑为辨证要点。治以理气化痰开郁，方用四逆散合平胃散、二陈汤化裁。药物组成：柴胡 15g，白芍 15g，枳实 12g，白术 15g，苍术 15g，厚朴 12g，陈皮 12g，茯苓 15g，姜半夏 12g，炙甘草 6g。本方用四逆散理气开郁，二陈平胃散以燥湿化痰，佐白术健脾益气，方中苍术、白术联用，以增燥湿健脾之效。

若伴心烦急躁，以气郁为主者，则加郁金、制香附以行气解郁；兼胸骨后刺痛者，此为瘀阻脉络，可合用丹参饮以化瘀行气。

2. 痰瘀内结证

以饮食哽噎难下，呕吐痰涎水液，或呕吐物如赤豆汁，胸膈刺痛，肌肤甲错，舌淡青紫或有瘀斑，脉涩为辨证要点。治以化瘀豁痰，软坚破结，方用通幽汤合海藻玉壶汤化裁。药物组成：桃仁 12g，红花 12g，当归 12g，丹参 15g，升麻 6g，海藻 12g，昆布 12g，浙贝母 12g，姜半夏 12g，茯苓 10g，陈皮 12g，炙甘草 6g。此方以通幽汤活血通瘀，且去生地黄、熟地黄之滋腻，用海藻玉壶汤去青皮、川芎、连翘、独活，以化痰软坚散结，加茯苓以健脾祛湿。

如胃热较盛，有出血倾向者，可合用泻心汤以清泄胃热；若疼痛较重，可配伍延胡索、五灵脂、蒲黄以化瘀止痛。

3. 阴津亏虚证

以吞咽哽噎难下伴有灼痛，食入即吐，形体羸弱，口燥咽干，大便干结，舌红少苔，脉细数为辨证要点。治以滋阴生津润燥，方用麦门冬汤合沙参麦冬汤化裁。药物组成：麦冬 12g，太子参 15g，姜半夏 12g，山药 12g，沙参 12g，玉竹 12g，桑叶 12g，炒白扁豆 15g，天花粉 12g，石斛 10g，丹参 30g，砂仁 3g，生甘草 6g。方中沙参、麦冬、石斛、玉竹、天花粉以滋阴清热润燥，太子参、生山药、炒白扁豆以健脾益气，清半夏降逆散结，且防大队滋阴药滋腻碍胃，加丹参以化瘀止痛，砂仁理气和胃，生甘草调和药性。

若胃脘灼痛者，可合用芍药甘草汤以缓急止痛；若阴津耗损严重，可配伍乌梅、木瓜等以酸甘益阴。

4. 气虚阳微证

以饮食不下，泛吐清稀黏液涎沫，呕恶便溏，神疲乏力，畏寒肢冷，面浮足肿，舌淡嫩有齿痕，苔白，脉弱为辨证要点。治以补气温阳，扶正祛邪，方用六君子汤合附子理中汤化裁。药物组成：党参 15g，茯苓 15g，白术 15g，黑附片 12g（先煎），干姜 12g，姜半夏 12g，陈皮 12g，生山药 30g，黄芪 50g，炙甘草 6g。此方以附子理中汤温阳散寒，以六君子汤益气健脾祛湿，加大量黄芪、山药以增扶正之力。

若寒盛疼痛较重者，可合用良附丸，并加肉桂、补骨脂、益智仁以温阳固元；若下肢肿甚者，可加桂枝、茯苓等助阳化气以利水。

【常用药对】

1. 柴胡、枳实

柴胡质轻而散，疏肝兼以通阳，主升；枳实质重而沉，调胃兼以化痰，主降。两者联用，则疏调相合，升降互谐，肝胃同治，痰气共疗，契合噎膈病气机升降失常、痰浊阻滞内结之病机。

2. 白术、苍术

白术甘温性柔，健脾力强，功偏于“健”，补多于散，以补为主；苍术苦温性刚，燥湿力强，功偏于“运”，散多于补，以散为主。两者联用，则甘苦共施，刚柔互济，健运有序，补散相合，既能平胃燥湿以化已成之痰，又能补脾益气以断生痰之源，用于噎膈病之痰湿不化者颇多良效。

3. 当归、丹参

当归微温，补血兼以活血；丹参微寒，活血兼以补血。当归之温可抑丹参之寒，丹参之寒可抑当归之微温，丹参补血作用可增当归补血效能，当归活血作用可增丹参活血效能。两者联用，则补活同施，寒温并用，功效互助，药性平和，其养血活血、祛瘀生新作用可助噎膈病瘀血之消散。

4. 海藻与昆布

海藻、昆布均属化痰散结类中药，两者功效相近，皆有消痰软坚、利水消肿之功。两药味咸，咸能软坚散结，故能治疗老顽痰浊凝聚之成块性病变。两者联用，相须配伍，消除顽痰、软坚破结作用增强，对噎膈病之痰瘀胶结不化证有较好疗效。

5. 黑附片、姜半夏

黑附片与姜半夏配伍，属于十八反之“半夏反乌头”范畴，但只要辨证准确，配伍得当，两者配伍非但不为禁忌，尚能获得良好疗效，《金匮要略·腹满寒疝宿食病脉证》所载附子粳米汤中附子与半夏配伍即是例证。黑附片辛甘大热，补火助阳；姜半夏辛温燥降，温化寒痰。两者联用，辛开燥降，相反相成，补阳效宏，豁痰力强，有利于纠治噎膈病之阳气衰微、寒痰凝结证。

【医案选录】

1. 痰气阻膈案

案一

患者，男，22 岁，2019 年 3 月 2 日初诊。

主诉：自觉吞咽哽噎感 1 年，加重 1 周。

现病史：患者平素性情急躁，1 年前无明显诱因出现吞咽哽噎感，于当地医院行西医治疗，效平。胃镜检查示：慢性浅表性胃炎；X 线上消化道钡餐检查无异常。1 周前因情绪激动，与人争吵后症状加重。

刻诊：吞咽梗阻感，伴有两胁胀痛，脘腹痞满，食后加重，泛吐痰涎，眠可，舌质淡，苔白厚腻，脉弦滑。

诊断：噎膈（痰气阻膈证）。

治则：理气化痰开郁。

方用四逆散合二陈平胃散加减。

处方：柴胡 15g，白芍 15g，炒枳实 12g，白术 15g，苍术 15g，厚朴 12g，陈皮 12g，茯苓 15g，姜半夏 12g，炙甘草 6g，生姜 6g。

2019年3月16日二诊：患者服上方14剂，效可，吞咽阻塞感减轻，泛吐痰涎减少，唯觉脘腹胀满，稍食则甚，时有两胁胀痛，纳差，眠可，便溏，舌质淡，苔薄白稍腻，脉弦滑。改用半夏厚朴汤加减，处方：姜半夏12g，茯苓15g，厚朴12g，苏叶15g，炒神曲12g，党参12g，生姜15g。

2019年3月23日三诊：患者服二诊方7剂，效可，时有咽部吞咽阻塞感，脘腹胀满，与情绪有关，性情急躁，纳眠可，便溏，舌质淡，苔薄白，脉右关偏弱，左脉弦。处方：守上方加炒枳实15g，郁金15g，间断服用半月余，随访1年，诸症已平，未复发。

按语：患者自觉吞咽哽塞感，每因情绪问题而加重，且多牵连脾胃，出现脘腹胀满、稍食则甚等症状。《黄帝内经》所云“咽主地气”，阐明了咽与中焦脾胃的关系。再观其象，察其症，按其脉，知此为肝郁脾湿痰气互结所致。木气不舒，胸胁脘腹胀满，用四逆散理气开郁，以彰木郁达之之效；加之患者泛吐痰涎，“诸湿肿满，皆属于脾”，选二陈平胃散以燥湿化痰，另加白术健脾益气，苍术、白术联用，又可增燥湿健脾之效。二诊时症轻，吞咽阻塞减轻，唯觉胸胁脘腹胀满，按其脉滑，苔白，予半夏厚朴汤。《金匮要略·妇人杂病脉证并治》言“妇人咽中如有炙脔，半夏厚朴汤主之”。此不必拘泥于“梅核气”，若肺胃之气不和，痰气互结，则可用之，气舒则痰消。加党参、炒神曲益气以助中焦之运化。三诊诸症皆轻，唯觉胃脘不舒，与情绪相关，右关脉弱，左脉弦。《黄帝内经》云：“独小者病，独大者病……独陷下者病。”患者右关独弱，此脾胃之气不足，失其运化之功，故觉胃脘不舒，合炒枳实以破气除满，加之症状每多与情绪变化有关，故加郁金活血行气、解郁凉血。

案二

患者，女，35岁，2020年1月4日初诊。

主诉：自觉吞咽哽塞感伴胸骨后刺痛半年，加重月余。

现病史：患者无明显诱因出现自觉吞咽有阻塞感并伴有胸骨后刺痛，近几日因事务繁忙、情绪焦躁上述症状加重。

刻诊：食物下咽有轻度哽塞感，胸骨后时有刺痛并伴有胸膈、胃脘满闷，纳眠差，大便黏腻不爽，日 2 次，小便调，舌质暗，苔白腻，脉弦涩。

诊断：噎膈（痰气阻膈，瘀阻脉络证）。

治则：化痰开郁，行气消瘀。

方用四逆散合平胃散、二陈汤、丹参饮加减。

处方：柴胡 12g，赤芍 12g，炒枳实 10g，白术 15g，苍术 15g，厚朴 12g，陈皮 10g，茯苓 15g，姜半夏 12g，炙甘草 6g，丹参 10g，檀香 6g，砂仁 6g（后下）。

2020 年 1 月 18 日二诊：患者服上方 14 剂，效可，胸骨后刺痛感改善，吞咽阻塞感减轻，服药期间曾出现呕吐痰涎等症状，吐后自觉身轻，二便调，舌质淡红，苔白稍腻，脉弦。守上方，去赤芍、丹参、檀香、砂仁、苍术，加党参 12g。

2020 年 1 月 25 日三诊：患者服二诊方 7 剂，时觉吞咽有轻度哽塞感，胸膈胃脘痞满改善，纳眠可，二便调，舌质淡红，苔中部稍腻，脉缓。处方：党参 10g，炒白术 15g，苍术 15g，陈皮 10g，茯苓 15g，姜半夏 12g，炙甘草 6g。间断服用上方月余，随访半年，诸症已平，未复发。

按语：《黄帝内经》云：“（脾）在志为思”，“思则心有所存，神有所归，正气留而不行，故气结矣。”盖形随气动，气行则津亦行。若情志不遂，肝气失于疏泄，忧思伤脾，脾气郁结，则蕴生痰湿。《黄帝内经》亦云：“隔塞闭绝，上下不通，则暴忧之病也。”患者初诊一派气机阻滞、痰湿内生之象，处方以四逆散调达气机，平胃散合二陈汤健脾燥湿、化痰宽中，合丹参饮化瘀行气。至于其眠差，“胃不和则卧不安”，肺胃之气不降，则一身之气不降，阳不入阴，故使眠不安，调理气机、健脾和胃则可有所改善。二诊吞咽梗阻感、胸骨后刺痛减轻，舌质转变为淡红，此其瘀血已去大半，苔白稍腻，脉弦，治宜疏肝和胃、理气健脾，故加党参一则益气防止厚朴、枳实等耗气，二则实脾土避免为肝木所克。三诊症轻，时有不适，苔中部稍腻，脉缓，故予以六君子汤加减，健脾益气，和胃化痰以善后。

2. 痰瘀互结案

案一

患者，女，40 岁，2020 年 1 月 23 日初诊。

主诉：饮食哽咽难下 2 年，加重月余。

现病史：患者平素性情低落，生活压力大，无明显诱因出现饮食哽咽难下，近几日因情绪影响症状加重，未行西医治疗。胃镜检查示：食管下段浸润癌；彩超检查示：双侧甲状腺结节、乳腺结节。

刻诊：饮食哽咽难下，呕吐痰涎，时有呕吐赤豆汁，胸骨后自觉刺痛，夜间尤甚，肌肤甲错，月经错后、色暗、有血块，舌质暗有瘀斑，苔黄微腻，脉涩。

诊断：痰瘀内结证。

治则：化瘀豁痰，软坚破结。

方用通幽汤合海藻玉壶汤加减。

处方：桃仁 12g，红花 3g，当归 12g，丹参 15g，升麻 6g，海藻 12g，昆布 12g，浙贝母 12g，姜半夏 12g，茯苓 10g，陈皮 12g，炙甘草 6g。

2020 年 2 月 23 日二诊：患者服上方 30 剂，饮食梗阻感减轻，胸骨后刺痛减轻，未再出现呕吐赤豆汁，现仍有饮食梗阻感，呕吐痰涎，胸膈微有满闷，皮肤干燥、脱屑，大便干，1 ～ 2 日 1 次，舌质暗有瘀斑，苔薄黄微腻，脉涩。守上方，加姜厚朴 10g，炒杏仁 10g。

2020 年 4 月 23 日三诊：患者服二诊方 60 剂，胸骨后刺痛感减轻，吞咽稍改善，彩超检查示双侧甲状腺结节缩小，皮肤脱屑情况稍有改善，二便调，舌淡暗有瘀斑，苔薄微腻，脉涩。处方：桃仁 12g，红花 3g，当归 12g，丹参 12g，升麻 6g，海藻 12g，昆布 12g，姜半夏 12g，茯苓 10g，陈皮 12g，鸡血藤 15g，炙甘草 6g。继服之，嘱其勿食生冷寒凉，注意调节情绪。随访半年，症状未加重。

按语：人身之气血不得无行也，如水之流，如日月之行不休。患者病程较久，气机不舒，以致痰瘀互结，病情已在血分。气机久滞不舒，瘀血痰湿内生，气、血、痰胶结不解，故而初诊以通幽汤活血通瘀，去生地黄、熟地黄之滋腻，用海藻玉壶汤去青皮、川芎、连翘、独活，以化痰软坚散结，加茯苓以健脾祛湿，祛除有形之邪以通畅气机。当归微温，补血兼以活血，丹参微寒，活血兼以补血。两者相配，当归之温可抑丹参之寒，丹参之寒可制当归之微温，补活同施，寒温并用，同时其养血活血、祛瘀生新的作用可助瘀血的消散。海藻、昆布两者味咸，能消痰软坚，利水消肿，两者相须，消除顽痰、软坚破结之力增，可化胶着难解之痰瘀。二诊患者新增胸膈微有满闷、大便硬等症状，诊其病机未变，故而守上方加姜厚朴 10g，炒杏仁 10g，以调其上焦气机之宣降。三诊诸症悉减，胸骨后疼痛减轻，皮肤较之前光滑，守上方去贝母、厚朴、杏仁，丹参改为 12g，加鸡血藤 15g 以养血活络，续服之，嘱其注意饮食，调节情绪。随访半年，病情稳定。

案二

患者，女，42 岁，2019 年 3 月 5 日初诊。

主诉：饮食难下 1 年，加重 1 周。

现病史：患者初起吞咽困难，胸骨后痛。病理（食道活检）诊断为食管癌。彩超检查示：双侧乳腺结节。

刻诊：饮食哽噎难下，咽中有痰，吐之不出，口燥渴，乳房时有胀痛，生气时加重，近几日自觉头胀痛，大便干，2 ～ 3 日 1 次，舌质黄有瘀斑，苔黄微腻，脉弦涩。

诊断：肝气不舒，痰瘀内结证。

治则：疏肝理气化瘀，豁痰软坚破结。

方用通幽汤合海藻玉壶汤加减。

处方：桃仁 12g，红花 3g，当归 12g，丹参 15g，升麻 6g，海藻 12g，昆布 12g，浙贝母 12g，姜半夏 12g，川芎 10g，茯苓 10g，陈皮 12g，炙甘草 6g，苏叶 12g，柴胡 12g。

2019 年 3 月 19 日二诊：患者服上方 14 剂，吞咽梗阻感稍有减轻，咳痰量大色暗、夹杂血丝，口干燥而渴，大便色黑，自觉乏力，舌质暗有瘀斑，苔薄黄，脉弦涩。处方：桃仁 10g，红花 3g，当归 12g，丹参 10g，海藻 12g，昆布 12g，浙贝母 12g，姜半夏 12g，川芎 10g，茯苓 10g，陈皮 12g，炙甘草 6g，苏叶 12g，柴胡 10g，党参 15g，天花粉 15g。

2019 年 4 月 19 日三诊：患者服二诊方 30 剂，自觉症轻，咽部梗阻感稍轻，口渴缓解，时咽中有痰，胸部时有刺痛，夜间症状明显，二便调，大便色黑，舌淡暗有瘀斑，苔薄黄，脉细涩偏弱。考虑气血虚弱，瘀血内阻。治以养血活血，益气健脾。处方：桃仁 10g，红花 3g，当归 15g，川芎 12g，炒白芍 15g，熟地黄 15g，党参 15g，茯苓 12g，炒白术 15g，炙甘草 8g，苏叶 12g，生黄芪 15g。

2019 年 5 月 19 日四诊：患者服三诊方 30 剂，诸症悉减，面色较之前红润，舌淡暗，脉细。守三诊方去苏叶，桃仁改为 6g。

按语：《难经·二十二难》曰："是动者，气也；所生病者，血也。邪在气，气为是动；邪在血，血为所生病。气主煦之，血主濡之。气留而不行者，为气先病也；血壅而不濡者，为血后病也。故先为是动，后所生病也。"患者情志不舒，阻滞日久渐生瘀血痰浊。此案以通幽汤活血通瘀，用海藻玉壶汤去青皮、连翘、独活，以化痰软坚散结。二诊去升麻，加党参 15g，以避诸理气化瘀药耗气之弊，大凡藤蔓之根皆能通行经络，加天花粉 15g 通经活络，生津止渴。三诊患者症轻，故选用桃红四物汤养血活血，合四君子汤益气健脾，加苏叶理肺胃之气，生黄芪益气以生血。四诊以补虚为主，养正以善后。

3. 阴津亏虚案

案一

患者，女，43 岁，2020 年 7 月 4 日初诊。

主诉：咽喉吞咽不舒 1 个月。

现病史：患者吞咽哽咽难下，伴胸骨后灼痛，口干燥，形体瘦小，大便干结，3 日 1 次，舌红少苔，脉细数。

诊断：噎膈（阴津亏虚证）。

治则：滋阴生津润燥。

方用麦门冬汤合沙参麦冬汤加减。

处方：麦冬 30g，太子参 10g，姜半夏 10g，生山药 12g，沙参 12g，玉竹 12g，桑叶 12g，炒白扁豆 15g，天花粉 12g，丹参 12g，砂仁 3g，生甘草 6g，大枣 3 个为引。

2020 年 7 月 18 日二诊：患者服上方 14 剂，咽喉灼痛感大有减轻，饮食已能下咽，口渴，大便 2 日 1 次，舌红苔薄黄，脉细数。守上方去丹参、桑叶，加炒火麻仁 15g。

2020 年 7 月 25 日三诊：患者服二诊方 7 剂，咽喉灼痛感已无，大便 1 日 1 次，口渴好转，舌淡红，苔薄黄，脉细。守二诊方去火麻仁、天花粉、沙参，增生山药用量为 30g。随访 3 个月，诸症未复发。

按语：此案噎膈因吃烧烤加重，素体本为阴虚体质，经烧烤燥热之物，更灼伤津液，就诊时一派阴津匮乏、不能濡养之象。《金匮要略》曰："大逆上气，咽喉不利，止逆下气者，麦门冬汤主之。"朱丹溪《局方发挥·治法辨惑》言："夫噎病主于血干，夫血者，阴气也，阴主静，内外两静则脏腑之火不起，而金水二气有养，阴血自生，肠胃津液，传化合宜，何噎之有？"遂法仲景、丹溪之意，处以麦门冬汤，又恐其生津之力不足，合以沙参麦冬汤滋养肺金。方中沙参、麦冬、玉竹、天花粉滋阴清热润燥，太子参、生山药、炒白扁豆健脾益气，清半夏降逆散结，且防大队滋阴药滋腻碍胃，加砂仁理气和胃，又恐因虚致瘀，加丹参以流通之，生甘草调和药性。二诊大便已好转，肺与大肠为表里，肺气肃降，津液下济大肠，水到渠成，自然畅通无阻。因各症均已好转，气血已有流通之势，肺气已能肃降，故去丹参、桑叶，加火麻仁以润肠通便。三诊诸症悉减，基本已无不适，然脉已不数，不可过用清热生津之品，故去天花粉、沙参，增生山药甘温之品益气补中而助虚羸之体。

案二

患者，男，48 岁，2021 年 8 月 14 日初诊。

主诉：咽喉灼热、吞咽困难 1 周。

现病史：患者平素饮酒较多，数月以来食减便燥，近一周情志抑郁，渐致只可进食流食。

刻诊：咽喉灼热，硬食不易下，流食则可，口燥渴，腹胀，眠差不易入睡，形体瘦小，大便干燥，2 ～ 3 日一行，舌质红少苔，脉沉细数。

诊断：噎膈（阴津亏虚证）。

治则：滋阴润燥，益气生津。

方用麦门冬汤合百合地黄汤、沙参麦冬汤加减。

处方：麦冬 30g，太子参 10g，清半夏 10g，生黄芪 10g，百合 15g，生地黄 30g，沙参 10g，玉竹 10g，天花粉 10g，砂仁 6g，生甘草 6g，粳米 30g，大枣 3 个为引。

2021 年 8 月 28 日二诊：患者服上方 14 剂，症状稍减轻，仍纳差，舌红，苔薄黄微腻，脉细数。守上方加炒白扁豆 15g，生山药 30g。

2021 年 9 月 11 日三诊：患者服二诊方 14 剂，口渴咽干症状改善，能稍进食馒头等食物，舌淡红，苔薄黄，脉细。二诊方去沙参、天花粉，继服 1 月余，随访半年，病情稳定。

按语：此患者乃肺胃燥热，失其肃降之力。《黄帝内经》曰："阳明者胃脉也，胃者六腑之海，其气亦下行，阳明逆不得从其道，故不得卧也。"又"胃不和则卧不安"，胃气不和则胀满不舒，阳不入阴则眠不安。刻诊一派虚热之象，法仲景之意，以麦门冬汤合百合地黄汤加沙参麦冬汤去丹参、玉竹、桑叶。方中天花粉、百合、麦冬、生地黄金水相生，滋肾阴润肺燥，黄芪、太子参益肺脾气而为生水之源，天花粉、百合、麦冬凉润肺金，升已而降，则脉沉者得起，燥者得润，枯者得濡矣。二诊时症轻，其脾气尚弱，故加炒白扁豆 15g 以健脾祛湿，加生山药益气补中而助虚羸之体。三诊脉细，虚热之势已不显，上方去沙参、天花粉，续服之。

反胃

反胃，又称“翻胃”“胃反”，是指饮食入胃，停留胃中，朝食暮吐，暮食朝吐，宿食不化的一种病证。《太平圣惠方》云：“夫反胃者，为食物呕吐，胃不受食，言胃口翻也”。本病之核心病机为脾胃虚寒，胃气上逆，多由饮食不当，饥饱无常，损伤脾阳，或忧愁思虑过度，脾阳不振所致，正如《圣济总录·呕吐门》所云“食久反出，是无火也”。该病若迁延不愈，久病及肾，肾阳亦虚，以致下元无火，釜底无薪，则水谷更难腐熟，病情更趋严重。该病与噎膈病虽然均有食物上逆而吐的症状，但噎膈病主要表现为吞咽困难，哽噎不下，旋食旋吐，或徐徐吐出，反胃则表现为食尚能入，但经久复出，朝食暮吐，暮食朝吐，与噎膈病表现截然不同。

【病机特点】

饮食不当，嗜食生冷，或寒邪直中胃腑等，日久损伤脾胃阳气，中焦虚寒，不能腐熟水谷，饮食入胃而停滞不化，逆而向上，尽吐而出。

【辨证精要】

脾胃虚寒为病理核心，食物上逆为病理关键，治宜在温补中土的基础上和胃降逆，并适当兼以温补肾阳以补火生土。

【分型论治】

中焦虚寒证：以朝食暮吐，暮食朝吐，食后脘腹胀满，吐后稍舒，身倦乏力，舌淡，苔白，脉细缓无力为辨证要点。治以温中健脾，和胃降逆，方用丁香透膈散合四逆汤化裁。药物组成：党参 15g，茯苓 15g，白术 15g，苍术 15g，黑附片 12g（先煎），干姜 12g，丁香 12g，姜半夏 12g，木香 12g，香附 12g，砂仁 12g，白蔻仁 12g，炙甘草 6g。本方以丁香透膈散去原方中沉香、陈皮、藿香等行气之品，主以温中降逆、益气健脾，更合用四逆汤以激发脾肾阳气。

【常用药对】

1. 丁香、姜半夏

丁香味辛、性温，温中降逆，散寒止痛，其性下行；姜半夏辛温燥烈，可燥湿化痰，降逆止呕，为“止呕圣药”。两者联用，温胃降逆止呕功效加强，对于中焦虚寒之反胃具有较好疗效。

2. 砂仁、白蔻仁

砂仁与白蔻仁皆味辛、性温，气味芳香，擅入中焦脾胃，均有行气化湿、温中止呕之效。两者相须为用，具有运脾化湿、降逆止呕之效。

【医案选录】

案一

患者，男，72 岁，2018 年 4 月 9 日初诊。

主诉：反胃 2 个月。

刻诊：食后胃脘胀满，恶心，朝食暮吐，食凉物后加重，吐后稍舒，便溏，畏寒肢冷，身倦乏力，舌淡，苔白，脉细缓无力。

诊断：中焦虚寒证。

治则：温中健脾，和胃降逆。

方用丁香透膈散合四逆汤加减。

处方：党参 15g，茯苓 15g，白术 15g，苍术 15g，黑附片 12g（先煎），干姜 12g，丁香 12g，姜半夏 12g，木香 12g，香附 12g，砂仁 12g，白蔻仁 12g，炒神曲 10g，炙甘草 6g。

2018 年 4 月 23 日二诊：服上方 14 剂，恶心、反胃减轻，现胃脘怕凉，食多则胀满。守上方去丁香，加肉桂 10g。

2018 年 5 月 20 日三诊：服二诊方 20 剂，反胃未再发作，胃胀基本消失，二便调，嘱其二诊方再服 1 个月以善后，并忌生冷油腻食物。随访半年，未再复发。

按语：《金匮要略·呕吐哕下利病脉证治》曰："胃气无余，朝食暮吐，变为胃反。"患者年老而胃气渐虚，脾阳不足，脾伤则不磨，故难以腐熟水谷，而发为朝食暮吐之反胃，兼见便溏、畏寒、乏力等阳气亏虚之象，其舌脉均为中焦虚寒之候，故治以温中健脾、和胃降逆，方用丁香透膈散合四逆汤加减，方中党参、白术、茯苓健脾益气，黑附片、干姜温阳散寒，丁香、姜半夏降逆和胃，苍术、砂仁、白蔻仁芳香行气，木香、制香附理气通滞，佐以炒神曲消食和胃，炙甘草益气和中。二诊反胃减轻，寒象仍在，故去降逆之丁香，加肉桂以温补元阳。三诊诸症改善，反胃、胃胀等基本消失，遂嘱其续服一月余而病瘥。

案二

患者，女，45岁，2020年1月4日初诊。

主诉：反胃作呕1个月。

刻诊：食后反胃作呕，吃寒凉或遇冷则胃脘部胀痛，便溏，自觉乏力，面黄，冬季怕冷较甚，舌淡嫩有齿痕，苔白，脉细弦无力。

诊断：中焦虚寒证。

治则：补气温阳，降逆和胃。

方用桂附理中汤合大半夏汤合良附丸加减。

处方：桂枝15g，党参15g，白术15g，黑附片12g（先煎），姜半夏12g，生山药30g，黄芪30g，炙甘草6g，高良姜15g，香附6g。

2020年1月18日二诊：患者服上方14剂，效佳，胃脘部胀痛感消失，饮食已不作呕，较之前有气力，舌淡有齿痕，苔薄白，脉细弦。守上方去香附，高良姜易为干姜10g，并嘱春节在家砂锅炖煮当归生姜羊肉汤加芡实（当归30g，生芡实50g，羊肉250g，生姜50g）作为食疗。

2020年2月18日三诊：患者述炖食之方和煎煮的中药交替服用感觉良好，现基本已无不适。望其面色较之前红润有光泽，言语声音较之前有力。嘱其忌生冷寒凉，夏天尤忌冷饮，可间断服用当归生姜羊肉汤作为保健。

按语：《黄帝内经》曰："脏寒生满病""痛者，寒气多也，有寒故痛也。"《伤寒论》曰："太阴之为病，腹满而吐，食不下，自利亦甚，时腹自痛。”患者食寒凉或遇冷则胃脘部胀痛，此中焦虚寒之候可见一斑。根据便溏、乏力、面黄诸象，知其虚也。故以桂附理中汤温阳散寒，合大半夏汤降逆和胃，良附丸理气散寒止痛，加大量黄芪、山药以增扶正之力。二诊患者胃脘部已不胀痛，由于临近春节，守上方去香附，高良姜易为干姜 10g，法仲师之意，嘱其炖煮当归生姜羊肉汤加芡实以温阳补虚，益肾固元。三诊患者面色较前红润有光泽，言语已有底气，精神焕发，不若之前弱不禁风也。脉象已起，余无不适，便嘱其注意饮食以调养脾胃，可续服当归生姜羊肉汤以善后，随访 3 个月，精神倍加于前。

其　他

1. 口苦案

患者，女，21 岁，2020 年 7 月 18 日就诊。

主诉：口苦 1 个月，加重 3 天。

现病史：患者 1 个月前无明显诱因出现口中发苦，漱口刷牙不能缓解，未进行治疗，3 天前上症加重，遂来求诊。

刻诊：口苦，口中有异味，舌涩，面色萎黄，纳呆、脘痞，便溏，舌质淡暗，体大有齿痕，苔黄腻，脉缓滑。

诊断：口苦（脾虚湿热证）。

治则：补脾益气，疏肝解郁。

方用六君子汤合清中汤加减。

处方：党参 10g，白术 30g，茯苓 15g，清半夏 20g，陈皮 20g，黄连 10g，栀子 10g，草豆蔻 15g，白扁豆 20g，黄柏 20g，姜厚朴 20g，薏苡仁 30g，炙甘草 6g。

2020 年 7 月 28 日二诊：患者服上方 10 剂，口苦减轻，大便改善，仍纳差，无食欲，舌淡红，苔腻微黄，脉缓。按上方去厚朴，加炒麦芽 15g，炒神曲 10g，炒山楂 15g，并嘱其忌辛辣、油腻食物，继服此方 15 剂，随访诸症平。

按语：口苦之病多责之于肝，然本案患者以脾胃虚弱、湿热内蕴为主。脾胃气虚，不能上荣头面，则面色萎黄；脾虚失运，不能运化水湿，湿郁化热，上熏于口，则口苦、口涩、口中异味；湿热阻滞脾胃气机，则纳呆、脘痞；湿浊下注，清浊不分，则便溏。其舌脉等均为脾虚湿热之征，本病为虚实夹杂，治宜补虚泻实。方用六君子汤合清中汤加减，以益气健脾，清热燥湿。方中党参、白术、茯苓健脾益气祛湿，半夏、陈皮燥湿化痰、理气和胃；黄连、黄柏、栀子苦寒泻火、清热祛湿，白扁豆、薏苡仁健脾渗湿止泻，更佐用草豆蔻、厚朴以加强芳香祛湿、下气除满之功。二诊口苦减轻，大便改善，仍有纳差，湿热之象已不明显，而脾运未复，故守上方去厚朴，加焦三仙以消食和胃，醒脾助运，同时忌食辛辣、油腻食物，继服半月而病除。

2. 口臭案

患者，女，30岁，2020年8月22日初诊。

主诉：口腔异味半年。

现病史：患者半年前无明显诱因出现口臭，心烦急躁，症状逐渐加重。

刻诊：口臭，平素经常口腔溃疡，两颊痤疮，适值经期，烦躁更甚，大便质可，日1次，舌质淡红，体大有齿痕，苔厚腻略黄，脉沉滑。

诊断：口臭（胆郁痰扰证）。

治则：理气化痰，和胃利胆。

方用黄连温胆汤加减。

处方：茯苓15g，清半夏15g，枳实15g，竹茹15g，陈皮20g，白术30g，薏苡仁30g，栀子10g，黄芩10g，白扁豆30g，藿香15g，黄连15g，甘草10g，生姜10g，大枣10g。

2020年9月2日二诊：患者服上方10剂，口臭基本消失，面部痤疮仍在，舌淡红，苔薄黄，脉沉。按上方去砂仁、藿香，加薏苡仁30g，连翘10g。间断服此方3月余，面部痤疮基本消退，嘱其清淡饮食，舒畅情志，随访1年，未复发。

按语：本案因患者素体胆气不足，复由情志不遂，胆失疏泄，气郁生痰，痰浊内扰，胆胃不和所致。胆为清净之府，性喜宁谧而恶烦扰，若胆为邪扰，失其宁谧，则心烦急躁；胆热夹痰浊上扰，则口臭，甚则口腔溃疡，郁火上炎于头面，则生痤疮。参合舌脉，证属胆热痰扰，方用黄连温胆汤加减。方中竹茹清热化痰以除烦，半夏、陈皮燥湿化痰、理气和胃，枳实破气消滞，陈皮与枳实相合，亦为一温一凉，而理气化痰之力增。佐以白扁豆、白术、茯苓健脾渗湿，以杜生痰之源；配伍黄芩、黄连、栀子以清解胆经郁热；伍用藿香、佩兰以芳香化湿，二者芳香行散，而善除口臭；生姜、大枣调和脾胃，且生姜兼制半夏毒性，甘草清热和中。二诊口臭轻，仍有面部痤疮，其上焦郁火仍在，故按上方去藿香，加薏苡仁以加强渗湿消疮之功，佐连翘以清热散结，间断服用3月余而症消。

3. 嗳气案

患者，女，46岁，2020年7月26日初诊。

主诉：嗳气3个月。

现病史：患者3个月前因与同事争执后出现嗳气，症状逐渐加重。

刻诊：嗳气频作，时兼有呃逆，受情绪刺激时加重，胸胁满闷，咽喉不适，自觉颈部肌肤发紧，纳差，眠差易醒，舌质红，体大有齿痕，苔薄白，脉沉弦。

诊断：嗳气（肝胃不和证）。

治则：疏肝理气，健脾和胃。

方用丹栀逍遥散加减。

处方：牡丹皮15g，栀子10g，当归10g，白芍15g，柴胡10g，茯苓15g，白术20g，薄荷6g，桔梗10g，射干10g，川芎20g，紫苏梗20g，浙贝母20g，香附20g，甘草10g。

2020年8月2日二诊：患者服上方7剂，嗳气症状明显减轻，余症亦均有改善，现颈部紧胀，舌质红，苔薄白，脉弦。按上方去射干，加牡蛎30g，昆布15g，继服14剂巩固疗效，半月后诸症皆消。随访3个月，病情未见反复。

按语：此嗳气与情志变化关系密切，情志变化多责之于肝之疏泄的功能，肝郁气滞，肝胃不和，肝气犯胃，胃气上逆，自上而出，则为嗳气。本案病位在脾胃，病本在肝。《四圣心源》云：“木生于水而长于土，水土冲和，则肝随脾升，胆随胃降。”《血证论》亦言：“设肝之清阳不升，则不能疏泄水谷，渗泄中满之证，在所不免。”肝之疏泄功能失调，正气不足，木盛土衰，脾胃升降不和，气机枢纽不利，则嗳气始发。《临证指南医案》曰：“治厥阴以舒其用，和阳明以利其腑。”所以，治疗既要疏肝，又要顾护脾胃，祛邪扶正兼施，且肝郁日久，多有化热之象，故选用丹栀逍遥散加减治疗。方中用牡丹皮、栀子清肝泄热除烦；柴胡疏肝解郁，调达肝气；当归甘温以养血和血，又辛散可助气行血；白芍养血敛阴，柔肝缓急；当归和白芍合用有补肝体而助肝用，使血和则肝和，血充则肝柔之效。“见肝之病，知肝传脾”，方用白术、茯苓、甘草以健脾和胃，使气血生化有源，实土以御木乘；佐少许薄荷更可疏散肝郁，透达肝郁；再配浙贝母、桔梗、射干清化痰湿、清利咽喉，川芎助气行血，紫苏梗、香附理气宽中，强其疏肝解郁之功。二诊时脉象由沉弦转为弦，提示病根依然在肝，故按上方去射干，加牡蛎、昆布增其软坚散结之力。此案通过梳理气机，兼以调理脾胃，标本兼治以奏效。

4. 反酸案

案一

患者，男，39 岁，2019 年 3 月 16 日初诊。

主诉：间断反酸 2 个月，加重 3 天。

现病史：患者近 2 个月饮食不规律，暴饮暴食，饮酒较多，饱食后频繁嗳气、反酸，自行口服奥美拉唑后症轻，未接受治疗，3 天前饮酒后症状加重，遂来求诊。

刻诊：反酸、烧心，纳差，稍食即胀，胃部隐隐刺痛，得嗳气或矢气觉舒，四肢困重，倦怠乏力，动则气喘、胸闷，便溏，里急后重，日 1 次，舌质红，体大有齿痕、瘀斑，苔黄腻，脉滑稍数。

诊断：反酸（脾虚湿盛，瘀热内生证）。

治则：健脾祛湿，清热行瘀，和胃降逆。

方用黄连温胆汤合平胃散加减。

处方：黄连 6g，姜竹茹 12g，枳实 12g，清半夏 15g，陈皮 20g，茯苓 15g，炒苍术 15g，姜厚朴 15g，白术 15g，薏苡仁 30g，山药 30g，泽泻 15g，旋覆花 15g，煅瓦楞子 20g，丹参 30g，当归 15g，山楂 15g，鸡内金 15g，甘草 10g。

2019 年 4 月 13 日二诊：患者服上方 14 剂，反酸、烧心减轻，饮食稍进，仍觉胸闷腹胀、肢体困倦，便质可，日 1 次，舌质淡红，体大有齿痕、瘀斑，苔黄腻，脉滑。按上方，去黄连、姜竹茹、薏苡仁、山药，加瓜蒌 15g，紫苏梗 15g。

2019年4月27日三诊：患者服二诊方14剂，反酸、烧心减轻，胸闷胃胀稍减，纳可，仍觉肢体困倦，舌质红，体大有齿痕，瘀斑变淡，苔薄黄，脉沉。处方：枳实12g，清半夏15g，陈皮20g，茯苓15g，姜厚朴15g，白术15g，丹参30g，当归15g，山楂15g，鸡内金15g，甘草10g，瓜蒌15g，紫苏梗15g，黄芪15g，党参10g。继服14剂巩固疗效，半月后诸症皆消。随访3个月，诸症已平，并嘱减少饮酒，以防病复。

按语：患者病起于过度饮酒、饱食之后，过饱则胃伤，胃虚则和降不及，胃肠虚实更替失常，气逆于上则反酸、烧心；胃不降浊，脾不升清，水谷精微不归正化反酿生痰湿，痰湿中阻则不欲饮食、稍食即胀；湿困四肢则见倦怠乏力；痰湿痹阻心胸，阴乘阳位，则胸闷、气短；湿阻气机，化热生瘀，故见舌有瘀斑、苔黄腻。方中清半夏、陈皮祛痰行气和胃；黄连、姜竹茹清热化痰；枳实、炒苍术、厚朴燥湿下气；白术、薏苡仁、山药合用以健脾渗湿止泻；茯苓、泽泻淡利，使湿邪从小便而去；旋覆花、煅瓦楞子下痰气而制酸；丹参、当归活血散瘀；山楂、鸡内金消食去积；甘草调和诸药。二诊收效明显，郁热已退，故去黄连、姜竹茹；大便基本正常，故不用薏苡仁、山药；仍腹胀胸闷，故加瓜蒌、紫苏梗，以增宽胸理气之功。三诊反酸、烧心消退，故去旋覆花、煅瓦楞子；湿去大半，但仍倦怠乏力，故去炒苍术、泽泻，加党参、黄芪。随访3个月，诸症悉平。

案二

患者，男，38岁，2020年11月29日初诊。

主诉：间断反酸1年余，加重1周。

现病史：患者平素性情急躁，半年前无明显诱因出现间断反酸，1周前饮食不慎后症状加重。

刻诊：食后反酸、烧心，嗳气频作，肢体困重乏力，便溏，日2～3次，舌质淡，苔黄滑腻，脉弦滑数。

诊断：反酸（肝郁脾虚证）。

治则：化痰降浊，和胃疏肝。

方用丹栀逍遥散合半夏泻心汤加减。

处方：牡丹皮15g，栀子10g，当归10g，白芍15g，柴胡10g，茯苓20g，炒白术30g，炙甘草10g，生姜15g，薄荷6g（后下），清半夏15g，陈皮20g，黄连10g，黄柏30g，羌活15g，川芎30g，桂枝10g，姜黄15g。

2020年12月7日二诊：患者服上方6剂，反酸明显减轻，现排便正常，日1次，体重减轻，舌质淡，苔薄黄，脉沉。守上方去姜黄，继服15剂，症状消失，随访半年未复发。

按语：五味中酸属于肝，患者平素脾气急躁，症见反酸、烧心，可考虑为肝火犯胃，胃气上逆所致。刘完素在《素问玄机原病式》中云："酸者，肝木之味也，由火盛制金，不能平木，则肝木自甚，故为酸也。如饮食热则易于酸矣……"认为反酸是由热邪落于胃经而导致的。另观患者便溏，且舌质淡，苔黄滑腻，脉弦数，可察患者为脾虚湿盛之体，且湿邪化热，影响气机的正常运行。患者脾胃之气升降无常，加之肝火旺盛，湿盛于内而致寒热错杂郁于中焦，故方选半夏泻心汤。方中药物寒热并用，辛开苦降以调节中焦寒热互结之象。患者性情急躁，肝气郁滞，导致日久化火，脾胃虚弱，故以丹栀逍遥散疏肝解郁，清热健脾。两方相合，既可清肝经之火，又可扶脾胃之弱，加陈皮健脾燥湿理气，体内湿热内盛，加羌活祛风胜湿，缓解肢体困重，加黄柏清热燥湿通便，火热易动血，遂加川芎、姜黄以活血行气，此外姜黄与桂枝相伍温经通脉，协助羌活缓解肢体困重之象。二诊患者症状减轻，观其舌质淡，苔薄黄，脉沉，体内脾虚湿盛之象仍存，然热象不甚明显，所以效不更方，在上方的基础上去易破血行气的姜黄，继服半月余，病情转良。

案三

患者，女，28岁，2020年7月18日初诊。

主诉：胃痛反酸1个月。

现病史：患者1个月前无明显诱因出现胃脘隐痛、反酸，肢倦乏力，未行治疗。

刻诊：胃脘隐痛、反酸，口苦，四肢畏寒、自觉发麻，月经量少、色暗、有血块，便溏，日1次，舌质暗，体大有齿痕，苔薄白稍腻，脉沉稍数。

诊断：反酸（脾虚湿盛证）。

治则：健脾祛湿，活血化瘀。

方用六君子汤加减。

处方：清半夏15g，陈皮20g，党参10g，白术30g，茯苓15g，甘草10g，黄连10g，制吴茱萸3g，炒薏苡仁30g，川芎20g，炒苍术15g，黄柏20g。

2020年7月25日二诊：患者服上方7剂，症轻，欲调理巩固，守上方去苍术、黄柏，继服半月，症状基本消失。随访半年未复发。

按语：此案患者素体脾胃本虚，胃痛反酸，倦怠乏力，便质溏，舌苔稍腻，可辨为脾虚湿盛证，给予六君子汤加减。倦怠肢麻，畏寒怕冷，月经量少，皆因脾胃虚弱，气血无以得化，四肢肌肉无所禀受所致，故用党参补中益气，健脾养血，加炒苍术燥湿健脾，祛风散寒；反酸、便溏提示体内痰湿凝集，故用半夏、陈皮燥湿化痰，降逆和胃，并辅以白术、茯苓健脾祛湿，加强益气助运之力；自觉口苦，加黄连、黄柏苦泄燥湿。全方补泻兼施，标本兼治，二诊效不更方，继服以巩固之。

案四

患者，女，54岁，2021年1月23日初诊。

主诉：间断反酸1月余。

现病史：1个月前因受凉出现胃痛、反酸，自行口服奥美拉唑治疗，停药则症状反复。

刻诊：反酸烧心，胃脘隐痛，遇凉加重，口干、口苦，脘闷食少，便溏，日1次，舌质淡，苔薄滑，脉沉。

诊断：反酸（脾胃虚寒证）。

治则：温中散寒，和胃制酸。

方用半夏泻心汤合吴茱萸汤加减。

处方：清半夏15g，黄连10g，黄芩15g，党参10g，制吴茱萸3g，桂枝15g，炒白芍15g，陈皮20g，炒白术30g，姜厚朴20g，炒枳实15g，浙贝母30g，牡蛎30g，黄柏20g，炙甘草10g。

2021年2月6日二诊：患者服上方14剂，胃脘反酸较前减轻，近几日因吹空调症状加重，便溏，日 1 次，舌质红，苔薄黄，脉沉。守上方加姜竹茹 15g，红花 3g。

2021 年 2 月 20 日三诊：患者服二诊方 14 剂，烧心、反酸明显减轻，便溏，舌质红，苔薄黄，脉沉。在前方的基础上，桂枝用量增至 15g，加入栀子 10g，黄芩 20g。

2021 年 3 月 6 日四诊：患者服三诊方 14 剂，诸症减轻，舌质淡，体大有齿痕，苔薄白，脉沉。处方：木香 15g，砂仁 6g（后下），党参 10g，炒白术 20g，茯苓 15g，甘草 10g，清半夏 15g，陈皮 20g，柴胡 15g，炒白芍 15g，桂枝 15g，黄芩 15g，浙贝母 20g，白芥子 10g，姜黄 15g，炒薏苡仁 20g。间断服用 1 月余，症状基本消失，随访半年未复发。

按语：《素问·至真要大论》云："诸呕吐酸，暴注下迫，皆属于热。"此案患者由于寒邪犯胃，胃阳被遏，湿浊内停，郁而化热为酸。脾胃虚寒，运化失健，故见吐酸时作，胃脘隐痛，遇冷加重，脘闷食少；脾阳不足可见少气懒言，肢倦不温；阴寒内盛，水湿不化，故便溏。《金匮要略》云："呕而肠鸣，心下痞者，半夏泻心汤主之。""呕而胸满者，茱萸汤主之。"故选用半夏泻心汤合吴茱萸汤加减以平调寒热，温中散寒，和胃制酸。更加桂枝、白芍辛温解表，陈皮、炒白术、姜厚朴、炒枳实以行气健脾利湿，浙贝母、牡蛎制酸止痛，黄柏清泄下焦湿热。二诊时加姜竹茹以增强降逆止呕之功。三诊时烧心、吐酸大大减轻，但仍有便溏，故加入栀子、黄芩，既加强清热利湿之功，又防止温热太过。四诊时诸症减轻，故改用香砂六君子汤以温中补虚，益气健脾，巩固疗效。

案五

患者，男，25 岁，2021 年 3 月 27 日初诊。

主诉：吐酸 1 周。

现病史：患者 1 周前无明显诱因出现食后吐酸，嗳气，无胃脘及胁肋疼痛，近日遇冷症状加重，遂来就诊。

刻下：食后反酸，嗳气，遇冷加重，时觉口干渴，纳眠可，二便正常，舌质淡，体大有齿痕，苔薄白滑腻，脉弦。

诊断：反酸（脾虚湿滞证）。

治则：温中散寒，和胃制酸。

方用香砂六君子汤加减。

处方：木香 10g，砂仁 6g，陈皮 20g，清半夏 15g，党参 10g，炒白术 30g，炙甘草 10g，茯苓 15g，干姜 10g，桂枝 10g，炒白芍 15g，苍术 20g，厚朴 15g，薏苡仁 30g，炒山药 20g。

2021 年 4 月 3 日二诊：患者服上方 7 剂，症轻，服药期间自觉便干，两三天一行，舌质淡，体大有齿痕，苔薄白稍滑。上方加香附 30g，改干姜 6g。二诊后未再诊，电话随访，已无不适症状。

按语： 反酸又称吐酸，是指胃中酸水上泛。若随即咽下为吞酸，随即吐出为吐酸，常同胃痛兼见。《证治汇补·吞酸》曰："大凡积滞中焦，久郁成热，则木从火化，因而作酸者，酸之热也；若客寒犯胃，顷刻成酸，本无郁热，因寒所化者，酸之寒也。"说明吐酸寒热与胃相关。患者自述遇冷加重，观其舌象，舌质淡，体大有齿痕，苔滑腻，故诊断为脾胃虚弱，运化失职，湿邪凝聚。《寿世保元·吞酸》云："夫酸者，肝木之味也，由火盛制金，不能平木，则肝木自甚，故为酸也。"提示吞酸的产生与肝相关。又患者脉弦，正合其意，故用香砂六君子汤温胃理脾。党参、白术、茯苓健脾益气；木香、砂仁行气和胃；半夏、陈皮和胃降逆；干姜温中散寒；甘草调和诸药。因患者遇冷加重，即营卫不和，桂枝配伍芍药，即营卫同治，表里兼顾，相辅相成，又散中有收，汗中寓补，相反相成。苍术、厚朴祛湿消积；薏苡仁、山药既健脾利湿，又护胃养胃。二诊患者觉服药期间便干，故减轻干姜用量，加香附增强理气之功，气顺则可减轻其吐酸、便干之症。

案六

患者，男，67 岁，2021 年 6 月 5 日初诊。

主诉：吐酸、烧心 6 个月。

现病史：患者平素性情急躁，6 个月前因琐事与家人争吵后出现食后反酸、烧心，曾多方就诊服药，效平。

刻诊：食后反酸、烧心，夜间加重，右胁胀痛，右上肢不自主抖动，纳眠可，二便正常，舌质红，苔薄黄，有裂纹，脉弦。

诊断：反酸（肝火犯胃证）。

治则：清肝泻火，和胃降逆。

方用左金丸合丹栀逍遥散加减。

处方：黄连 10g，吴茱萸 15g，牡丹皮 15g，栀子 10g，当归 15g，炒白芍 15g，柴胡 10g，茯苓 15g，炒白术 20g，甘草 10g，生姜 15g，薄荷 6g，牡蛎 30g，桔梗 10g，炒枳实 20g，姜竹茹 20g，陈皮 15g。

2021 年 6 月 12 日二诊：患者服上方 7 剂，右胁疼痛减轻，烧心减轻，仍有吐酸。守上方去陈皮，加红花 3g，清半夏 15g，黄芩 15g，党参 10g。间断服用 1 月余，症状基本消失，随访半年未复发。

按语：《素问玄机原病式·六气为病·吐酸》云："酸者，肝木之味也。由火盛制金，不能平木，则肝木自甚，故为酸也。"问诊患者胁肋胀痛，口苦口干，猜测为肝郁化热。患者舌质红，苔薄黄，有裂纹，猜测为肝郁化火，已伤阴液。患者夜间症状加重，进一步证实为阴液已伤。故诊断为肝郁化火，横逆犯胃。治以清肝泻火，和胃养阴。治以左金丸黄连、吴茱萸配伍清泻肝火，以丹栀逍遥散清郁滞之肝气，以绝肝郁之源，再配伍牡蛎制酸，枳实、陈皮行气，竹茹护胃阴，共治肝火犯胃所致吐酸。二诊时症状有所缓解，但仍偶发，知上方已奏效，但仍有所不足，猜测为肝旺抑土，脾胃运化失职而湿热积滞，故加半夏、黄芩、党参三药，与上方共成半夏泻心汤之意，以清胃中瘀积之湿热。当然，全身气机的通畅是祛除诸邪的前提，故加红花 3g 调畅气血。本案体现重视气血的通畅是机体从疾病状态恢复正常的一切条件。

案七

患者，女，40 岁，2019 年 12 月 15 日初诊。

主诉：吐酸 1 个月。

现病史：患者平素心情低落，近一个月自觉反酸烧心。

刻诊：反酸烧心，心下痞满，身重困倦，纳差，眠可，便溏，舌质淡，体大有齿痕，苔白腻，脉沉。

诊断：反酸（脾虚湿阻化热证）。

治则：健脾和胃，除热制酸。

方用二陈汤合平胃散加减。

方药：清半夏15g，陈皮20g，茯苓15g，炒苍术15g，厚朴20g，黄芩20g，黄连10g，当归10g，党参10g，煅瓦楞子30g，麦芽15g，炒牛蒡子15g，干姜10g，甘草10g。

2019年12月29日二诊：患者服上方14剂，反酸烧心明显减轻，排便黏腻不爽，舌质淡，体大有齿痕，苔薄黄稍腻，脉沉。守上方去干姜、麦芽，加浙贝母20g，黄柏20g，继服14剂。随访3个月，病情未见复发。

按语：本案患者是青年女性，主要症见泛吐酸水、大便溏泄、痞满、倦怠乏力、脉沉等，提示病位在胃，烧心说明中焦有热。《证治汇补》言："大凡积滞中焦，久郁成热，则木从火化，因而作酸者，酸之热也；若客寒犯胃，顷刻成酸，本无郁热，因寒所化者，酸之寒也。"因此本案辨证重点在于脾虚湿阻。中焦郁滞，郁久易生热，故见烧心等症。因脾胃虚衰，运化失司，水谷精微不能运化输布，阻滞中焦气机升降，胃失和降则见吐酸。从症状可见既有脾虚之本虚，又有湿痰及郁热之标实，总属本虚标实，治以健脾和胃，除热制酸。《脾胃论》曰："胃为水谷之海，饮食入胃，而精气先输脾归肺，上行春夏之令，以滋养周身，乃清气为天者也。升已而下输膀胱，行秋冬之令，为传化糟粕，转味而出，乃浊阴为地者也。"本案选用二陈平胃散加减治疗，方中清半夏疏脾土之湿气，与厚朴、苍术同用能行气降逆止酸，同时取三者辛温之性与茯苓合用可燥化湿痰，使脾健运；陈皮辛通利肺金之气逆，又健脾理气，使燥湿行气之力更显；再加苦寒之黄芩、黄连去胃中郁热，用党参、当归益气补血之品使气血生化有源。《玉楸药解》言："惟以养中之味，而加和中之品，调其滞气，使之回旋，枢轴运动，则升降复职，清浊得位。"煅瓦楞子制酸消痰，麦芽消积化滞，炒牛蒡子助化痰之力，干姜取燥湿化饮之性，甘草调和诸药，又入脾经，既补中又实脾，使"脾强则有制湿之能"。

5. 腹胀案

案一

患者，男，30岁，2019年11月2日初诊。

主诉：脘腹胀满两周，加重3天。

现病史：患者两周前饱食后出现腹胀，自行服用健胃消食片，效可，3 天前食硬物后上症再发加重，遂来求诊。

刻诊：脘腹胀满，每因饮食不慎加重，大便溏薄，日 2 次，舌质暗，体大有齿痕，边有瘀斑，苔薄白，脉沉。

诊断：腹胀（脾气虚弱证）。

治则：健脾消痞。

方用参苓白术散加减。

处方：党参 15g，茯苓 15g，炒白术 20g，炒白扁豆 20g，陈皮 20g，炒山药 20g，莲子心 10g，砂仁 6g，炒薏苡仁 30g，川芎 30g，当归 10g，甘草 10g。

2019 年 11 月 9 日二诊：患者服上方 7 剂，腹胀稍减，便溏改善，日 1 次，现服药期间嗳气频作，食后较重，舌质暗，体大有齿痕，有瘀斑，脉沉。守上方加枳实 15g，厚朴 15g。

2019 年 11 月 23 日三诊：患者服二诊方 14 剂，症轻，服药期间自觉上火，舌尖红，体大有齿痕，苔薄黄，脉沉。党参 15g，茯苓 15g，炒白术 20g，炒白扁豆 20g，陈皮 20g，炒山药 20g，莲子心 10g，砂仁 6g，炒薏苡仁 30g，川芎 30g，当归 10g，甘草 10g，枳实 15g，厚朴 15g，黄芩 15g，继续服用 14 剂，腹胀改善，随访 6 个月未复发。

按语：《丹溪心法·痞》曰：“脾气不和，中央痞塞，皆土邪之所为也。”患者平素脾胃虚弱，运化无权，每因饮食不慎而症状加重，故诊断为腹胀（脾胃虚弱证），方选参苓白术散加减治疗，取其益气健脾、祛湿消胀之功，以疗腹胀便溏等。脾虚不磨，胃肠亦失其和降，气滞而不行，因而血运不畅，故在参苓白术散的基础上加川芎、当归增强其行气活血之功。二诊诸症均有所减轻，但自觉服药期间嗳气频作，故加枳实、厚朴下气宽肠除胀，且与补气药相伍使全方补而不滞。三诊诸症已平，自觉上火，故在上方基础上加黄芩以增强清热泻火之力，续服 14 剂调理善后，随访诸症痊愈。

案二

患者，男，57 岁，2019 年 11 月 16 日初诊。

主诉：间断腹胀 6 个月，加重 1 周。

现病史：患者6个月前无明显诱因出现间断腹胀伴肠鸣，腰痛，小便清长，夜尿频，未予重视，未行诊治，1周前劳累后上症再发加重，遂来就诊。

刻诊：腹部胀满，饭后加重，肠鸣辘辘，腰背酸痛，耳鸣，时自汗出，小便清长，夜尿频,2～3次，便溏，日1～2次，舌质暗，有瘀斑，体大有齿痕，苔薄滑，脉沉。

诊断：腹胀（脾肾不足，兼有瘀血证）。

治则：健脾益肾，化湿祛瘀。

方用参苓白术散合金匮肾气丸加减。

处方：党参10g，茯苓15g，炒白术20g，白扁豆12g，莲子12g，山药20g，砂仁6g，薏苡仁30g，桔梗10g，陈皮20g，制附子3g，肉桂6g，牡丹皮15g，泽泻30g，牛膝30g，杜仲15g，羌活15g，川芎20g。

2019年11月23日二诊：患者服上方7剂，腹胀、尿频较前改善，现便溏，日1～2次，饮食不慎即腹泻，腰背酸痛，时自汗出，舌质暗，苔薄滑，脉沉。守上方去牡丹皮、白术，加苍术15g，厚朴15g，独活20g。

2019年11月30日三诊：患者服二诊方7剂，症轻，腹胀减轻，腰背酸痛好转，自汗出减少，现夜间流涎，纳可，大便基本成形，日1次，舌质暗，苔薄滑，脉沉。处方：党参10g，茯苓15g，白扁豆12g，莲子12g，山药20g，砂仁6g，薏苡仁30g，桔梗10g，陈皮20g，泽泻30g，牛膝30g，杜仲15g，羌活15g，川芎20g，厚朴15g，炒白术30g，干姜10g。

2019年12月7日四诊：患者服三诊方7剂，症状基本消失，偶有大便偏溏，舌质淡，苔薄滑，脉沉。按三诊方去牛膝、泽泻，更进7剂，调理而愈。随访1年未复发。

按语：此案患者为中年男性，根据腹胀、肠鸣、大便溏等症，均为“脾虚”之象；腰背酸痛、夜尿多、耳鸣为“肾虚”之候；而舌质暗、有瘀斑为“瘀”之征。故诊断为腹胀之脾肾不足、兼有血瘀证，以参苓白术散合金匮肾气丸加减。方中人参、白术、茯苓益气健脾渗湿，山药、莲子健脾止泻；白扁豆、薏苡仁助白术、茯苓以健脾渗湿；更用砂仁醒脾和胃，行气化滞；桔梗宣肺利气，通调水道，又能载药上行，培土生金。合金匮肾气丸以温补肾阳，治腰背之痛，减耳鸣、夜尿频之苦；所以去地黄、山茱萸者，防其碍胃也，故加牛膝、杜仲以助补肾之功；羌活为风药，祛湿止痛，川芎活血化瘀。二诊大便溏，故去牡丹皮之苦寒，易白术为苍术 15g，加厚朴 15g，取平胃散之意以增燥湿止泻之功；仍腰背酸痛，加独活助羌活祛风除湿止痛之效。三诊腹胀、肠鸣、大便溏明显好转，腰背酸痛减轻，故去肉桂、制附子、独活，现睡觉流涎，故易苍术为炒白术 30g，加干姜以增强健脾摄唾之力。四诊诸症基本消失，偶有大便溏，故去牛膝、泽泻，专事健脾渗湿之功，服药 7 剂而痊愈。

案三

患者，男，45 岁，2019 年 3 月 16 初诊。

主诉：间断腹部胀满 1 年。

现病史：平素饮食不规律，1 年前饱食后出现腹部胀满，伴嗳气、反酸，得嗳气、矢气则舒，自行口服健胃消食片，症状时轻时重，未予重视，未系统治疗。

刻诊：腹部胀满，得嗳气、矢气觉舒，纳差，稍食则胀，口干不欲饮，面黄神疲，四肢困重，大便量少质稀，日 1 次，夜尿频，2 ～ 3 次，舌质暗红，体大有齿痕，苔薄黄稍腻，脉沉滑。

诊断：腹胀（脾虚湿盛证）。

治则：调中化湿，行气除胀。

方用半夏泻心汤合平胃散加减。

处方：清半夏 12g，黄芩 15g，黄连 6g，干姜 10g，党参 10g，苍术 20g，厚朴 20g，陈皮 20g，茯苓 15g，枳实 20g，莱菔子 10g，泽泻 15g，桂枝 10g，山药 20g，鸡内金 15g，甘草 10g。

2019 年 3 月 23 日二诊：患者服上方 7 剂，腹胀减轻，饮食稍进，余症基本同前，舌质暗红，体大有齿痕，苔薄黄滑，脉沉滑。守上方加当归 20g，炒薏苡仁 30g。

2019 年 4 月 13 日三诊：患者服二诊方 14 剂，腹胀已不明显，食欲渐进，仍乏力倦怠，大便基本正常，夜尿日 1 次，舌质红，体大有齿痕，苔薄黄，脉沉滑。守上方，加黄芪 20g，更进 7 剂。三诊后未再就诊，随访 1 年，诸症已平，未复发。

按语：患者病起于饮食不调，过饱则脾气损而胃肠伤，中焦升降失司，湿邪壅滞于内。脾虚不运，则见食欲不振，稍进胀甚；清阳不升，头面失养，则面黄头晕；清升无力则浊降不及，胃肠虚实更替减缓，腑气失于和降，故见腹胀，得矢气觉舒，大便量少而稀；脾虚胃弱，水谷精微不归正化反酿生痰湿，则见四肢困重，舌体胖大，苔薄黄稍腻，脉沉滑。故其治必复运其中焦，兼化湿行气除胀，方选半夏泻心汤合平胃散加减。方中半夏燥脾、干姜温脾、党参补脾，共奏调脾之功；黄芩、黄连苦燥以降腑气、厚胃肠。如此清者升，浊者降，恢复中焦升降之机。湿邪内阻，胃肠失于和降，故以苍术、厚朴燥湿行气，枳实、莱菔子下气除胀，陈皮合半夏取二陈之意以消痰化湿；茯苓、泽泻淡渗使湿邪从小便而去；稍加桂枝以通阳化气；山药、鸡内金健脾消积。二诊收效明显，故守方继进，并加当归以行血兼通润肠腑，加薏苡仁以增渗湿健脾之功。三诊诸症几平，乏力倦怠症状仍在，故加黄芪补气健脾。随访诸症已瘥，同时嘱其注意饮食调摄，以防病复。

6. 纳差案

患者，女，75 岁，2020 年 8 月 1 日初诊。

主诉：纳差 1 周。

现病史：患者体质瘦小，平素心情低落内向，1 周前因家中遇事遭受重创，出现纳差。

刻诊：腹胀纳差，口干渴，夜间尤甚，倦怠乏力，五心烦热，夜尿多，大便正常，日 1 次，舌质红，苔薄白稍腻，花剥苔，脉沉，尺脉弱。

诊断：纳差（中气不足、阴虚内热证）。

治则：补中益气，滋阴清热。

方用补中益气汤加减。

处方：黄芪 30g，党参 10g，白术 30g，柴胡 10g，升麻 10g，当归 15g，陈皮 20g，乌药 15g，枳实 15g，槟榔 10g，木香 10g，沉香 3g，

附子 3g，羌活 15g，生地黄 20g，川牛膝 20g，炙甘草 10g，姜 3 片，大枣 5 枚为引。

按语：患者已有 75 岁高龄，身形瘦弱、倦怠乏力，考虑中气不足；舌苔花剥，不思饮食，口干、饮不解渴，考虑其胃阴不足，虚热内生。夜尿多，中气下陷，宜用黄芪、党参、白术益气健脾、补中益气；柴胡、升麻合用增强其升举阳气之功；中焦气机不畅则饮食不调，治以舒畅气机，用陈皮理气健脾，槟榔理气消积，乌药行气温肾散寒，枳实破气消积，木香行气止痛、健脾消食，沉香行气温中纳气；附子中温脾阳以健运，下补肾阳以益火，加姜以助热；牛膝补肝肾强筋骨，生地黄养阴生津、清热凉血，当归补血活血。诸药合用，既补中气不足，又调理中焦之气机，滋养胃阴，调补肝肾之不足。患者服用上方 14 剂，随访病已瘥。

7. 厌食案

患者，男，24 岁，2020 年 3 月 29 日初诊。

主诉：厌食半年余。

现病史：患者纳差，稍食即腹胀，恶心吐酸，厌油腻，形体消瘦。

刻诊：形体消瘦，面红有痤疮，腹部隐隐作痛，纳眠差，情绪低落，便溏，日 1 次，舌质红，体大有齿痕，苔黄腻，脉弦细。

诊断：厌食（脾胃气虚兼有湿热证）。

治则：运脾开胃，清热祛湿。

方用六君子汤加减。

处方：党参 10g，清半夏 15g，陈皮 20g，茯苓 15g，白术 20g，甘草 10g，黄连 10g，当归 10g，生地黄 15g，牡丹皮 20g，栀子 15g，黄柏 20g，炒薏苡仁 30g，泽泻 20g，厚朴 15g，苍术 15g。

2020 年 4 月 12 日二诊：患者服上方 14 剂，食欲改善，纳食明显增多，腹部胀痛、恶心、倦怠乏力等症状均有不同程度的改善，唯觉胃中反酸稍为明显，舌质淡，体大有齿痕，苔黄腻，脉沉弦。上方去生地黄，加浙贝母 20g，海螵蛸 20g，豆蔻 15g，桂枝 10g。

2020 年 5 月 17 日三诊：患者服药 14 剂后自觉症状均显著好转，加之工作繁忙，遂停药半月余未来就诊，现无明显不适，意欲继续调理身体，巩固前期疗效，舌质红，苔薄黄，脉弦。二诊方去海螵蛸、桂枝，加柴胡 10g，白芍 15g，陈皮 20g。半年后随访，厌食症状未见反复。

按语:《诸病源候论》云:“脾者脏也，胃者腑也，脾胃二气互为表里。脾气磨而消之，则能食。今脾胃二气俱虚，故不能饮食也……胃受谷而脾磨之，二气皆平调，则谷化而能食。若虚实不等，水谷不消，故令腹内虚胀，或泻，不能饮食。所以谓之脾胃气不和不能饮食也。”可见纳食运化的正常在于脾胃之气的充盛。本案中“纳差，不思饮食，稍食即腹胀，腹中隐痛，倦怠乏力，脉细”等症状反映本病的根源在于脾胃运化功能失常，同时“恶心吐酸，厌油腻，舌质红，苔黄腻”等症提示本病兼有湿热，因此方选运脾开胃之六君子汤，加入清热祛湿理气之品标本兼治。方中党参、白术、茯苓、炒薏苡仁、甘草为运脾开胃之要药，清半夏、陈皮燥湿化痰和中，黄连、黄柏、栀子、生地黄、泽泻清热祛湿，再加厚朴、苍术理气和胃，使补而不壅。此案中表象可见腹胀等一些实证，需要“通”，其病本却为倦怠乏力等虚证，表为虚实夹杂，实为因虚致实，治疗时“补”“通”两法结合，以补为通，方可取效。